康复新液临床应用

（普及版）

主编　耿福能

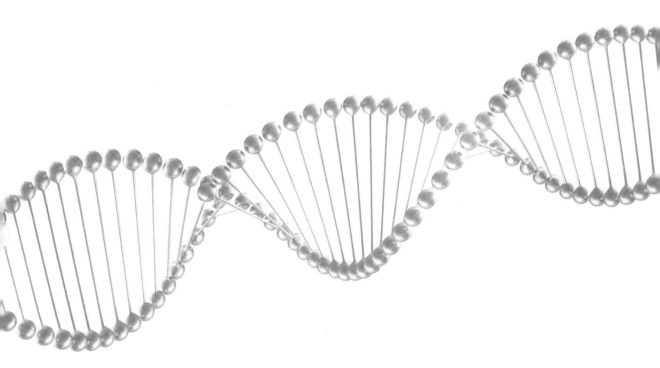

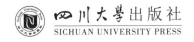

四川大学出版社
SICHUAN UNIVERSITY PRESS

图书在版编目（CIP）数据

康复新液临床应用：普及版 / 耿福能主编.

成都：四川大学出版社，2025. 1. -- （康复新系列丛书）. -- ISBN 978-7-5690-7620-2

Ⅰ. R286-49

中国国家版本馆 CIP 数据核字第 2025B64L31 号

书　　名：康复新液临床应用（普及版）
　　　　　Kangfuxin Ye Linchuang Yingyong（Puji Ban）
主　　编：耿福能
丛 书 名：康复新系列丛书

选题策划：周　艳　张　澄　倪德君
责任编辑：倪德君
责任校对：张　澄
装帧设计：墨创文化
责任印制：李金兰

出版发行：四川大学出版社有限责任公司
　　　　　地址：成都市一环路南一段 24 号（610065）
　　　　　电话：（028）85408311（发行部）、85400276（总编室）
　　　　　电子邮箱：scupress@vip.163.com
　　　　　网址：https://press.scu.edu.cn
印前制作：四川胜翔数码印务设计有限公司
印刷装订：四川五洲彩印有限责任公司

成品尺寸：185 mm×260 mm
印　　张：14.5
字　　数：354 千字

版　　次：2025 年 2 月 第 1 版
印　　次：2025 年 2 月 第 1 次印刷
定　　价：128.00 元

扫码获取数字资源

四川大学出版社
微信公众号

本社图书如有印装质量问题，请联系发行部调换

编委会

前　言

目前，"一药治数病"的现象已经并不新鲜，可有一种中成药却能治疗或者辅助治疗 50 余种疾病，它就是康复新液。康复新液上市已有 30 多年，虽然它的价值还没有被人们广泛认识，但在临床上已经用于多个科室。其使用范围包括外部创伤、烧烫伤、脂肪液化、皮肤慢性溃疡、糖尿病性皮肤溃疡、压疮、乳腺炎、乳腺脓肿、带状疱疹、脓疱疮、足癣、接触性皮炎、特应性皮炎、淤积性皮炎、湿疹、药疹、痤疮、尖锐湿疣、胃食管反流病、急性胃炎、慢性非萎缩性胃炎、慢性萎缩性胃炎、消化性溃疡、溃疡性结肠炎、复发性阿弗他溃疡、口腔扁平苔藓、牙龈炎、牙周炎、智牙冠周炎、干槽症、根尖周炎、放射性口腔黏膜炎、放射性食管炎、放射性直肠炎、放射性皮炎、化疗性口腔黏膜炎、肛裂、直肠肛管周围脓肿、肛瘘、痔、手足口病、疱疹性口炎、疱疹性咽峡炎、尿布皮炎、宫颈炎、宫颈上皮内瘤变、真菌性阴道炎、萎缩性阴道炎、外阴白斑、外阴瘙痒、外阴溃疡、鼓膜外伤、萎缩性鼻炎、鼻中隔穿孔、慢性咽炎、咽瘘、结核病等 50 余种疾病。

经过 30 多年的临床观察与研究，已有上千项药学实验结果及一万余篇科研论文作为康复新液临床效果的支撑。大量的临床案例表明，有创面的地方，康复新液大都可以大显身手。

如何解决疾病治疗与人体健康的问题？在中华民族五千年的历史长河中，积累了很多行之有效的健康养生理念和实践经验，这就是中医药。很多人说，民间中医是中医药之根。古代中国，"走方医"成为了维护基层民众健康的重要力量。因为掌握着一种或几种特效药和适宜技术，他们手摇串铃、身挂药囊，游走于社会底层，救厄扶危、救死扶伤，凭借"奏效甚捷"的医技，为大众健康做出了重要贡献。

随着经济水平的发展和医疗条件的改善，"走方医"这个行当逐渐消失在历史的长河中。"走方医"虽然消失了，但传统中医药的本质与底层逻辑——有效性、亲民性与便捷性的特点依旧没有改变，"走方医"的精神化作万千家庭中的"隐世医者"。

在中华民族几千多年的农耕社会中，家庭模式一直以大家族模式为主，一家几代人住在一起，相互扶持。各个家族都有一些长者，他们生活阅历较为丰富，有一些防病、治病的绝招，比如养生、药膳、食疗，以及推拿、刮痧、火罐等适宜技术，同时还掌握一两种特效药，让整个家族受益。如果遇到紧急情况，他们第一时间知道如何处理。他们不仅用药，还会体会、感悟，再举一反三。对于一些简单外伤、急症或是慢性疾病，这些有生活阅历的长辈就可以看病，给家人传授治病的经验与有效的药物，他们就像是在实践中积累了无数经验的"走方医"，凭经验积累守护家人安康。

在现代社会，受到工业化、城镇化的影响，大家族的模式消失了，取而代之的是小家庭模式。那传统大家族式的"走方医"还能否再现呢？现代社会，我们虽然无法像农耕时代一样，从家族或者家庭长辈那里传承一些秘方或者单方药，但我们从小接受现代教育，依然可以从科研上传承中医药的优良传统，从科研中提炼掌握一些特效药物，在家庭中发挥重要作用。

家庭常备特效药物的选择非常有讲究，《串雅内编·绪论》里曾言，"走医有三字诀：一曰贱，药物不取贵也；二曰验，以下咽即能去病也；三曰便，山林僻邑仓卒即有。能守三字之要者，便是此中之杰出者矣。"

康复新液正是符合这三大特点的家庭必备良药之一。目前，康复新液在各等级医院、社区医疗卫生中心、私人诊所、药店几乎都可买到。此外，康复新液已经进入医保名录，价格低廉。康复新液还有一个显著特点——速验，也就是说康复新液见效非常快，患者使用后可以迅速感受到药效（疼痛缓解、炎症减轻、创面逐步愈合）。这也是康复新液在医生及患者心中备受认可的原因。

作为守护万千家庭的必备良药，康复新液还有一个优势，它的使用途径多样，既可以口服也可以外用，既可以用于外部创面也可以用于腔道内创面，既可以用于急性创伤也可以用于慢性炎症。

正是因为康复新液"简、便、廉、验"的特点，它成为大众用得起、用得上、用得广的药物。到现在为止，康复新液已在国内数千家医院应用 30 余年，让无数家庭从中受益。

作为一个中成药，康复新液的说明书与其他中成药说明书一样，有一个特点，简练明了、言简意深，而且很多都是中医学术语。康复新液的功效可总结为 8 个字：通利血脉，养阴生肌。具体来说，其有 3 个药理作用：一是消除炎症水肿，二是促进创面愈合，三是调节免疫功能。其功效虽只有短短 8 个字，其使用范围却涉及外科、皮肤科、消化内科、口腔科、肛肠科、妇产科、儿科、耳鼻喉科等多个科室的 50 余种疾病。作为一种上市 30 多年的中成药，康复新液的很多适应证都是消费者在自己使用或者给家人使用的过程中，总结出来的心得经验。

一位十多年的老胃病患者，自从开始使用康复新液，每天 3 次，每次 10 毫升，连续服用 3 个月后，胃病被治愈了；69 岁的 2 型糖尿病患者患病 8 年，右脚溃烂 1 个月，多家医院建议截肢，患者拒绝后采取清创引流、湿敷康复新液，历时 3 个半月的治疗，糖尿病足得到恢复；宝宝患上尿布皮炎，经验丰富的妈妈们用棉签蘸取康复新液涂抹在患处，宝宝的皮肤很快恢复如初；胃食管反流、胃灼热的患者喝了康复新液，症状马上缓解；做饭时被热油烫伤，涂抹康复新液不起水疱，持续涂抹几天后伤口很快恢复……

两年前，我们出版了《康复新液临床研究与应用》，此书涵盖了我们几十年来对美洲大蠊及康复新液的大量科研成果。由于这本书涉及很多的科研论文、专业术语，受众人群主要还是医药从业者，影响范围非常有限。这本书对大众的价值尚未被挖掘出来。我们深信，中医药的智慧与经验不应该被束之高阁，更需要进入大众视野，成为护佑大众健康的利器。鉴于此，我们出版了这本《康复新液临床应用（普及版）》。

我们始终认为，中医药不应该被神秘化，科学认识中医药、正确认识中医药非常有必要。大众也是中医药的受众，向大众科普中医药相关知识，会让大众对中医药更加有信心，民族自豪感也会更强。

《康复新液临床应用（普及版）》兼具理论性与实用性，其中有大量通俗直观的病例，读者即使没有任何医药背景，读起来也毫不费劲。希望这本书可以为每位读者开启健康之门、中医药之门。我们希望，不仅是医药专业人员，每个家庭都可以更加系统地学习一些常见的疾病知识，了解如何治疗这些疾病。同时，也让大众了解美洲大蠊，了解康复新液的神奇效果，更了解如何正确使用康复新液，让康复新液更好地发挥它的价值、更多地造福于人，让更多家庭有能力解决生活中遇到的棘手医疗问题。

五千年前，我们在这里；过了五千年，我们还在这里；再过五千年，我们仍然在这里。这就是中华民族，这就是中华民族的医药！中医药是中华文明传承五千年的伟大瑰宝，凝聚着中华民族的博大智慧。我们不仅要把老祖宗留给我们的中医药宝库保护好、传承好、发展好、创新好，更要让中医药飞入寻常百姓家，让它造福普罗大众。让大家可以方便用中医药、放心用中医药、懂得用中医药，让中医药的智慧之光，照亮大众的健康之路！

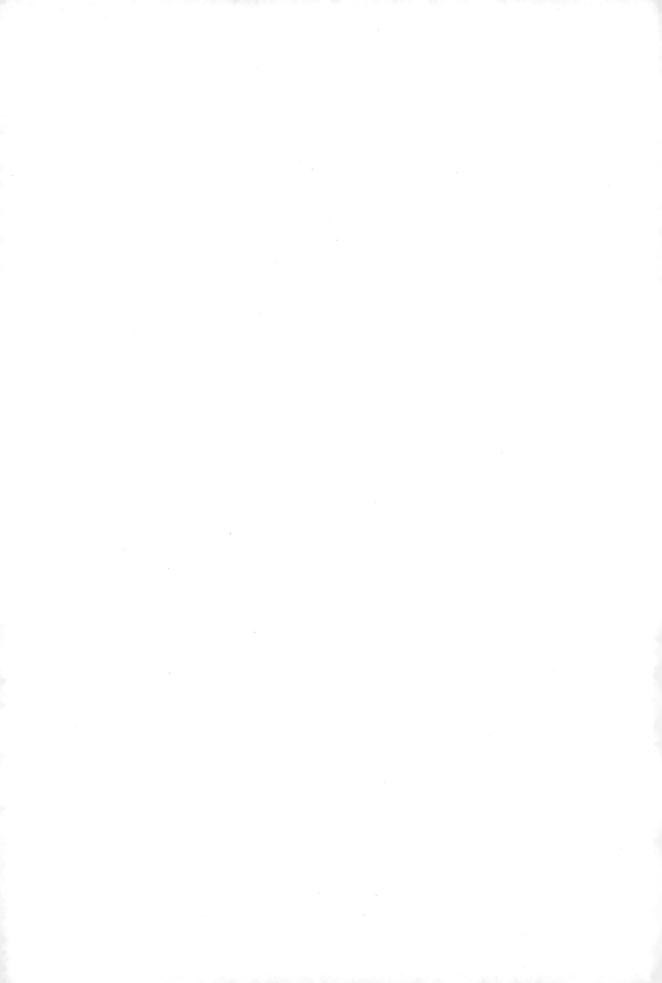

目　　录

第一章

外科

第一节　创伤

一、现代医学概述

（一）定义

狭义的创伤指机械性致伤因素作用于人体所造成的组织结构完整性的破坏或功能障碍；而从广义上讲，物理、化学、心理等因素对人体造成的伤害也可称为创伤。

（二）分类

1. 按致伤机制分类

可分为挫伤、擦伤、刺伤、切割伤、挤压伤、撞击伤、火器伤等。

2. 按受伤部位分类

可分为头部伤、颌面部伤、颈部伤、胸（背）部伤、腹（腰）部伤、骨盆伤、脊柱脊髓伤、四肢伤和多发伤等。

3. 按伤后皮肤或黏膜完整性分类

皮肤或黏膜完整无伤口者称闭合伤（closed injury），如挫伤（contusion）、挤压伤（crush injury）、扭伤（sprain）、震荡伤（concussion）、关节脱位和半脱位、闭合性骨折和闭合性内脏伤等。有皮肤或黏膜破损者称开放伤（opened injury），如擦伤（abrasion）、撕裂伤（laceration）、切割伤、砍伤和刺伤等。在开放伤中，又可根据伤道类型分为贯通伤（既有入口又有出口者）和盲管伤（只有入口没有出口者）等。

4. 按伤情轻重分类

一般分为轻度伤、中度伤和重度伤。

（三）临床表现

1. 局部反应

因组织结构破坏、细胞变性坏死、微循环障碍，或病原微生物入侵及异物存留，导致局部出现炎症反应。

2. 全身反应

致伤因素作用于人体后引起一系列神经内分泌活动增强，并由此引发各种功能和代谢改变的过程，是一种非特异性应激反应。表现为基础代谢率增高，能量消耗增加，糖、蛋白质、脂肪分解加速，糖异生增加。

（四）诊断

1. 受伤史

主要应了解受伤情况、伤后表现及其演变过程、伤前情况。

1）受伤情况：首先应了解致伤原因，可明确创伤类型、性质和程度。如刺伤，虽伤口较小，但可伤及深部血管、神经或内脏器官。其次应了解受伤的时间和地点，如坠落高度和地面硬度情况。对于暴力作用致伤，还应了解暴力的大小、着力部位、作用方式（直接或间接）及作用持续时间等。受伤时的体位对诊断也有帮助，如坠落时的首先着地部位。对于枪弹伤，受伤时的体位对判断伤道走行具有重要的参考意义。

2）伤后表现及其演变过程：不同部位创伤，伤后表现不尽相同。对于胸部创伤应了解是否有呼吸困难、咳嗽及咯血等。对于腹部创伤应了解最先疼痛的部位，疼痛的程度和性质及疼痛范围等情况。疼痛部位有指示受伤部位或继发损伤的诊断意义。对开放伤失血较多者，应询问大致的失血量、失血速度及口渴情况。此外，还应了解伤后的处理情况，包括现场急救、所用药物及采取的措施等，如使用止血带，应计算使用时间。

3）伤前情况：注意患者是否饮酒、服药，有利于判断患者意识变化。了解有无其他相关疾病，作为诊治时的参考。对药物过敏史也需了解。

2. 体格检查

首先应从整体上观察患者状态，判断患者的一般情况，区分伤情轻重。对生命体征平稳者，可做进一步仔细检查；对伤情较重者，可先着手急救，在抢救中逐步检查。

1）初步检查（初次评估）：一般在现场急救或急诊室中进行，目的是快速判断是否存在威胁生命和肢体安全的情况。

2）详细检查（二次评估）：可按"CRASHPLAN"原则，即心脏、呼吸、腹部、脊柱、头部、骨盆、肢体、动脉和神经的顺序检查。

3）伤口检查：对于开放性损伤，必须仔细观察伤口，注意伤口形状、大小、边缘、深度及污染情况、出血的性状、外露组织、异物存留及伤道位置等。对伤情较重者，伤口的详细检查应在手术室进行，以保障患者安全。

3. 辅助检查

对某些部位创伤有重要的诊断价值，但应根据患者的全身情况选择必需的项目，以免增加患者的痛苦和浪费时间、人力和物力。

1）实验室检查：血常规和血细胞比容可判断失血或感染情况，尿常规可提示泌尿系统损伤和糖尿病，电解质检查可分析水、电解质和酸碱平衡紊乱的情况。疑有肾脏损伤时，可进行肾功能检查；疑有胰腺损伤时，应做血或尿淀粉酶测定等。

2）诊断性穿刺和导管检查：诊断性穿刺是一种简单、安全的辅助方法，可在急诊室内进行。阳性时能迅速确诊，但阴性时不能完全排除组织或器官损伤的可能，还应注意区分假阳性和假阴性。

3）影像学检查：X线检查对骨折患者可明确骨折类型和损伤情况，以便制定治疗措施。CT可以诊断颅脑损伤和某些腹部实质器官及腹膜后的损伤。超声检查可发现胸腔、腹腔的积血和肝、脾的包膜内破裂等。选择性血管造影可帮助确定血管损伤和某些隐蔽的器官损伤。

4）对严重创伤患者，还可根据需要监测心（如心排血量）、肺（如血气）、脑（如颅内压）、肾等重要器官的功能，以利于观察病情变化，及时采取治疗措施。

值得指出的是，虽然各种辅助检查技术水平不断提高，但手术探查仍是诊断闭合性创伤的重要方法之一，不仅是为了明确诊断，更重要的是为了抢救和进一步治疗，但必须严格掌握手术探查指征。

（五）治疗

1. 急救

其目的是挽救生命和稳定伤情。常用的急救技术有复苏、通气、止血、包扎、固定和搬运等。

1）复苏。心跳/呼吸骤停时，应立即行体外心脏按压及口对口人工呼吸，有条件时用呼吸面罩及手法加压给氧或气管插管接呼吸机支持呼吸。在心电监测下电除颤，紧急时可行开胸心脏按压并兼顾脑复苏。

2）通气。对呼吸道阻塞的患者，必须以最简单、最迅速有效的方式予以通气。常用的方法如下。

（1）手指掏出：适用于颌面部伤所致的口腔内呼吸道阻塞。有条件时（急诊室或急救车）可用吸引管吸出。呼吸道通畅后应将患者头偏向一侧或取侧卧位。

（2）抬起下颌：适用于颅脑伤舌根后坠及深度昏迷而窒息者。用双手抬起患者两侧下颌角，即可解除呼吸道阻塞。如仍有呼吸异常音，应迅速用手指掰开下颌，掏出或吸出口内分泌物和血液、血凝块等。呼吸道通畅后应将患者头偏向一侧或取侧卧位。必要时可将舌拉出，用别针或丝线穿过舌尖固定于衣扣上或用口咽通气管。

（3）环甲膜穿刺或切开：在情况特别紧急，或上述两项措施不见效而又有一定抢救设备时（急诊室或救护车），可用粗针头做环甲膜穿刺。对不能满足通气需要者，可用尖刀片做环甲膜切开，然后放入导管，吸出气道内血液和分泌物，做环甲膜穿刺或切开时，注意勿用力过猛，防止损伤食管等组织。

（4）气管插管。

（5）气管切开：可彻底解除上呼吸道阻塞和清除下呼吸道分泌物。

3）止血。大出血可使患者迅速陷入休克，甚至致死，必须及时止血。常用的止血方法有指压法、加压包扎法、填塞法和止血带法等。

（1）指压法：用手指压迫动脉经过骨骼表面的部位，达到止血目的。如头颈部大出血可压迫一侧颈总动脉、颞动脉或颌动脉，上臂出血可根据伤部压迫腋动脉或肱动脉，下肢出血可压迫股动脉等。

（2）加压包扎法：最为常用。一般小动脉和静脉损伤出血均可用此法止血。先将无菌纱布或敷料填塞或置于伤口，外加无菌纱布垫压，再以绷带加压包扎。包扎的压力要均匀，范围应够大。包扎后将伤肢抬高，以增加静脉回流和减少出血。

（3）填塞法：用于肌肉、骨端等渗血。先用1~2层大的无菌纱布铺盖伤口，以无菌纱布或绷带充填其中，再加压包扎。此法止血不够彻底，且可能增加感染机会。另外，在清创去除填塞物时，可能由于凝血块随同填塞物被取出，又可出现较大出血。

（4）止血带法：一般用于四肢伤大出血，且加压包扎无法止血的情况。使用止血带时，止血带的位置应靠近伤口的最近端，接触面积应大些，以免造成神经损伤。在现场急救中可选用旋压式止血带，操作方便，效果确定。在急诊室和院内救治中，以局部充气式止血带最好，副作用小，但应在止血带下放好衬垫物。在紧急情况下，可使用橡皮管、绷带等替代，禁用细绳索或电线等充当止血带。

使用止血带要注意以下事项：①不要缚扎过紧，以能止住出血为度。②每隔 1 小时放松 1~2 分钟，且使用时间一般不超过 4 小时。③使用止血带的患者必须显著标记，并注明启用时间。④解止血带之前，要先输液或输血，补充血容量，准备好止血器材，然后松解。⑤因止血带使用时间过长，远端肢体已发生坏死者，要在原止血带的近端加上新止血带，然后再行截肢。

4）包扎：目的是保护伤口、减少污染、压迫止血、固定关节及骨折和敷料并镇痛。常用的材料有绷带、三角巾和四头带。无上述物品时，可就地取材，用干净毛巾、手绢、衣服等替代，在进行伤口包扎时，松紧要适宜，牢靠，动作要轻巧，既要保证敷料固定和压迫止血，又要不影响肢体血液循环，包扎敷料要超出伤口边缘 5~10cm，遇有外露污染的骨折断端或腹内器官，不能轻易回纳。若系腹腔组织脱出，应先用干净器皿保护后再包扎，不要将敷料直接包扎在脱出的组织上面。

5）固定：骨关节损伤时必须固定制动，以减轻疼痛，避免骨折端损伤血管和神经，并有利于防治休克和搬运。对较重的软组织损伤，需局部固定制动。固定前需尽可能牵引伤肢和矫正畸形，然后将伤肢放在适当位置，固定于夹板或其他支持物上（可就地取材，如用木板、竹竿等）。固定范围一般应包括骨折处远和近端的两个关节，既要牢靠不移，又不可过紧，急救中如缺乏固定材料，可行自体固定法，如将上肢固定于胸廓上，受伤的下肢固定于健肢上。对于伤口出血者，要先止血并包扎，然后固定。开放性骨折固定时，外露的骨折端不要还纳伤口内，以免造成污染扩散。固定的夹板不可与皮肤直接接触，必须垫衬物，尤其是夹板两端、骨凸出部位和悬空部位，防止组织受压损伤。另外，急救时的固定多为临时固定，在到达救治机构经处理后，要及时行治疗性固定。

6）搬运：患者经过初步处理后，需从现场救治机构进一步检查和治疗。正确的搬运可减少患者痛苦，避免继发损伤，多采用担架或徒手搬运。对骨折患者，特别是脊柱损伤者，搬运时必须保持伤处稳定，切勿弯曲或扭动，避免加重损伤。搬运昏迷患者时，需保持呼吸道通畅。

2. 进一步救治

患者经现场急救被救治机构后，要立即对其伤情进行判断、分类，然后采取对应的措施进行救治。

二、康复新液治疗创伤的临床应用

针对软组织挫伤，清洁创面后，选择大小适中的无菌纱布浸透康复新液后湿敷于创面上，外用无菌纱布覆盖，胶布或绷带包扎固定，24 小时保持湿敷状态。每天换药 1

次，疗程 15 天或至创面愈合。研究发现，其治疗效果优于呋喃西林和湿润烧伤膏（李国威等，2007；张忠盛等，2012）。

针对皮肤挫伤，可在基础创面治疗的基础上加用康复新液喷涂创面，可加速创面愈合（李雁君等，2010）。

三、康复新液治疗创伤的典型病例

患者，男，55 岁。患者于入院前 1 小时在干活时不小心被重物砸伤右足。门诊以"右足开放伤"收治入院。

入院诊断右足第 3、4、5 趾开放性粉碎性骨折，右足血管神经肌腱损伤、皮肤撕脱伤。治疗方法：康复新液换药处理创面、头孢替唑抗感染、血栓通＋云南白药胶囊活血化瘀。

经康复新液换药治疗一个半月后创面完全愈合，外观和功能恢复良好。

患者治疗前后对比见图 1－1。

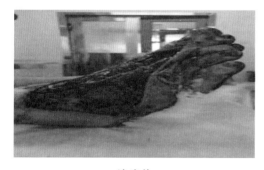 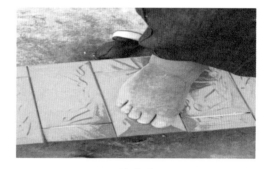

治疗前　　　　　　　　　　　　治疗后

图 1－1　患者治疗前后对比

参考文献

［1］Hesketh M，Sahin K B，West Z E，et al. Macrophage phenotypes regulate scar formation and chronic wound healing ［J］. Int J Mol Sci，2017，18（7）：1545.

［2］陈孝平，汪建平，赵继宗. 外科学 ［M］. 9 版. 北京：人民卫生出版社，2018.

［3］陈红风. 中医外科学 ［M］. 4 版. 北京：中国中医药出版社，2016.

［4］李国威，赵庆，吴振婵. 康复新治疗挫裂伤创面临床疗效观察 ［J］. 中国误诊学杂志，2007，7（13）：3018.

［5］李雁君，朱华君. 康复新治疗中重度皮肤挫伤的疗效观察 ［J］. 中国医师杂志，2010（z2）：143－144.

［6］张忠盛，包和铭. 康复新液治疗关节周围软组织挫擦伤临床研究 ［J］. 中医学报，2012，27（10）：1353－1354.

第二节 烧伤

一、现代医学概述

（一）定义

通常指由火焰、热液、蒸汽、激光、炽热金属液体或固体等所引起的组织损害（临床上也将热液、蒸汽所致的烧伤称为烫伤）。由电、化学物质、放射线等所致的损伤，也属烧伤范畴。

（二）分类及临床表现

根据烧伤深度判定，一般采用三度四分法。

1）Ⅰ度烧伤：仅伤及表皮浅层，生发层健在。表面红斑状，干燥，烧灼感。再生能力强，3~7 天脱屑痊愈，短期内可有色素沉着。

2）浅Ⅱ度烧伤：伤及表皮的生发层和真皮乳头层。局部红肿明显，有大小不一的水疱形成，内含淡黄色澄清液体，水疱皮如剥脱，创面红润、潮湿，疼痛明显。创面靠残存的表皮生发层和皮肤附件（汗腺、毛囊）的上皮再生修复，如无感染，创面可于 1~2 周愈合，一般不留瘢痕，但可有色素沉着。

3）深Ⅱ度烧伤：伤及真皮乳头层以下，但仍残留部分网状层，深浅不尽一致，也可有水疱，但去疱皮后，创面微湿、红白相间，痛觉较迟钝。由于真皮层内有残存的皮肤附件，创面修复可依赖其上皮增殖形成上皮小岛，如无感染，可通过上皮小岛扩展融合修复，需时 3~4 周。但常有瘢痕增生。

4）Ⅲ度烧伤：又称为焦痂型烧伤。全层皮肤烧伤，可深达肌肉甚至骨骼、内脏器官等。创面蜡白或焦黄，甚至炭化。硬如皮革，干燥，无渗液，发凉，针刺和拔毛无痛觉。可见粗大栓塞的树枝状血管网（真皮下血管丛栓塞）。由于皮肤及其附件全部被毁，3~4 周后焦痂脱落形成肉芽创面，创面修复有赖于植皮，较小创面也可由创缘健康皮肤上皮生长修复。愈合后多形成瘢痕，且常造成畸形。

针对烧伤深度，目前也有四度五分法，与三度四分法的不同之处在于将Ⅲ度烧伤中损伤达深筋膜以下的烧伤，称为Ⅳ度烧伤。

（三）诊断

判断伤情的基本要素是烧伤面积和深度，同时还应考虑全身情况（如休克、严重吸入性损伤和较重的复合伤）。

（四）治疗

小面积浅度烧伤按外科原则，及时给予清创、保护创面，大多能自行愈合。

大面积深度烧伤的全身反应重、并发症多、死亡率和伤残率高。治疗原则：①早期及时补液，迅速纠正休克，维持呼吸道通畅；②使用有效抗生素，及时有效地防治全身性感染；③尽早切除深度烧伤组织，用自体、异体皮移植覆盖，促进创面修复，减少感染来源；④积极治疗严重吸入性损伤，采取有效措施防治器官功能障碍；⑤早期救治与功能恢复重建一体化，早期重视心理、外观和功能的康复。

二、康复新液治疗烧伤的临床应用

针对放射性皮炎，康复新液的使用方法主要有以下几种。

1）康复新液单用，直接滴在创面上，每天 2 次，可明显缩短创面愈合时间（杨洁等，2007）。

2）康复新液外涂于创面，可与重组人表皮生长因子凝胶或美洲大蠊（研末）联用，疗效更优（陈明华等，2013；庄玲等，2019）。

3）用康复新液浸湿无菌纱布，湿敷于创面，每天 2～3 次（邓献，2009；黄燕等，2016；冯志平等，2018）；有研究显示采用康复新液湿敷的疗效优于外喷（梁海鑫等，2017）。

针对烧伤，距离创面 10～15cm 连续喷洒康复新液，使药液均匀分布于创面，以药液不溢出创面为宜，每天 3～5 次（李莉等，2010）；或用康复新液浸湿无菌纱布，填塞于创面（黄培信等，2021），均可促进创面愈合。

三、康复新液治疗烧伤的典型病例

患者系特重度烧伤。Ⅲ度烧伤面积达 10％总体表面积（TBSA），颅骨外露＞624cm² （左侧顶骨、枕骨、额骨、颧骨、颞骨、上下颌骨及眶骨外缘均外露），左侧咬合关节功能丧失，左眼及左耳均烧毁，左肱骨外露 15cm×4cm，左肩关节囊毁损，致左肩关节功能丧失等。

采用中西医结合疗法，包括清创、康复新液湿敷，以及再生医疗技术（MEBT/MEBO），以改善创面微循环、促进肉芽生长、加速创面愈合、防治感染。局部近位皮瓣及远位皮瓣、筋膜皮瓣、皮管、游离皮片等覆盖肉芽创面、颅骨及上肢骨外露处，修补颌面洞穿性缺损等。

患者烧伤治疗前后对比见图 1-2。

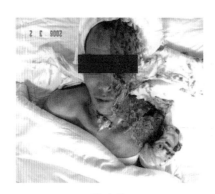 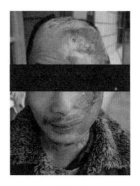

治疗前　　　　　　　　　　治疗后

图 1-2　患者烧伤治疗前后对比

参考文献

［1］谢建兴. 外科学［M］. 4 版. 北京：中国中医药出版社，2016.

［2］杨洁，罗旻. 康复新液治疗 12 例放射性湿性皮炎［J］. 华西药学杂志，2007，22
　　（5）：593.

［3］邓献. 康复新液治疗放疗烧伤创面的临床观察［J］. 中国医药指南，2009，7（9）：
　　22-23.

［4］李莉，唐文华，徐月芳. 康复新液治疗头面部烧伤 36 例效果观察及护理［J］. 齐
　　鲁护理杂志，2010，16（23）：57-58.

［5］陈明华，余红春，雷丽婵，等. 重组人表皮生长因子凝胶与康复新液治疗Ⅲ级放射
　　性皮炎的疗效观察［J］. 实用临床医药杂志，2013，17（1）：95-97.

［6］黄燕，熊淑玲，罗志强，等. 康复新与美宝烧伤膏在鼻咽癌患者急性放射性皮炎治
　　疗中的效果评价［J］. 护理实践与研究，2016，13（23）：60-61.

［7］梁海鑫，彭姗姗，唐丽琴，等. 康复新湿敷法对防治鼻咽癌急性放射性皮炎的临床
　　效果观察［J］. 护士进修杂志，2017，32（9）：847-849.

［8］冯志平，宋元华，邓智勇，等. 康复新液治疗鼻咽癌患者放射性皮炎的临床观察
　　［J］. 中国药房，2018，29（10）：1392-1395.

［9］庄玲，王慧敏. 康复新液和美洲大蠊研末联合德莫林在头颈部肿瘤放射性皮肤损伤
　　的应用研究［J］. 实用药物与临床，2019，22（1）：47-50.

［10］黄培信，张扬，王肖蓉，等. 康复新液、复方桐叶烧伤油联合负压吸引对烧伤创
　　　面愈合的影响［J］. 新中医，2021，53（5）：99-101.

第三节 脂肪液化

一、现代医学概述

（一）定义

脂肪液化指手术切口部位脂肪细胞无菌性变性坏死的过程，脂肪细胞破裂后，脂滴溢出、聚集，伴有局部无菌性炎症，是外科术后切口的并发症之一。脂肪液化的发生通常是多种因素共同作用的结果。

（二）病因和发病机制

脂肪液化的病因尚未明了，其病理变化是脂肪细胞的破裂坏死，细胞破裂后脂滴溢出，为无菌性炎症。发生原因较多，主要源于肥胖、高频电刀的应用、糖尿病、切口保护欠妥等。

1. 手术创伤

包括手术切割的创伤及缝合脂肪的创伤。原因可能有粗暴操作、结扎过紧、止血不彻底、高频电刀止血、切口长时间暴露、来回移动拉钩及缝合脂肪层时残留死腔。

2. 肥胖

有研究表明，肥胖患者更容易发生脂肪液化，皮下脂肪超过 3cm 以上的患者，切口脂肪液化的发生率会明显增加，且脂肪厚度与发生率成正比。

3. 糖尿病

众多研究结果显示，糖尿病是术后切口脂肪液化的危险因素之一，可能与糖尿病患者机体免疫力低下、血糖偏高、血液高凝状态及血管病变使脂肪血液供应发生障碍等有关。

总而言之，手术创伤、肥胖、糖尿病是脂肪液化的重要因素。

（三）分期

针对切口脂肪液体，有学者提出根据切口的情况，切口脂肪液化可分为循环障碍期、液化初期、液化期及愈合期四个时期。

1. 循环障碍期

术后 2~4 天发生，通常出现淡黄色渗液或脂肪油滴，并伴有切口周围变硬。

2. 液化初期

术后 5~6 天发生，切口区域流出不等量的淡黄色渗液，渗液中有少量油滴。

3. 液化期

术后 7~9 天发生，脂肪液化界限趋于清楚稳定。

4. 愈合期

术后 10～14 天发生，创口分泌物减少，脂肪小油滴消失，创口肉芽组织生长。

（四）诊断

1) 在术后 3～7 天切口黄色渗液较多，无自觉症状。
2) 通常体温和局部皮温正常。
3) 切口无炎性改变，皮下触诊有游离感或波动感。
4) 穿刺或撑开切口可见淡黄色、清亮的脂肪滴渗液。
5) 切口边缘和皮下组织无坏死征象，但愈合不良。
6) 渗液镜检见大量脂肪滴，连续 3 次培养无细菌生长。

（五）治疗

1) 清除渗液部位的积液及坏死组织，必要时进行引流。
2) 根据情况调整换药频率，预防感染，促进创面愈合。
3) 根据情况拆除缝合线，消毒＋引流，冲洗，固定患处。
4) 红外线照射治疗。

二、康复新液治疗脂肪液化的临床应用

针对术后切口脂肪液化，临床治疗方法通常为清洗切口（用 2％甲硝唑注射液或康复新液）后，使用浸有康复新液的无菌纱布填塞引流（张祎，2008；张波等，2009；宋静等，2017）。在此基础上可配合其他创面治疗手段，如红外线照射（谷淑红，2013）或胰岛素局部注射及冲洗，同时给予康复新液口服 10mL，每天 3 次（陈卫群，2014）。相较于未使用康复液的对照组，均可促进切口愈合，缩短住院时间。

三、康复新液治疗脂肪液化的典型病例

患者，男，77 岁。行直肠癌根治术，术后腹部切口脂肪液化并发感染。先后使用云南白药、10％氯化钠溶液、青霉素粉，均无效，换用康复新液治疗。

治疗方法：先用康复新液冲洗，再用康复新液进行涂抹及填塞。

经康复新液治疗 3 个月，患者腹部切口愈合。

术后腹部切口脂肪液化患者治疗前后对比见图 1－3。

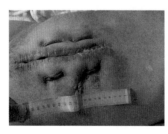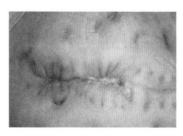

治疗前 　　　　　　　　治疗 3 个月后切口愈合

图 1－3　术后腹部切口脂肪液化患者治疗前后对比

参考文献

[1] 王清坚，赫军，黄名威. 术后切口脂肪液化的原因分析与外治对策 [J]. 辽宁中医学院学报，2006，8（2）：18-19.

[2] 张祎. 外科术后切口脂肪液化52例治疗体会 [J]. 临床外科杂志，2008，16（11）：723.

[3] 张波，张翔，柳俊，等. 康复新液治疗腹壁脂肪液化疗效分析 [J]. 中国药物与临床，2009，9（10）：1009-1010.

[4] 谷淑红. 康复新液配合红外线治疗腹部切口脂肪液化疗效 [J]. 四川医学，2013，34（10）：1571-1572.

[5] 陈卫群. 康复新液联合高渗葡萄糖及胰岛素治疗剖宫产术后切口脂肪液化的疗效 [J]. 中国医师进修杂志，2014，37（3）：55-57.

[6] 赵毅涛，杨铁毅，张岩. 手术后切口脂肪液化防治的研究进展 [J]. 医学综述，2016，22（1）：97-101.

[7] 宋静，王芳. 康复新液治疗外科术后切口脂肪液化的疗效 [J]. 护理研究，2017，31（27）：3467-3469.

第四节　皮肤慢性溃疡

一、现代医学概述

（一）定义

皮肤慢性溃疡又称难治性溃疡，是一种常见的难治性疾病，表现为各种原因引起的局部组织缺损、液化、感染、坏死，是糖尿病、血管性疾病和放疗等常见的并发症。

（二）病因和发病机制

在伤口愈合过程中细胞对炎症介质、生长因子、细胞因子和机械力量等多种因素的不适当反应，糖尿病、血管性疾病、持续的创伤，或继发感染等损害，会引起高血糖、持续炎症、生长因子及细胞因子受体缺乏等问题，可导致内皮祖细胞增殖受损，引起血管再生障碍、伤口灌注不足、代谢障碍，以及上皮细胞形成延迟、伤口的正常愈合过程遭到破坏，从而形成慢性溃疡。

（三）分类及临床表现

根据溃疡形成的原因分类。

1. 创伤性溃疡

有明确的外伤史，如车祸、枪伤、挤压或热力所致的烧（烫）伤。晚期可形成残余溃疡，深及皮肤层或达深层的肌肉、肌腱、关节与骨组织。烧伤后形成广泛的不稳定性瘢痕，可因局部张力或感染导致创面愈合时破溃，反复不愈，若病程过久还可引发癌变，形成马氏溃疡（Marjolin's ulcer）。

2. 自身免疫性溃疡（药物性溃疡）

因患者自身处于高免疫状态，对自身正常组织或伤口分泌物过敏，产生细胞或体液免疫，溃疡逐渐扩大、加深，迁延数年。

3. 结核性溃疡

属特殊性感染，好发于淋巴组织聚集丰富的部位，如颈部、腹股沟及骨关节处。其特点是增殖与坏死同时存在，迁延数年，常合并窦道。

4. 压迫性溃疡

压疮是其中之一，临床较为常见。因局部受压，造成皮肤或皮下组织缺血坏死而形成溃疡，常发生在卧床老年患者的骨性突出部位，如骶尾部、枕部、足跟部。

5. 癌性溃疡（恶性溃疡）

原发或继发的体表癌性溃疡久治不愈，创面组织细胞处于无序和不可控制的增殖与分化过程。

6. 放射性溃疡

多于乳腺癌、鼻咽癌和口腔癌放疗过程中并发，在头、颈及躯干部位多发。

7. 血管性溃疡

一般指下肢静脉曲张、脉管炎引起的下肢溃疡，以小腿远端及踝部多见，是下肢慢性功能不全晚期并发症。

8. 糖尿病性溃疡

糖尿病性溃疡是糖尿病患者的严重并发症之一。由于足部末梢血管更易受累而产生溃疡，因此足部发生率更高，称为糖尿病足。表现为间歇性跛行、疼痛、足趾坏死。糖尿病足不仅发生率高，治疗费用也相当高。

9. 神经营养不良性溃疡

因感觉神经缺失，不能正常释放感觉神经肽 P 物质而产生的溃疡。缺乏 P 物质，新生组织就会形成脂质化，直接影响创面内肉芽组织的形成和愈合。

10. 感染性溃疡

因创面反复感染导致无法愈合，一般为细菌感染，尤以金黄色葡萄球菌感染常见。

（四）诊断

1）有明确外伤史，外伤后皮肤继发溃疡，溃疡面积较大。

2）疮口表面有脓性分泌物，炎症明显。创面周围有瘢痕形成且有继发的感染、坏死及血管、神经损伤等情况，影响肉芽组织的形成。

3）符合第 2 条表现，病程周期超过 1 个月，没有明显的愈合趋势或经常复发。

4）有创伤、糖尿病、血管性疾病、各类微生物感染、恶性肿瘤、放疗等病史或治疗仪并继发溃疡不愈。

以上四条有第 3 条结合任意一条情况者，可诊断为皮肤慢性溃疡。

（五）治疗

1. 病因治疗

对于糖尿病引起的皮肤慢性溃疡首先应控制好血糖水平，一般要求空腹血糖稳定在10mmol/L以下。血管因素造成的皮肤慢性溃疡应改善局部血循环和氧供应，包括卧床休息、抬高患肢及改善微循环。对于压迫性溃疡要缓解局部压力、注意变化体位。对于放射性溃疡应停止局部射线照射等。

2. 保守疗法

保守疗法是手术治疗的基础和前提。重点是采取理疗（如超短波、红外线照射等）以改善微循环。清洁伤口需局部换药，及时清除坏死组织和分泌物，并进行分泌物细菌培养和药敏试验。

3. 清创

清创指用外科手段干预创面，实现由污染创面（黄色、黑色或二者混合型创面）向相对清洁创面（红色创面）、由无准备愈合创面向准备愈合创面转化。

4. 各种皮瓣、肌皮瓣手术的应用

原则为彻底清除坏死组织连同四周及基底的瘢痕组织，若伤及骨质，应将坏死骨组织一并祛除。

5. 创面用药

科学、恰当的创面用药可大大加速溃疡的愈合。细胞老化、组织缺血和细菌定植是溃疡形成、迁延不愈的主要因素。局部用药的配伍选择应围绕控制感染、促进组织再生和改善局部缺血等目的。

6. 创面封闭负压引流（vacuum-assistedclosure，VAC）技术

VAC技术是将聚乙烯醇-明胶海绵组成的医用高分子复合材料用于修复和覆盖软组织创面的一种治疗技术。在负压作用下，创面血流量增加，刺激肉芽组织生长，同时有压迫止血的作用。

7. 高压氧治疗

高压氧治疗对抗生素有协同和增效作用，可改善微循环、减轻创面水肿。

8. 生物工程皮或皮肤替代物等产品

有许多生物工程皮或皮肤替代物已用来治疗包括烧伤在内的急、慢性创伤。皮肤替代物可以包括活细胞，如成纤维细胞、角质形成细胞或二者兼有，也可以为无细胞或含有活细胞提取物的产品。

9. 基因治疗

利用各种物理或生物媒介（包括病毒）等方法将特定基因导入创面。基因在重新导入创面前需先经过体外处理。这一方法通过简单的注射或者基因枪即可实现，方便快捷。

10. 干细胞疗法

人们推测，多能造血干细胞较特定基因的引入会更为有效，因为它能分化为各种细胞表型，包括成纤维细胞、内皮细胞、角质形成细胞等，而这些细胞是愈合过程中的关

键。然而，干细胞研究本身仍充满争议。

11. 抗氧化治疗

一种旨在纠正糖尿病患者创伤愈合中异常情况的方法，能减少自由基产物的量。

二、康复新液治疗皮肤慢性溃疡的临床应用

临床治疗皮肤慢性溃疡常采用康复新液湿敷，无菌纱布浸透康复新液后外敷或填塞于皮肤溃疡处，每天换药 1～2 次（顾敏等，2007；孙红喜等，2008；彭莉等，2014）；或采用康复新液喷涂于创面，外用无菌敷料包扎或填塞，每天换药 1 次（陈锋等，2011）；或在外用康复新液的基础上，口服康复新液每次 10mL，每天 3 次，疗效优于单纯外用组（彭莉等，2014；陈明岭等，2019）。

三、康复新液治疗皮肤慢性溃疡的典型病例

患者，男，76 岁。因"左小腿、大腿溃烂、渗液 4 年余"入院。

西医诊断：左小腿、大腿皮肤溃烂并感染。中医诊断：疮疡-热毒炽盛证。

治疗方法：口服康复新液 33mL，每天 3 次，同时给予抗感染治疗，以促进伤口愈合、改善循环等。清创后用康复新液无菌纱布湿敷创面，每天更换一次。

入院后第 35 天患者办理出院，出院时小腿创面约 0.3cm×0.2cm，无明显疼痛。

皮肤慢性溃疡患者治疗前后对比见图 1-4。

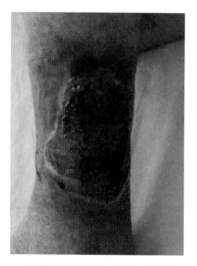 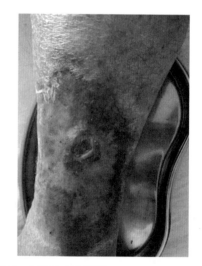

治疗前左小腿 5cm×6cm 创面　　　治疗 35 天后左小腿约 0.3cm×0.2cm 创面

图 1-4　皮肤慢性溃疡患者治疗前后对比

参考文献

[1] 顾敏，王秀霞，宋英. 康复新液治疗皮肤溃疡临床疗效观察 [J]. 临床皮肤科杂志，2007，36（10）：666.

[2] 孙红喜，刘广军. 康复新液湿敷治疗皮肤慢性溃疡 36 例报告 [J]. 山东医药，2008，48（21）：53.

［3］阙华发. 慢性皮肤溃疡的中医诊治 ［J］. 环球中医药，2010，3（2）：96－100.

［4］陈锋，叶丹，豆哲敏. 康复新液联合复合溶菌酶杀菌纱布治疗体表慢性溃疡创面疗效观察 ［J］. 现代中西医结合杂志，2011，20（28）：3564－3565.

［5］付小兵. 慢性难愈合创面防治理论与实践 ［M］. 北京：人民卫生出版社，2011.

［6］彭莉，祝守敏，向光，等. 红光联合康复新液治疗皮肤溃疡疗效观察 ［J］. 中国麻风皮肤病杂志，2014（10）：593

［7］赵海军，孟瑞雪，郑艳洁，等. 康复新液与湿润烧伤膏治疗乳腺癌改良根治术后皮肤溃疡的疗效比较 ［J］. 华西医学，2014，29（8）：1538－1540.

［8］欧阳合意，廖翠东，房洁新，等. 康复新与维生素E混合液湿敷治疗慢性皮肤溃疡的疗效观察 ［J］. 护理研究，2014（20）：2521－2522.

［9］陈明岭，耿福能，沈咏梅，等. 康复新液治疗慢性皮肤溃疡多中心随机对照临床研究 ［J］. 中医杂志，2019，60（15）：1308－1311.

第五节 糖尿病性皮肤溃疡

一、现代医学概述

（一）定义

糖尿病性皮肤溃疡指因糖尿病所致的营养与代谢严重障碍导致皮肤溃疡和（或）深层组织破坏，伴或不伴感染的皮肤组织损伤。足部末梢血管更易受累而产生溃疡，出现糖尿病足，这是导致我国糖尿病患者残疾、死亡的严重慢性并发症之一，其发病率高、治疗困难、花费巨大。

（二）分类

糖尿病性皮肤溃疡按照病因可分为神经性溃疡、缺血性溃疡和神经－缺血性溃疡。

（三）病因和发病机制

1）糖尿病导致血管功能及结构改变。

2）糖尿病导致神经组织病变，引起神经营养性不良、皮肤感觉迟钝，易受伤。

3）糖尿病导致机体防御能力降低、组织抗感染力下降，轻微损伤极易导致组织坏死。

（四）诊断

1）符合糖尿病诊断。

2）符合皮肤慢性溃疡诊断（详情参考皮肤慢性溃疡诊断）。

（五）治疗

1）糖尿病治疗：注意饮食治疗，控制血糖，理想血糖水平不超过 8.3mmol/L。

2）局部治疗：创面予以清创、去腐，预防或控制感染，促进创面修复，保护创面。详细治疗方法可参见皮肤慢性溃疡的治疗。

二、康复新液治疗糖尿病性皮肤溃疡的临床应用

对于糖尿病性皮肤溃疡，在用药前创面需进行常规处理：先用碘伏消毒创面周边皮肤，创面有感染者用 3% 过氧化氢溶液清洗，再用生理盐水涡流式冲洗。对创面局部有脓肿或足趾坏疽者行清创引流、坏死组织清除，做到每天换药。有坏死组织需先清创再清洗（钟晓卫等，2010）。

（一）康复新液单用

创面常规处理后，先用浸有康复新液的棉球擦拭创面（马英丽等，2016），然后根据创面大小，选用不同规格浸渍康复新液的敷料覆盖于创面上，覆盖物外面用一层无菌纱布包扎，根据创面情况每天或隔天换药 1 次（董健等，2006；余群等，2008；田文鹏等，2011；甄燕等，2017）。

（二）康复新液联用

1. 联用注射液或口服药物

根据患者情况，临床上常给予改善血液循环的药物，如静滴葛根素注射液（舒继承等，2006）、盐酸丁咯地尔注射液（邵伟华等，2008）、苦碟子注射液（丘伟中等，2008）、丹红注射液（吴航，2012），口服西洛他唑片（戚纪周等，2018）；或静滴改善周围神经传导的甲钴胺注射液（刘锋等，2013）。在此基础上联用康复新液外用湿敷，方法同上述康复新液单用。

2. 联用其他外用药物

方法 1：康复新 100mL 加胰岛素 200U 混合溶液外敷溃疡处。第 1 至 3 天每隔 3 小时换药 1 次，第 4～7 天每 4 小时换药 1 次，第 2 周每天换药 4 次，第 3 周每天换药 3 次，第 4 周每天换药 2 次，直至第 38 天。药液需现配现用，如未用完可放冰箱保存，但不可超过 24 小时。无菌纱布的药液量以不会外溢为宜（梁焕兰等，2002）。

方法 2：用 100mL 硫代硫酸钠与 100mL 康复新液制成混合液，对创面进行冲洗，每天 2 次。冲洗后将硫代硫酸钠与康复新液混合液喷洒至无菌纱布上，在创面处进行湿敷，定期更换无菌纱布，以保持创面湿润状态（刘洋，2021）。

方法 3：创面喷覆康复新液，待干后涂敷生肌愈皮膏，干敷料包盖，每天换药 2 次，至坏死组织及脓液明显减少后，改为每天 1 次（徐天英等，2012）。

三、康复新液治疗糖尿病性皮肤溃疡的典型病例

患者，男，69 岁。2 型糖尿病病史 8 年。主诉：理疗后右足溃烂 1 个月。

诊断：2 型糖尿病足 4 级（右），骨髓炎（趾骨、跟骨）。多家医院建议截肢，患者拒绝。治疗方法：第一阶段以康复新液湿敷，干燥收敛，清创引流，多学科结合治疗两周后进入第二阶段，以康复新液湿敷培养肉芽、蚕食清创、全身支持治疗六周半，进入第三个阶段继续培养肉芽（康复新液无菌纱布堆放创面），准备创面床。历时 3 个半月的治疗后，患者顺利恢复。

糖尿病足患者治疗前后对比见图 1—5。

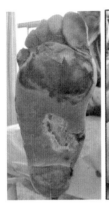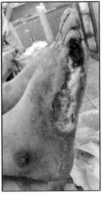　　　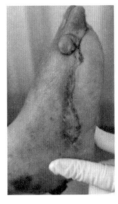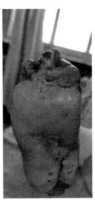

治疗前　　　　　　　　　　　　　　治疗后

图 1—5　糖尿病足患者治疗前后对比

参考文献

[1] 梁焕兰，卢少萍，关月嫦. 康复新加胰岛素外敷治疗老年糖尿病足的临床观察及护理 [J]. 广东医学，2002，23（4）：437—438.

[2] 叶丽红，徐永仙. 康复新加普通胰岛素治疗糖尿病足 1 例 [J]. 现代中西医结合杂志，2005，14（13）：1675.

[3] 董健，何平红，兰莉，等. 康复新液对糖尿病患者皮肤溃疡创面的促愈作用 [J]. 华西药学杂志，2006，21（5）：501.

[4] 舒继承，耿辉，徐加林. 康复新液合葛根素注射液联合治疗糖尿病足溃疡疗效观察 [J]. 现代中西医结合杂志，2006，15（5）：592—593.

[5] 邵伟华，赵鹏飞. 康复新液联合盐酸丁咯地尔注射液治疗糖尿病足溃疡疗效观察 [J]. 中国医院用药评价与分析，2008，8（8）：621—622.

[6] 余群，刘德洁，龙昭玉. 康复新治疗糖尿病足溃疡的临床观察 [J]. 临床荟萃，2008，23（19）：1412.

[7] 丘伟中，闵存云. 苦碟子注射液合外用康复新液加吹氧治疗糖尿病足 33 例临床观察 [J]. 新中医，2008，40（1）：38—39.

[8] 周利. 丁咯地尔联合康复新液外用治疗糖尿病足 30 例疗效观察 [J]. 四川医学，2010，31（8）：1141—1142.

[9] 钟晓卫，付徐泉，李莎，等. 康复新联合前列腺素 E1 脂肪乳注射液治疗糖尿病足溃疡疗效观察 [J]. 四川医学，2010，31（4）：448—450.

[10] 田文鹏，龙本丹，王茹. 康复新液治疗糖尿病患者皮肤溃疡创面的疗效观察 [J].

贵阳医学院学报，2011，36（1）：93-94，97.

[11] 付小兵. 慢性难愈合创面防治理论与实践 [M]. 北京：人民卫生出版社，2011.

[12] 徐天英，董桂茜，张景伟. 康复新联合生肌愈皮膏治疗糖尿病足 66 例临床观察 [J]. 山东医药，2012，52（37）：94-95.

[13] 吴航. 康复新液联合丹红注射液治疗糖尿病足溃疡 35 例 [J]. 中国老年学杂志，2012，32（12）：2640-2641.

[14] 刘峰，张朝云，汤佳珍，等. 甲钴胺联合康复新治疗糖尿病足的疗效观察 [J]. 中西医结合心脑血管病杂志，2013，11（8）：1021-1022.

[15] 马英丽，姬秋和. 清创换药联合康复新液对糖尿病足溃疡的临床疗效观察 [J]. 陕西医学杂志，2016，45（5）：636.

[16] 甄燕，王春梅，梁青，等. 康复新液联合胰岛素泵治疗糖尿病足对患者足背动脉血流动力学及 D-二聚体的影响 [J]. 血栓与止血学，2017，23（2）：285-287.

[17] 戚纪周，霍灵恩，王晓曼，等. 康复新液联合西洛他唑治疗糖尿病足的疗效观察 [J]. 现代药物与临床，2018，33（10）：2599-2602.

[18] 刘洋. 硫代硫酸钠联合康复新液治疗糖尿病合并足溃疡随机对照研究 [J]. 北华大学学报（自然科学版），2021，22（2）：223-225.

第六节　压疮

一、现代医学概述

（一）定义

压疮（pressure ulcer）又称压力性损伤，指皮肤或皮下组织由于压力或联合剪切应力和（或）摩擦力作用而发生在骨隆突处的局限性损伤，可以导致组织缺血、缺氧、炎症性改变、营养缺乏，从而致使皮肤失去正常功能，引起组织破损和坏死。

（二）流行病学

贾晓明（2018）报道，荷兰的一项关于压疮患病率的研究对超过 38000 例患者进行了调查，结果显示大学附属医院的患者压疮患病率接近 13%，综合性医院为 23%，疗养院为 30%，家庭护理为 12%。

（三）病因和发病机制

1. 压力因素

当持续性的垂直压力超过毛细血管压（正常为 16~32mmHg）时，组织会发生缺血、溃烂坏死。压疮不仅可由垂直压力引起，也可由摩擦力和剪切力引起，通常由 2 种或 3 种联合作用力引起。

1）垂直压力：对局部组织的持续性垂直压力是引起压疮的重要原因。

2）摩擦力：由两层相互接触的表面发生相对移动而产生。患者在床上活动或坐轮椅时，皮肤随时都可受到床单和轮椅表面的逆行阻力的摩擦。皮肤擦伤后，受潮湿、污染而发生压疮。

3）剪切应力：骨骼及深层组织由于重力作用会向下滑行，而皮肤及表层组织由于摩擦力的缘故仍停留在原位，使两层组织发生相对性移位而产生剪切力。如患者平卧、抬高床头时，身体下滑，皮肤与床铺之间出现摩擦力，加上身体垂直方向的重力，从而导致剪切力的产生，引起局部皮肤血液循环障碍而发生压疮。

2. 皮肤受潮或排泄物的刺激

皮肤受到汗液、尿液、各种渗液等物质的刺激会变得潮湿，出现酸碱度改变，致使表皮角质层的保护能力下降、皮肤组织酸化，且很容易继发感染。

3. 营养状况

营养状况是影响压疮形成的一个重要因素。全身出现营养障碍时，营养摄入不足，蛋白质合成减少，皮下脂肪减少，肌肉萎缩。一旦受压，骨隆突处皮肤要承受外界的压力和骨隆突处对皮肤的挤压力，受压处缺乏肌肉和脂肪组织的保护，容易引起血液循环障碍，出现压疮。过度肥胖者卧床时体重对皮肤的压力较大，也容易发生压疮。机体脱水时皮肤弹性变差，在垂直压力或摩擦力的作用下容易变形。而水肿的皮肤由于弹性、顺应性下降，更容易损伤，同时组织水肿使毛细血管与细胞间的距离增加，氧合代谢产物在组织细胞的溶解和运送速度减慢，皮肤出现营养障碍，容易导致压疮发生。

4. 年龄增加

老年人皮肤松弛、干燥，缺乏弹性，皮下脂肪萎缩、变薄，皮肤易损性增加。

5. 体温升高

体温升高时，机体的新陈代谢率增高，组织细胞对氧的需求量增加，加之身体局部组织受压，使已有的组织缺氧更加严重。因此，伴有高热的严重感染患者有组织受压的情况时，发生压疮的概率升高。

6. 矫形器械使用不当

应用石膏固定和牵引时，限制了患者身体的活动。特别是夹板内衬垫放置不当、石膏内不平整或有渣屑、矫形器械固定过紧或肢体有水肿时，容易使肢体血液循环受阻，从而导致压疮发生。

（四）分类及临床表现

1. 淤血红润期（Ⅰ期）

受压部位表现为局部淤血，出现红、肿、热、麻木等，短时间不见消退，此期皮肤的完整性未破坏，为可逆性改变。

2. 炎性浸润期（Ⅱ期）

红肿部位持续受压，血液循环得不到改善，出现炎症扩散，皮肤呈紫红色，指压不褪色，皮下可产生硬结，可有水疱形成。

3. 浅度溃疡期（Ⅲ期）

水疱破溃，局部浅层皮肤坏死，形成溃疡，创面有分泌物渗出，基底可呈苍白色或肉芽水肿。

4. 坏死溃疡期（Ⅳ期）

坏死组织范围可深达肌肉甚至骨质，形成骨髓炎或骨膜炎，伴有恶臭，渗出脓性分泌物，外表可呈黑色焦痂样，感染严重者可引起败血症。

5. 不可分期压疮：深度未知

全层组织缺失，创面基底部覆盖有腐肉（呈黄色、棕褐色、灰色、绿色或者棕色）和（或）焦痂（呈棕褐色、棕色或黑色）。

6. 可疑深部组织损伤：深度未知

在皮肤完整且褪色的局部区域出现紫色或栗色，或形成充血的水疱，是由压力和（或）剪切力所致皮下软组织受损导致的。此部位与邻近组织相比，先出现痛感、发硬、糜烂、松软、发热或发凉。

（五）诊断

1）存在致病因素，如长期卧床等。

2）符合压疮临床表现。

3）可采用相关检查项目评估压疮深度和范围、检测血流情况等，如磁共振成像、皮肤镜检查等。

（六）治疗

1. 全身治疗

1）控制基础疾病：基础疾病（如心脑血管疾病等）可能会因伤口的感染而加重，同时病情加重会反过来影响伤口愈合，因此治疗压疮的同时，应积极治疗基础疾病。

2）加强营养支持：压疮患者往往伴有营养不良。补充足够的营养物质，有助于改善全身及局部创面的微环境，防止创面营养物质过度流失。对于进食困难的患者可考虑给予鼻饲或静脉营养支持，注意营养成分的比例要均衡。

3）抗感染治疗：压疮患者的伤口容易出现细菌感染，可根据药敏试验结果合理选择抗生素进行全身抗感染治疗，局部外用碘伏、无菌纱布等，保持局部创面清洁可控制压疮的范围，促进愈合。

2. 局部治疗

1）换药治疗：目前大部分患者采用换药治疗，轻度压疮通过换药治疗可愈合，深度压疮经过正规换药后可控制感染范围、避免扩散等，从而避免手术风险，很多医疗机构（包括社区卫生服务中心）开展了换药门诊服务，方便压疮患者反复换药。

2）负压治疗：负压封闭引流技术能够加速Ⅲ、Ⅳ期压疮创面愈合，缩短住院时间，提高患者生活质量。通过负压封闭引流，引流创面渗出的液体，防止创面积液、积脓，促进创面肉芽组织增生，改善局部创面的生长环境，促进伤口愈合。有条件的患者也可以采取家庭负压治疗。

3. 手术治疗

1）清创手术：清创手术可以探查压疮的深度及范围，同时去除坏死组织，包括感染组织，减轻机体的负担，有助于减轻全身症状。可根据压疮部位及深度采用分次清创，为修复压疮创面准备适宜的伤口床。

2）皮瓣移植术：对于压疮较深、清创后缺损较大的伤口，首选皮瓣移植修复，皮瓣不但有全层皮肤的厚度，还附带了皮下组织，因此皮瓣修复愈合后愈合创面皮肤质地厚度与正常皮肤一致，耐压和耐磨能力较好。

二、康复新液治疗压疮的临床应用

（一）用药前常规处理创面

对有水疱但表皮未破损的Ⅱ期压疮，用碘伏消毒后，用无菌注射器抽出水疱内渗液；对有水疱且表皮破损的Ⅱ、Ⅲ期压疮，用碘伏消毒后，先用无菌剪刀剪除创面坏死组织，再用无菌注射器抽出水疱内渗液，最后用等渗盐水清洗，碘伏消毒；对于Ⅳ期压疮，行外科清创术，先用3%过氧化氢溶液清洁、消毒创面，用无菌剪刀去除坏死组织，彻底清除引流死腔，再使用等渗盐水冲洗创面。（祁瑛等，2021）

（二）康复新液单用治疗压疮

1. 湿敷

对面积小、仅局限于浅表皮肤的创面，采用康复新液局部湿敷，每天2～3次；对较大、较深的创面，用康复新液浸润无菌纱布敷于创面或填塞组织缺损及窦道，再用凡士林纱布覆盖，保证局部药液被组织充分吸收，创面用无菌纱布或无菌棉垫覆盖包扎，每天换药1次。（蒋晓梅等，2006）

2. 局部喷雾

康复新液与生理盐水置于局部喷雾器中混匀，喷雾头离创面5cm左右。局部喷雾约20分钟，然后红外线照射20～30分钟，无菌纱布覆盖2天。（姚利萍等，2015）

3. 湿敷加口服

口服康复新液，每次10mL，每天4次。同时用适量康复新液浸湿的无菌纱布覆盖创面，每天换药4次。（严立群等，2010）

（三）康复新液与其他药物联用治疗压疮

1. 联用外用重组牛碱性成纤维细胞生长因子（贝复济）

用无菌纱布浸透康复新液后敷于压疮处，30分钟后取下无菌纱布，湿敷部位暴露1～2分钟使创面干燥，喷少许贝复济，用凡士林纱布覆盖创面，然后用无菌纱布包扎，每天换药1次。（曹慧琴等，2014）

2. 联用聚乙烯吡咯烷酮碘（聚维酮碘）

清洁创面后先用康复新液均匀喷涂在拆解松散的干无菌纱布上，令其均匀分布，喷涂的量以垂直提起无菌纱布时没有药液从无菌纱布下端滴出为宜，每天2次，用3～

4 天后改为用皮维碘涂擦 2 天，每天 1 次。持续用药 3~4 天后改用聚维酮碘涂擦，每天 1 次，连用 2 天。（陈文娟等，2011）

3. 联用云南白药

用 TDP 局部照射后（距离创面 20~30cm，照射时间 30 分钟），将康复新液均匀喷洒在创面上，然后取适量云南白药药粉与生理盐水调成糊状，均匀外敷于创面上，厚度 1~2mm，用无菌纱布覆盖，胶布妥善固定，每天换药 1 次。（韦艳燕，2012）

4. 联用湿润烧伤膏（美宝）

无菌纱布吸干创面，直接向创面滴涂康复新液，每次 10~30mL，依据创面大小调整用量，再用美宝湿润烧伤膏填于压疮创腔内，外用水胶体敷料覆盖。每天换药 1 次，直至创面愈合（沈燕慧，2014）。

5. 联用磺胺嘧啶银粉

用无菌纱布浸透康复新液敷于创面，约 30 分钟后取下，在创面上涂一层磺胺嘧啶银粉，暴露创面，每天 3 次。创面渗出物多时，先涂磺胺嘧啶银粉，待创面渗出物减少时再用无菌纱布浸透康复新液直接敷于创面。（张秀云等，2014）

6. 联用疮疡贴（美宝）

用康复新液清洗创面 3 次，再用美宝疮疡贴紧密封闭创面，形成密闭空间，每天换药 1 次。（吕生辉，2015）

7. 联用多药

将 5g 磺胺甲噁唑片、400mg 小檗碱片研碎成粉末，400mg 诺氟沙星胶囊颗粒掰开去壳，三者混合后一起加入 50mL 康复新液中，充分混匀后敷于创面上，外覆盖无菌纱布，红外线治疗仪局部照射 15~30 分钟，每天换药 1 次。（许家素等，2015）

8. 联用伤口愈合凝胶（富林蜜）

将康复新液均匀喷涂于创面上，每天观察，待创面稍干燥后将无菌纱布拿开，将伤口愈合凝胶均匀涂在创面上，厚度约 3mm，外敷凡士林纱布，再加敷料包扎固定。每天观察，保持创面湿润，第 2 天继续给予以上方法，直到创面愈合。（于美娥等，2016）

9. 联用美皮康湿性敷料

采用康复新液 100mL 加庆大霉素 8 万单位混合溶液局部涂抹，待干后用美皮康湿性敷料敷贴，周围用透明敷料将美皮康湿性敷料固定牢固。当浸湿面积超过美皮康湿性敷料的 1/3 时即需更换；无浸湿者可 3~5 天后再揭开美皮康湿性敷料观察压疮情况。（王慧等，2017）

10. 联用重组人表皮生长因子外用溶液（金因肽）

创面铺两层无菌纱布，喷洒康复新液和金因肽，两者量各半，以浸湿纱布、药液不外流为度，再铺一层无菌凡士林纱布防止药液挥发，其上再铺一层无菌纱布，最后以胶布固定。每 2 天换药 1 次。（徐召理，2020）

11. 联用皮肤创面无机诱导活性敷料（德莫林）

待创面及周围皮肤干燥，将康复新液均匀涂抹于创面，再用德莫林喷撒型粉剂均匀撒布于创面的红色肉芽区域，喷洒时德莫林喷头与创面距离约 10cm，喷洒过程中使德莫林粉剂均匀覆盖创面，最后用无菌纱布覆盖包扎创面。每 2 天换药 1 次，直至创面愈合。（祁瑛等，2021）

12. 联用西瓜霜

康复新液反复冲洗创面后，用康复新液纱布湿敷于患处，用红外线治疗仪照射10～15分钟，再用10～20mL西瓜霜喷剂喷洒于患处，每天2～3次，保持创面干燥，促进药物吸收和创面结痂。对于溃疡面炎性渗液较多者，可增加红外线治疗仪照射次数。（刘腊凤，2009）

13. 联用维生素E

将维生素E 2～3粒掰开，挤出胶液滴于压疮创面上，用无菌棉签均匀涂抹，再用康复新液浸湿的无菌纱布填塞腔隙及外敷创面，无菌纱布覆盖包扎，每天换药1～2次。（胡根云等，2007）

（四）康复新液与其他治疗方法联用治疗压疮

1. 联用高流量氧疗

根据压疮的范围制造一个氧罩，通过一小孔向罩内持续吹氧，氧流量调至4～6L/min，近距离氧疗30分钟，每天2次。氧疗结束后根据压疮创面大小剪取无菌纱布浸透康复新液湿敷，再盖一层干无菌纱布包扎，根据创面渗液量更换敷料，每天换药3～4次。（刘晓燕等，2009）

2. 联用红外线治疗仪照射

创面铺上孔巾，使用红外线治疗仪照射20分钟，照射距离为30cm，避免烫伤周围组织，每天1次。照射完毕后，去除孔巾及遮盖物，将8层无菌纱布敷盖于创面上，用10mL一次性注射器抽取适量康复新液浸湿无菌纱布，上面覆盖凡士林纱布，每天换药1次。（王红荣，2010）

3. 联用TDP灯

用无菌棉签蘸取康复新液适量均匀地涂布于压疮创面上，使创面完全被药物覆盖，局部予以无菌纱布覆盖，然后用TDP灯照射局部至皮肤微红，再用小块康复新液纱布块贴于创面30分钟，每天2次。（顾彩萍等，2010）

用康复新液冲洗，并用浸透康复新液的无菌纱布填塞或敷用。然后用TDP灯照射，使TDP灯距皮肤30cm，每次15～20分钟，每天2次。（王霞，2011）

4. 联用鲜鸡蛋内膜

用康复新液均匀地喷于创面上，再用鲜鸡蛋内膜贴敷，外用无菌纱布覆盖，胶布固定，每天换药2～3次，保持药效的连续性和保证创面处于湿润状态。（李惠琴等，2009）

5. 联用芦荟

取芦荟肉直接覆盖创面30～60分钟后，用镊子取下大块芦荟肉（创面若有小块芦荟肉不必处理），将康复新液直接喷于创面，暴露创面，每天换药1～2次。（王小菊，2010）

6. 联用酸性氧化电位水和蛋白粉

对Ⅲ期压疮，用酸性氧化电位水及康复新液每隔2～4小时交替外涂于创面，然后采取暴露疗法（如果加用局部氧疗效果更佳）；对Ⅳ期压疮，酸性氧化电位水浸泡创面后，清除脓性分泌物和坏死组织，再更换新鲜酸性氧化电位水冲洗创面，然后用康复新液加蛋白粉调成糊状（用量根据创面面积、深度而定），填塞于创腔内，外予无菌纱布覆盖。开始每天换药 1 次，待创面无异常分泌物及坏死组织，改为隔天换药 1 次或隔 2 天换药 1 次。（李红波等，2011）

7. 联用氦氖激光和红外线治疗仪照射

用氦氖激光照射创面，与皮肤距离 25~30cm。随时观察局部皮肤情况，防止压疮部位及其附近烫伤，每次 30 分钟，每天 1 次。照射后用康复新液直接滴在创面上，再用红外线治疗仪照射，使其吸收，最后用浸有康复新液的无菌纱布覆盖包扎，每天换药 1 次，每次换药时彻底清除液化物，分泌物多时增加换药次数。（胡凯燕，2012）

8. 联用艾灸

视创面大小点燃 1~2 条艾条，对准创面并与创面保持 3~5cm 的距离或上下反复旋转或移动，以患者局部皮肤有温热感及泛红、无灼痛、避免烫伤为宜，每次 30 分钟。需要注意的是，个别患者痛温觉障碍，施灸者需将手掌平放于患者皮肤表面，使创面位于拇指与示指之间以感受施灸温度。艾灸后，视创面面积和深度用浸有康复新液的无菌纱布贴于创面，外用干无菌纱布覆盖，胶布固定。每天换药 3 次，以保持药效和使创面处于湿润状态。（翟雅香等，2013）

9. 联用红外线治疗仪照射和局部氧疗

用红外线治疗仪在创面上方照射 10 分钟，与皮肤距离 20~30cm，以患者感觉不烫为宜。红外线治疗仪照射使创面潮红后，用无孔呼吸面罩接上氧气，将面罩放于创面上，保持氧流量 8~10L/min，氧浓度为 60%~70%，持续局部氧疗 60 分钟，氧疗期间仍用红外线治疗仪照射创面。照射及氧疗结束后，用康复新液浸湿的敷料覆盖创面内层，外层用 2 块敷料覆盖，用胶布贴好，覆盖无菌纱布，每天 2 次，连续治疗 7 天为 1 个疗程，连续治疗 3 个疗程。（晏玫等，2014）

10. 联用半导体激光仪照射

根据创面大小将 2~3 层无菌纱布浸泡于康复新液中，2 分钟后取出覆盖于创面或者填塞于创面深处，10 分钟后取下纱布，用半导体激光仪照射创面，激光波长为 810nm、功率为 3000mW，照射距离 10~15cm、照射时间 10 分钟，每天 2 次，30 天为 1 个疗程。照射后用莫匹罗星软膏均匀涂于创面或将莫匹罗星软膏药纱填于创面深处，然后用无菌纱布覆盖包扎创面，根据渗液情况每天换药 1~2 次。（邵志芳等，2014）

三、康复新液治疗压疮的典型病例

患者，女，74 岁。左股骨颈骨折而长期卧床致尾骶部巨大压疮，直径 18cm，深达骨质。经多方治疗无效，后选用康复新液湿敷治疗，一个半月痊愈。

压疮患者治疗前后对比见图 1-6。

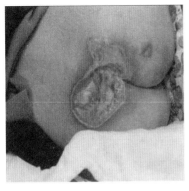 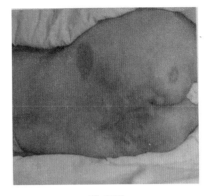

治疗前　　　　　　　　　　　　治疗后

图 1-6　压疮患者治疗前后对比

参考文献

[1] 李小寒，尚少梅. 基础护理学 [M]. 4 版. 北京：人民卫生出版社，2008.

[2] 付小兵. 慢性难愈合创面防治理论与实践 [M]. 北京：人民卫生出版社，2011.

[3] 贾晓明. 压疮的流行病学特点及诊断与治疗进展 [J/OL]. 中华损伤与修复杂志（电子版），2018，13（1）：4-7.

[4] 蒋晓梅，倪凤. 应用康复新治疗陈旧性溃疡期压疮的观察及护理 [J]. 贵州中医学院学报，2006，28（4）：59.

[5] 胡根云，周伟琴，钟丽红. 维生素 E 胶丸外涂加康复新液外敷治疗褥疮疗效观察 [J]. 现代中西医结合杂志，2007，16（25）：3635-3636.

[6] 刘晓燕，朱小青，王小华. 创面高流量吹氧联合康复新湿敷治疗Ⅲ期压疮 [J]. 护理学报，2009，16（3）：59.

[7] 李惠琴，赵燕，孙菊. 康复新液配合鲜鸡蛋皮内膜治疗压疮 12 例 [J]. 现代中西医结合杂志，2009，18（36）：4531.

[8] 刘腊凤. 不同药物治疗压疮的效果观察及护理 [J]. 护理实践与研究，2009（22）：102-103.

[9] 王红荣. 康复新液配合红外线照射治疗炎性浸润期压疮 [J]. 护理学杂志，2010，25（12）：58.

[10] 顾彩萍，堵珏敏，毛春谱. 康复新液治疗压疮 50 例效果观察及护理 [J]. 齐鲁护理杂志，2010，16（26）：91-92.

[11] 王小菊. 芦荟联合康复新治疗Ⅱ期压疮水疱疗效观察 [J]. 中国误诊学杂志，2010，10（34）：8361.

[12] 严立群，荚恒娅，闫红丽. 口服康复新液加外敷治疗褥疮的疗效 [J]. 中华现代护理杂志，2010，16（4）：464-465.

[13] 李红波，郤淑文. 酸性氧化电位水、康复新液、蛋白粉联合运用治疗压疮的疗效观察及护理 [J]. 护士进修杂志，2011，26（4）：369-370.

[14] 王霞. 康复新液配合 TDP 烤灯治疗压疮的对比研究 [J]. 实用心脑肺血管病杂志，2011，19（4）：562-563.

[15] 陈文娟，吴水群，樊秀枝. 康复新联合皮维碘治疗褥疮的效果 [J]. 实用医学杂志，2011，27（14）：2665－2666.

[16] 韦艳燕. 云南白药粉加康复新液联合 TDP 照射治疗Ⅲ级褥疮疗效分析 [J]. 护士进修杂志，2012，27（24）：2276－2277.

[17] 胡凯燕. 康复新液配合氦氖激光治疗褥疮的效果观察及护理体会 [J]. 中国药业，2012，21（18）：84－85.

[18] 翟雅香，霍瑞霞，揭永秀. 艾灸联合康复新液湿敷治疗压疮 25 例效果观察 [J]. 齐鲁护理杂志，2013，19（16）：121－122.

[19] 沈燕慧. 康复新液联用美宝湿润烧伤膏治疗 46 例压疮患者的临床疗效 [J]. 华西药学杂志，2014，28（6）：653.

[20] 晏玫，梁泽容. 红外线照射联合局部氧疗加康复新液治疗老年糖尿病压疮 43 例效果观察 [J]. 激光杂志，2014，35（5）：65－66.

[21] 邵志芳，苏丹. 半导体激光联合康复新及莫匹罗星治疗 56 例癌症患者压疮的效果观察 [J]. 激光杂志，2014，35（11）：136－137.

[22] 曹慧琴，周丹丹，白丹，等. 康复新联合贝复济治疗尾骶部湿疹合并Ⅱ期压疮的效果观察 [J]. 护理与康复，2014，13（2）：184－185.

[23] 张秀云，赵伟平，乔丽丽. 康复新液联合磺胺嘧啶银粉治疗压疮的疗效 [J]. 国际护理学杂志，2014，33（9）：2553－2554.

[24] 吕生辉. 美宝疮疡贴联合康复新液治疗重度压疮效果观察 [J]. 海南医学，2015，26（8）：1219－1220.

[25] 许家素，段宝凤，王跃. 治疗压疮的新方法 [J]. 齐鲁护理杂志，2015，21（24）：6.

[26] 姚利萍. 康复新液局部喷雾治疗Ⅱ～Ⅲ期压疮 24 例临床观察 [J]. 浙江临床医学，2015，17（2）：268－269.

[27] 于美娥，赵炳超，王志岑. 富林蜜联合康复新液治疗Ⅲ期压疮 42 例效果观察与护理 [J]. 齐鲁护理杂志，2016，22（7）：62－63.

[28] 王慧，姜桂春，宋雪瑶. 康复新液联合改良换药治疗Ⅱ、Ⅲ期压疮效果评价 [J]. 中国中西医结合皮肤性病学杂志，2017，16（5）：429－431.

[29] 徐召理. 康复新液联用金因肽治疗脑卒中后压疮的效果 [J]. 中国中西医结合外科杂志，2020，26（6）：1120－1123.

[30] 祁瑛，孙优文. 康复新液联合德莫林治疗压疮的疗效观察 [J]. 护理与康复，2021，20（1）：60－62.

第七节　乳腺炎

一、现代医学概述

（一）定义

乳腺炎是乳腺的炎症反应，伴或不伴微生物感染，患者多为产后哺乳的妇女，尤以初产妇多见，表现为红、肿、热、痛等症状。

（二）分类

按照功能状态，乳腺炎可分为哺乳期乳腺炎和非哺乳期乳腺炎（包括乳腺导管扩张症、导管周围乳腺炎、肉芽肿性小叶乳腺炎）。

（三）病因和发病机制

哺乳期乳腺炎的病因及发病机制存在争议，但一般认为与哺乳缺乏方法技巧、乳汁淤积、继发感染有关。

非哺乳期乳腺炎的病因仍不明确，一般认为发病的危险因素主要包括乳管阻塞、细菌感染、吸烟（包括二手烟）史、乳头内陷等。

（四）临床表现

1. 哺乳期乳腺炎

乳房疼痛、排乳不畅，乳腺局部有肿块，形状为楔形或不规则形。乳腺皮肤可出现红、肿、热、痛，病变区域皮温升高，有压痛。全身症状包括发热，伴寒战、出汗、头晕、乏力等症状。

2. 非哺乳期乳腺炎

乳腺肿块、乳头内陷、乳头溢液、乳腺疼痛，其中乳腺肿块可在慢性病变的基础上继发急性感染形成脓肿，终末期脓肿可形成瘘管、窦道或溃疡，经久不愈。

（五）诊断

乳腺炎的诊断主要结合临床表现、组织病理学检查和辅助检查等进行综合分析。

1. 哺乳期乳腺炎

根据临床表现和病程，哺乳期乳腺炎可分为以下两种类型。

1）乳汁淤积型：乳房局部肿胀、疼痛，可触及压痛的肿块或增厚区，形状为楔形或不规则形，皮肤无明显红肿，皮温可升高，一般无发热、畏寒等全身症状。血常规显示白细胞或中性粒细胞计数、C 反应蛋白（CRP）比例均不高。

2）急性炎症型：乳房局部肿痛，存在硬结，在排除全身其他系统感染的前提下，出现以下任何一种情况即可诊断，乳房局部红斑形成，伴或不伴皮温升高；全身炎症反应表现，如寒战、头痛等流感样症状以及全身不适感；体温>37.3℃，血常规显示白细胞或中性粒细胞计数、CRP比例升高。

同时，急性炎症型按发生部位又分为两类：炎症位于乳晕区以外区域为外周型乳腺炎，炎症全部或部分位于乳头乳晕区为中央型乳腺炎。中央型乳腺炎由于解剖结构的特殊性，易进展成乳腺脓肿，因此对中央型乳腺炎应特别予以重视。

2. 非哺乳期乳腺炎

1）临床表现：详情参照非哺乳期乳腺炎临床表现。

2）组织病理学检查：是分类诊断和确诊的主要依据，推荐空芯针穿刺活检（CNB）。

3）辅助检查：乳腺超声检查是首选的影像学检查方法，乳腺X线检查适用于乳腺肿块、乳头溢液、乳腺皮肤异常、局部疼痛或肿胀的患者，无急性炎症表现的乳头溢液患者可选择乳管镜检查。

4）其他检查指标：CRP、红细胞沉降率（ESR）等炎症指标，IgG、IgM、IgA等免疫指标，催乳素（PRL）等内分泌指标，风湿系列指标等。

（六）治疗

1. 哺乳期乳腺炎

治疗原则为保证充分休息，不中断母乳喂养，有效移出乳汁，合理使用抗生素、镇痛药物，必要时适当补液。对于形成脓肿者，提倡微创治疗。

2. 非哺乳期乳腺炎

使用广谱抗生素控制急性炎症反应；最大限度保证乳房美观，提高生活质量；乳腺导管扩张症、导管周围乳腺炎的治疗仍以外科手术为主。

二、康复新液治疗乳腺炎的临床应用

针对肉芽肿性乳腺炎，采用口服康复新液10mL，每天3次，同时将乳房溃破口内坏死组织等清理干净后，用浸透康复新液的无菌纱布敷在溃破口内，每天换药1次，可加快溃破口愈合的速度（赵海军等，2014）。

针对浆细胞乳腺炎术后恢复，术后第2天开始给予10mL康复新液（每天3次口服，用药1个月）和1.6g散结镇痛胶囊（每天3次口服，饭后0.5小时服用）联用，月经期不停药，治疗1个月，能缩短病程，提高机体免疫功能。（闫云珍等，2016）

参考文献

[1] 赵海军，郑艳洁，刘冰冰，等. 康复新液治疗肉芽肿乳腺炎破口[J]. 四川医学，2014（8）：1038-1039.

[2] 闫云珍. 康复新液联合散结镇痛胶囊对浆细胞乳腺炎手术预后及免疫指标的影响[J]. 华西药学杂志，2016，31（4）：441-442.

［3］周飞，刘璐，余之刚. 非哺乳期乳腺炎诊治专家共识［J］. 中国实用外科杂志，2016，36（7）：755－758.

［4］谢建兴. 外科学［M］. 4 版. 北京：中国中医药出版社，2016.

［5］王颀，宁平，马祥君. 中国哺乳期乳腺炎诊治指南［J/OL］. 中华乳腺病杂志（电子版），2020，14（1）：10－14.

第八节　乳腺脓肿

一、现代医学概述

（一）定义

乳腺炎未及时治疗或治疗不恰当，则会发展成为乳腺脓肿，病变部位皮肤红肿，可扪及肿块，触及波动感，明显压痛。如果患者已使用抗生素治疗，可能局部红、肿、疼痛不明显，但病变部位可扪及肿块，触及波动感，而且压痛多不明显，可考虑行超声检查确诊深部脓肿。

（二）分类

按照功能状态，乳腺脓肿可分为哺乳期乳腺脓肿和非哺乳期乳腺脓肿。

（三）病因和发病机制

乳腺炎未及时治疗，则继续发展，症状加重，病变部位皮肤红肿，可扪及肿块，可触及波动感，明显压痛。

（四）临床表现

随着感染原的增殖，在乳房内会形成一个发红、有触痛的肿块，受影响一侧乳房的腋窝腺体及锁骨上肿大的淋巴结也会出现触痛、发热症状。疼痛呈搏动性，患者可有寒战、高热、脉搏加快等症状。

（五）诊断

病史及体格检查结合血常规、乳腺超声检查。

（六）治疗

根据具体情况可采用穿刺冲洗术、切开引流术或手术切除。

二、康复新液治疗乳腺脓肿的临床应用

针对乳头凹陷导致的浆细胞乳腺炎导管瘘，给予康复新液 10mL，每天 3 次口服，

连用 3 个月；三苯氧胺 10mg，每天 2 次口服，连用 3 个月。二者联用可以缩短疗程，明显改善瘘管局部疼痛、肿胀程度及皮肤颜色，改善机体免疫功能，降低复发率。（赵海军等，2015）

针对乳腺脓肿，可通过彩色超声引导进行乳腺脓肿腔内穿刺冲洗（依次为 3% 过氧化氢溶液、生理盐水、康复新液），冲洗至冲洗液基本清亮，脓腔较大者可加切口做低位对口引流，留置引流管，完毕后加压包扎，术后 3 天每天消毒换药、更换敷料等，并连接输液器置入康复新液混合液反复冲洗脓腔至冲洗液基本清亮（每天 3 次），直至脓腔完全愈合（马海波等，2019）；也可每次冲洗后，注入康复新液达脓腔体积的 1/3（杨晓辉等，2019），可加速脓腔闭合。

参考文献

［1］赵海军，马俊旭，李静亚，等. 康复新液联合三苯氧胺治疗乳头凹陷浆细胞乳腺炎导管瘘的研究［J］. 现代中西医结合杂志，2015，24（31）：3451－3453.

［2］周飞，刘璐，余之刚. 非哺乳期乳腺炎诊治专家共识［J］. 中国实用外科杂志，2016，36（7）：755－758.

［3］谢建兴. 外科学［M］. 4 版. 北京：中国中医药出版社，2016.

［4］杨晓辉，孙斌，杨万和，等. 彩超引导指导穿刺抽吸冲洗注射康复新液与切开引流治疗哺乳期乳腺脓肿的疗效比较［J］. 河北医药，2019，41（22）：3458－3461.

［5］马海波，赵海军，范微，等. 彩超引导下抽脓置入康复新液对乳腺脓肿患者康复效果的影响［J］. 中国数字医学，2019，14（12）：68－70.

［6］王颀，宁平，马祥君. 中国哺乳期乳腺炎诊治指南［J/OL］. 中华乳腺病杂志（电子版），2020，14（1）：10－14.

第二章

皮肤科

第一节 带状疱疹

一、现代医学概述

（一）定义

带状疱疹（herpes zoster，HZ）是由长期潜伏在脊髓后根神经节或颅神经节内的水痘－带状疱疹病毒（Varicella－zoster virus，VZV）经激活引起的感染性皮肤病。

（二）流行病学

李娟等（2021）研究显示，全球不同国家的普通人群带状疱疹的发病率为（3～5）/1000人年，并逐年递增，且会随着年龄的增长而增加。

（三）分类

带状疱疹的皮损表现多种多样，有顿挫型（仅出现红斑、丘疹而不发生水疱即消退）、大疱型、出血型、坏疽型等。

带状疱疹按照其特殊表现可分为眼带状疱疹、耳带状疱疹、播散性带状疱疹。

（四）病因和发病机制

VZV属于人类疱疹病毒α科，为人类疱疹病毒Ⅲ型。

（五）临床表现

发疹前有轻度乏力、低热、食欲减退等全身症状，患处皮肤自觉灼热或灼痛，明显痛觉，也可无前述症状。常出现红斑，很快出现粟粒至黄豆大小丘疹，簇状分布不融合，继而迅速变为水疱，疱壁紧张发亮，疱液澄清，外周绕以红晕。病程一般2～3周，老年人为3～4周。水疱干涸，结痂脱落后留有暂时性淡红斑或色素沉着。神经痛为主要症状，可在发疹前、发疹时以及皮损痊愈后出现。老年、体弱患者疼痛较为剧烈。

最常见的并发症为带状疱疹后遗神经痛（post herpetic neuralgia，PHN），其他并发症为溃疡性角膜炎或角膜穿孔、视力下降甚至失明、继发性青光眼、听力障碍、面瘫、耳痛和外耳道疱疹、排便困难、排尿困难等。

（六）诊断

根据典型临床表现即可诊断。也可通过收集疱液，用PCR检测法、病毒培养方法予以确诊。

（七）治疗

本病具有自限性，治疗原则为抗病毒、镇痛、消炎、防治并发症。治疗目标为缓解急性期疼痛，缩短皮损持续时间，防止皮损扩散，预防或减轻 PHN 等并发症。

1. 内用药物治疗

1）抗病毒药物：早期（发疹后 24～72 小时）足量抗病毒治疗，特别是 50 岁以上患者，有利于减轻神经痛、缩短病程。可选药物包括阿昔洛韦、伐昔洛韦、泛昔洛韦、溴夫定和膦甲酸钠等。

2）镇痛药物：急性期的轻中度疼痛可选择对乙酰氨基酚、非甾体抗炎药或盐酸曲马多；中重度疼痛可选择阿片类药物，如吗啡或羟考酮；PHN 的疼痛可选择钙离子通道调节剂，如加巴喷丁、普瑞巴林等。

3）糖皮质激素：急性发作早期用糖皮质激素并逐步递减可以抑制炎症过程，缩短急性疼痛的持续时间和皮损愈合时间，但对已发生 PHN 的疼痛无效。无禁忌证的老年患者可口服泼尼松，疗程 1 周左右。

2. 外用药物治疗

以干燥、消炎为主。水疱未破时可外用炉甘石洗剂、阿昔洛韦乳膏或喷昔洛韦乳膏。水疱破溃后可酌情用 3％硼酸溶液或 1：5000 呋喃西林溶液湿敷，或外用 0.5％新霉素软膏、2％莫匹罗星软膏。皮损部位可以联合使用康复新液湿敷。眼部可外用 3％阿昔洛韦眼膏、碘苷滴眼液，禁用糖皮质激素外用制剂。

3. 物理治疗

紫外线、频谱治疗仪、红外线、低能量氦氖激光等局部照射，可促进水疱干涸结痂，缓解疼痛。

4. 患者教育

告知患者认识本病、依从治疗、减少并发症等有重要意义。

二、康复新液治疗带状疱疹的临床应用

康复新液联合泛昔洛韦：康复新液 10mL，口服，每天 3 次，联合泛昔洛韦 0.25g，口服，每天 3 次，治疗 7 天。（康丽等，2014）

三、康复新液治疗带状疱疹的典型病例

患者，男，84 岁。因右侧头面部红斑水疱 3 天入院。入院见右侧头面部红斑水疱，皮损处疼痛。诊断为带状疱疹。

治疗方法：更昔洛韦静滴，康复新液外敷，每天 5 次。治疗 16 天痊愈。

带状疱疹患者治疗前后的对比见图 2-1。

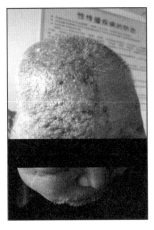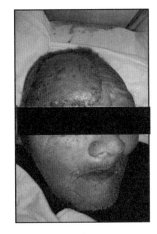

治疗前 治疗后

图 2-1 带状疱疹患者治疗前后的对比

参考文献

［1］康丽，马孝，杨义成，等. 康复新液联合泛昔洛韦治疗带状疱疹的临床观察［J］.
中国医药，2014，9（8）：1191-1193.

［2］中华中医药学会皮肤科分会. 蛇串疮中医诊疗指南（2014 年修订版）［J］. 中医杂
志，2015，56（13）：1163-1168.

［3］陈红风. 中医外科学［M］. 4 版. 北京：中国中医药出版社，2016.

［4］张学军，郑捷. 皮肤性病学［M］. 9 版. 北京：人民卫生出版社，2018.

［5］中国医师协会皮肤科医师分会带状疱疹专家共识工作组. 带状疱疹中国专家共识
［J］. 中华皮肤科杂志，2018，51（6）：403-407.

［6］李娟，吴疆. 带状疱疹的流行病学和疫苗免疫策略［J］. 慢性病学杂志，2021，22
（8）：1145-1151.

第二节 脓疱疮

一、现代医学概述

（一）定义

脓疱疮（impetigo）是由金黄色葡萄球菌和（或）乙型溶血性链球菌引起的一种急
性皮肤化脓性炎症。

（二）流行病学

王振远等（2010）统计研究发现，脓疱疮多累及 2～5 岁的人群。各个年龄段的发病率有明显差异，0～4 岁人群每年的发病率为 2.8%，5～15 岁人群为 1.6%。脓疱疮传染性强，易于流行，夏秋季节高发，尤以夏末初秋（汗多闷热的天气）发病率最高。

（三）分类

根据主要临床表现脓疱疮主要分为五类：接触传染性脓疱疮，又称寻常型脓疱疮；深脓疱疮，又称臁疮；大疱性脓疱疮；新生儿脓疱疮；葡萄球菌性烫伤样皮肤综合征。

（四）病因和发病机制

本病主要因金黄色葡萄球菌感染，其次是溶血性链球菌感染，或两者混合感染。

（五）临床表现

1. 接触传染性脓疱疮

多由溶血性链球菌、金黄色葡萄球菌感染或两者混合感染。传染性强。皮损初起为红色斑点或为小丘疹，迅速变为水疱和脓疱，疱壁薄，易溃烂、糜烂，瘙痒。

2. 深脓疱疮

溶血性链球菌感染导致。皮损初起为脓疱，渐向皮肤深部发展，表面有坏死和蛎壳状黑色厚痂，周围红肿明显，去痂后可见碟状溃疡。患者自觉疼痛明显，病程一般 2～4 周甚至更长。好发部位以小腿或臀部为主。

3. 大疱性脓疱疮

大疱性脓疱疮主要由噬菌体Ⅱ组 71 型金黄色葡萄球菌感染导致。皮损初起为散在米粒样水疱或脓疱，迅速变成大疱，疱液由清澈到浑浊，疱壁由紧张变松弛，直径 1cm 左右，疱内可见半月状积脓，周围红晕不明显，疱壁薄，容易破溃形成糜烂结痂，痂皮脱落后有暂时性色素沉着。好发部位主要为面部、躯干和四肢。

4. 新生儿脓疱疮

起病急，传染性强。典型皮损为广泛分布的多发性大脓疱，尼氏征阳性，脓疱周围有红晕，破溃后易形成糜烂面，呈红色。可伴高热等全身中毒症状。

5. 葡萄球菌性烫伤样皮肤综合征（SSSS）

由凝固酶阳性，噬菌体Ⅱ组 71 型金黄色葡萄球菌所产生的表皮剥脱毒素所致。大多发生于 5 岁内的人群。发病前常伴有上呼吸道感染或皮肤、咽、鼻、耳等处的化脓性感染，皮损常由口周和眼周开始，迅速向四肢及躯干发展。特征性表现为在大片红斑基础上出现松弛性水疱，尼氏征阳性，皮肤大面积剥脱后留有潮红糜烂面，似烫伤样外观，皮损有明显疼痛和触痛。

6. 并发症

重者易并发严重疾病，如败血症、肺炎、急性肾炎、脑膜炎等，甚至危及生命。

（六）诊断

根据病史及临床特征，结合细菌性检查诊断和分型。血常规、CRP、脓液培养等检查有助于明确诊断。白细胞总数及中性粒细胞计数可增高。脓液中可分离培养出金黄色葡萄球菌或溶血性链球菌。

（七）治疗

患者应简单隔离，对已污染的物品环境进行消毒，预防传染。平时加强皮肤清洁，及时治疗瘙痒性皮肤病和防止各种皮肤损伤，有助于预防。

本病治疗主要以外用药物为主，病情严重患者可给予系统性药物治疗。

1）外用药物：以杀菌、消炎、止痒、干燥为治疗原则。外用药物有炉甘石洗剂、莫匹罗星软膏、康复新液等。SSSS 治疗应加强眼、口腔、外阴的护理。

2）系统性药物：皮损泛发、全身症状较重者应及时应用抗生素，一般选择金黄色葡萄球菌敏感性抗生素。

二、康复新液治疗脓疱疮的临床应用

（一）康复新液与其他药物联用治疗脓疱疮

1. 联用阿米卡星

阿米卡星溶液（生理盐水 100mL 加入硫酸阿米卡星注射液 2 支混合均匀配制而成）涂擦儿童皮损处，每天 3 次，疗程 5 天，第 1 次用药时先用药液将脓痂浸软后将痂壳擦掉，同时加用康复新液涂擦皮损处，每天 3 次，1 个疗程为 5 天。（刘征宇，2009）

2. 联用莫匹罗星

严格无菌操作，较大的脓疱均用无菌针从基底部刺破疱壁，棉球吸干疱液后用浸透康复新液的无菌纱布湿敷于新生儿患处，每次 10 分钟，每天 2 次，湿敷后用无菌棉签将莫匹罗星软膏均匀涂于患部，每天 2 次。（李红姗等，2012）

3. 联用夫西地酸

康复新液外洗患处，待药液干后外涂夫西地酸乳膏，每天 3 次。（周爱妍等，2014）

（二）康复新液与抗生素联用治疗葡萄球菌性烫伤样皮肤综合征

1）保持病室空气新鲜，通风干燥，清洁卫生，保持皮肤清洁。注意隔离消毒，使用消毒包布，衣服、床单每天更换，煮沸消毒。加强营养，注意补充液体。在皮疹及黏膜破溃处外擦康复新液，每天 3 次。联合头孢曲松钠 30～100mg/（kg·d）静滴治疗。（尚宏伟，2012）

2）患者均采用抗感染治疗，同时加强营养摄入，纠正水、电解质平衡紊乱。皮肤破损发红处湿敷康复新液，每天 3 次。（石文娜等，2013）

三、康复新液治疗脓疱疮的典型病例

患者，男，12 天。因全身水肿、皮肤潮红、发亮 3 天后症状加重 1 天而入院治疗。

入院见患者腋下、背部及腹股沟相继出现皮肤潮红、糜烂，继之出现皮肤水疱，进行性扩大，伴有皮肤剥脱。

查体见全身皮肤潮红，呈非凹陷性水肿，尼氏征阳性，眼睑水肿，睁眼困难，眼缘潮红，有黄色分泌物，腋下、背部、腹股沟可及湿红的分泌物，剥脱面，大片状水疱，脐部有少许黄色脓性分泌物，手足水肿。脐分泌物细菌培养显示金黄色葡萄球菌感染。诊断为葡萄球菌性烫伤样皮肤综合征。

治疗方法：常规护理，采用头孢替安抗感染及小剂量糖皮质激素制剂联合治疗，以及营养支持治疗。全身皮肤糜烂及水疱处均予以康复新液表面喷药，每天 3 次。治疗 11 天痊愈。

患者治疗前后对比见图 2-2。

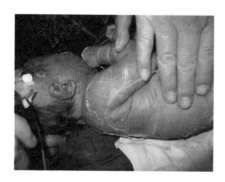 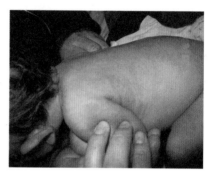

治疗前 治疗后

图 2-2　患者治疗前后对比

参考文献

[1] 王振远，路永红. 脓疱疮研究进展 [J]. 中国皮肤性病学杂志，2010，24（10）：967-969.

[2] 陈红风. 中医外科学 [M]. 4 版. 北京：中国中医药出版社，2016.

[3] 张学军，郑捷. 皮肤性病学 [M]. 9 版. 北京：人民卫生出版社，2018.

[4] 中华中医药学会皮肤科分会. 脓疱疮中医治疗专家共识 [J]. 中国中西医结合皮肤性病学杂志，2019，18（2）：175-176.

[5] 刘征宇. 康复新液联合阿米卡星治疗儿童脓疱疮的疗效观察 [J]. 现代中西医结合杂志，2009，18（32）：3949-3950.

[6] 李红珊，蒙晶，郑诗华. 康复新液联合莫匹罗星治疗新生儿脓疱疮临床观察及护理 [J]. 海南医学，2012，23（17）：141-142.

[7] 尚宏伟. 康复新液治疗新生儿葡萄球菌性烫伤样皮肤综合征疗效观察 [J]. 四川医学，2012，33（3）：521-522.

[8] 石文娜，李亚蕊，冀璐. 康复新液治疗葡萄球菌烫伤样皮肤综合征疗效分析 [J]. 山西医药杂志，2013，42（8）：900-901.

[9] 周爱妍，史传奎，高蕾，等. 康复新液联合夫西地酸乳膏治疗儿童脓疱疮疗效观察 [J]. 华西医学，2014，29（10）：1918-1919.

第三节 足癣

一、现代医学概述

(一) 定义

足癣 (tinea pedis) 指皮肤癣菌 (dermatophyte) 侵犯足趾间、足跖、足跟、足侧缘平滑皮肤引起的浅表真菌感染。

(二) 流行病学

《手癣和足癣诊疗指南 (2017 修订版)》指出，足癣是常见的浅部真菌病，在皮肤浅表真菌感染中，足癣占 1/3 以上。足癣复发率高，约 84% 的患者每年发作 2 次以上。夏秋季发病率高。

(三) 分类

根据皮损形态，足癣一般分为水疱型、鳞屑角化型、浸渍糜烂型 (也称间擦型) 等，在临床不同阶段几种类型可以同时存在。

(四) 病因和发病机制

致病菌为皮肤癣菌，其中以毛癣菌为主，红色毛癣菌和须癣毛癣菌较常见。主要通过接触传染，主要传播途径为用手搔抓患癣部位或与患者共用鞋袜、手套、浴巾、脚盆等。环境因素对发病起一定作用，在湿热地区和高温季节时足癣更高发。

(五) 临床表现

足癣多累及双侧，往往由一侧传播至对侧。

1. 水疱型

常见于足跖中部或趾间皮肤，足跟少见。皮损初为针尖大小的深在水疱，疱液清、壁厚发亮、不易破溃，可融合成多房性大疱，撕去疱壁露出蜂窝状基底及鲜红糜烂面，干燥吸收后出现脱屑。初期常有明显瘙痒或刺痛感。

2. 鳞屑角化型

皮损多累及足跖，大片表皮增厚、粗糙、干燥脱屑，自觉症状轻微，冬季易发生皲裂甚至出血，自觉疼痛，无明显瘙痒。

3. 浸渍糜烂型 (也称间擦型)

较常见于 4~5 趾和 3~4 趾间，常见于足多汗、长期浸水或穿着不透气鞋的人群，夏季多发。表现为皮肤浸渍发白，表面松软易剥脱，露出潮红糜烂面及渗液，常伴有裂隙。瘙痒明显，继发细菌感染时有臭味。

4. 并发症

足癣（尤其浸渍糜烂型）易继发细菌感染，可出现急性淋巴管炎、淋巴结炎、蜂窝织炎或丹毒，炎症反应明显时还可引发局部湿疹样改变和癣菌疹。

（六）诊断

根据足癣的临床表现结合真菌镜检和（或）培养可明确诊断。但真菌镜检和（或）培养的结果受多种因素影响，阴性时也不能完全除外真菌感染，需结合临床表现进行综合判断。

（七）治疗

足癣的治疗目标是清除病原菌、快速解除症状、防止复发。不同类型的治疗原则、药物选择和治疗方法基本相同。本病以外用药物治疗为主，疗程一般 1~2 个月。鳞屑角化型足癣或外用药疗效不佳者，可考虑系统药物治疗。

1. 健康教育

足癣要及时彻底地治疗，感染指甲真菌病者同时治疗；穿透气性好的鞋袜保持足部干燥；不共用鞋袜、浴盆、脚盆等生活用品。

2. 外用药物治疗

咪唑类抗真菌药物如咪康唑、酮康唑、克霉唑等，丙烯胺类抗真菌药物如特比萘芬、布替萘芬等，吗啉类抗真菌药如阿莫罗芬等，其他抗真菌药物如环吡酮胺、利拉萘酯、咪唑类与丙烯胺类的复方制剂等，角质剥脱制剂如水杨酸等，中药制剂如康复新液等。

3. 系统药物治疗

常用的系统抗真菌药物为特比萘芬和伊曲康唑。足癣继发细菌感染时应联合抗生素，引发癣菌疹时应给予抗过敏药物治疗。

二、康复新液治疗足癣的临床应用

康复新液单用治疗浸渍糜烂型足癣临床疗效显著。用医用棉球蘸取康复新原液后擦涂于足趾缝间 5 分钟，每天 5 次。（宋艳丽等，2011）

三、康复新液治疗足癣的典型病例

患者，女，36 岁。左足趾缝瘙痒难耐，深度溃烂见骨，已发病近 2 个月。患者前期自行外用药膏未见转好，后期每天用酒精多次泡足，并反映用药后疼痛感较强。诊断为浸渍糜烂型足癣。

治疗方案：自用棉球浸泡康复新液后夹于脚趾，每天多次，用药 7 天后痊愈。

患者治疗前后对比见图 2-3。

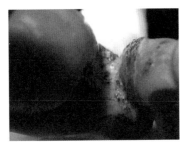 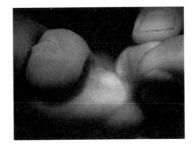

治疗前　　　　　　　　　　　治疗后

图 2-3 患者治疗前后对比

参考文献

［1］中国中西医结合学会皮肤性病专业委员会真菌学组，中国医师协会皮肤科分会真菌亚专业委员会，中华医学会皮肤病学分会真菌学组. 手癣和足癣诊疗指南（2017修订版）［J］. 中国真菌学杂志，2017，12（6）：321-323.

［2］张学军，郑捷. 皮肤性病学［M］. 9版. 北京：人民卫生出版社，2018.

［3］中国手癣和足癣诊疗指南工作组. 中国手癣和足癣诊疗指南（基层实践版2020）［J］. 中国真菌学杂志，2020，15（6）：325-330.

［4］陈红风. 中医外科学［M］. 4版. 北京：中国中医药出版社，2016.

［5］中华中医药学会皮肤科分会. 足癣（脚湿气）中医治疗专家共识［J］. 中国中西医结合皮肤性病学杂志，2018，17（6）：561-563.

［6］宋艳丽，姚春海，刘青云，等. 康复新液治疗浸渍糜烂型足癣的临床观察［J］. 华西医学，2011，26（3）：441-442.

第四节　接触性皮炎

一、现代医学概述

（一）定义

接触性皮炎是直接接触某些外源性物质后，如外界的动物性、植物性或化学性物质，在皮肤黏膜接触部位发生的急性或慢性炎症反应。

（二）流行病学

王兴刚等（2017）统计显示，接触性皮炎是常见病、多发病，目前在全球范围内，接触性皮炎的患病率与发病率逐年攀升。

（三）分类

按照病因和发病机制，接触性皮炎可分为刺激性接触性皮炎和变应性接触性皮炎。

根据病程，接触性皮炎分为急性、亚急性、慢性和一些病因、临床表现等方面具有一定特点的特殊类型。

（四）病因和分类

1. 病因

根据发病机制不同，可把病因分为原发性刺激物和接触性致敏物。

1）常见的原发性刺激物包括无机酸、无机碱、金属元素及其盐、有机酸、有机碱、有机溶剂。

2）常见的接触性致敏物包括皮革、服饰珠宝、工业污染物、染发剂、颜料、化妆品、洗发水、杀虫剂等。

2. 分类

1）刺激性接触性皮炎：因接触物本身具有强烈刺激性或毒性，任何人均可发病。

2）变应性接触性皮炎：为典型的Ⅳ型超敏反应。接触物为致敏因子，本身并无刺激性或毒性，多数人接触后不会发病，少数人在首次接触后一定时间内再次接触同样的致敏物而在接触部位的皮肤黏膜发生变应性炎症。

（五）临床表现

1. 急性接触性皮炎

起病急，皮损多局限于接触部位，少数蔓延。典型皮损为边界清楚的红斑，皮损形态与接触物有关，有丘疹和丘疱疹，严重者红肿合并水疱和大疱，大疱疱壁紧张、内容清亮，破溃后呈糜烂面，偶可发生组织坏死，瘙痒或灼痛。可转化为亚急性或慢性接触性皮炎。

2. 亚急性、慢性接触性皮炎

接触物的刺激性较弱或浓度较低，皮肤开始可呈亚急性，表现为轻度红斑、丘疹，境界不清楚。长期反复可导致皮损慢性化，皮损轻度增生，呈苔藓样。

3. 特殊类型接触性皮炎

①化妆品皮炎；②尿布皮炎；③漆性皮炎；④空气源性接触性皮炎；⑤光变态反应性接触性皮炎。

（六）诊断

根据发病前接触史和典型临床表现可诊断。排除病因后经适当处理皮损很快消退也可诊断本病。斑贴试验是诊断接触性皮炎最简单、可靠的方法，最为常用。此外也可进行皮肤点刺试验、血液总 IgE 检查和特异性 IgE 检查等。

（七）治疗

本病的治疗原则是寻找病因、迅速脱离接触物并积极对症支持治疗。变应性接触性皮炎治愈后应尽量避免再次接触致敏物，以免复发。

1. 系统药物治疗

视病情轻重可内服抗组胺药、维生素 C、糖皮质激素。感染者应同时应用有效抗生素。

2. 外用药物治疗

急性期采用炉甘石洗剂外涂。也可外用皮质类固醇霜剂，如泼尼松冷霜、曲安西龙冷霜等；或使用开放性湿敷溶液，如康复新液等。亚急性期可采用氧化锌糊剂包敷或外涂，皮质类固醇乳剂也可选用。慢性期一般选用皮质类固醇软膏或霜剂外用。

二、康复新液治疗接触性皮炎的临床应用

1. 联用氯苯那敏

氯苯那敏 4mg，口服，每天 3 次；用无菌纱布浸透康复新液后敷于皮炎破损处，每天 3 次。当创面逐渐缩小时，可不再用无菌纱布而直接将药液滴于皮炎破损处。7 天为 1 个疗程。（钱中央等，2011）

2. 联用咪唑斯汀缓释片（皿治林）

光接触性皮炎患者避免日晒，口服皿治林每天 10mg，外用康复新液湿敷，每天 3 次。当皮肤出现干燥、脱屑、瘙痒时，配合使用维生素 E 乳膏等保湿剂。（冯金鸽等，2012）

3. 联用复方黄松洗液（肤阴洁）

先用温开水清洁肛周皮肤，软毛巾擦干，随后用无菌干棉签蘸取肤阴洁原液直接涂擦患处，10～15 分钟后，再用无菌干棉签蘸取康复新液涂擦患处，每 4～6 小时 1 次。每次大小便后用温水擦洗肛周皮肤，再用上述方法涂擦患处，连用 1 周。

4. 联用造口护肤粉

失禁性皮炎患者在肛周皮损处涂上一层造口护肤粉，再喷洒康复新液 2 次（间隔 1 分钟），氧气吹干；腹股沟、会阴部患处涂上一层造口护肤粉后，用康复新液浸透的无菌纱布湿敷 5 分钟，氧气吹干。使用次数根据患者具体情况而定。（芦慧等，2014）

5. 联用频谱仪

失禁性皮炎患者患处皮肤加强护理，局部保持清洁，及时清理汗液，防止尿液及粪便污染。清洁皮肤后用棉签蘸康复新液涂擦患处，然后取侧卧位，暴露患处皮肤，采用频谱仪照射，每次 20 分钟，每天 2 次，以皮肤微热、潮红，患者舒适为度。（石艳等，2017）

三、康复新液治疗接触性皮炎的典型病例

患者，男，46 岁。颈后红斑、丘疹伴瘙痒，自行用药后，红斑面积及颜色明显加重伴烧灼感，遂就诊。诊断为接触性皮炎。

治疗方法：康复新液，每天 3 次，湿敷，每次 30 分钟；丁酸氢化可的松软膏，每天 2 次，外用；左西替利嗪片，5mg，每天 1 次，口服。治疗 14 天，复查痊愈。

患者治疗前后对比见图 2-4。

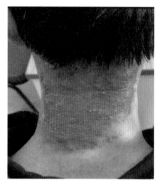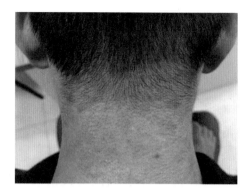

治疗前　　　　　　　　　　　　治疗后

图2-4　患者治疗前后对比

参考文献

［1］王宝玺. 中华医学百科全书：临床医学：皮肤病学［M］. 北京：中国协和医科大学出版社，2017.

［2］王兴刚，王小娟，张冲. 职业性接触性皮炎研究进展［J］. 中华劳动卫生职业病杂志，2017，3（10）：796-798.

［3］张学军，郑捷. 皮肤性病学［M］. 9版. 北京：人民卫生出版社，2018.

［4］陈红风. 中医外科学［M］. 4版. 北京：中国中医药出版社，2016.

［5］钱中央，沈剑英. 康复新液治疗接触性皮炎疗效观察［J］. 中国基层医药，2011，18（23）：3261-3262.

［6］冯金鸽，周舒. 康复新液治疗光接触性皮炎的临床疗效观察［J］. 四川医学，2012，33（7）：1266-1267.

［7］王建英. 肤阴洁联合康复新液治疗肛周皮炎的护理研究［J］. 中国实用护理杂志，2013，4（29）：128-129.

［8］芦慧，骆燕芳，孙仁娟，等. 康复新液联合造口护肤粉治疗老年脑卒中患者失禁性皮炎的疗效观察［J］. 实用临床医药杂志，2014，18（20）：124-125.

［9］石艳，李军文，李梦倩，等. 康复新液结合频谱仪治疗失禁性皮炎的临床疗效观察［J］. 实用医院临床杂志，2017，14（6）：245-246.

第五节 特应性皮炎

一、现代医学概述

（一）定义

特应性皮炎（atopicdermatitis，AD）是一种与遗传过敏体质有关的慢性炎症性皮肤病，也称"异位性皮炎""遗传过敏性皮炎"，多伴有瘙痒、多形性皮损并有渗出倾向，常伴发哮喘、过敏性鼻炎。

（二）流行病学

《中国儿童特应性皮炎诊疗共识（2017 版）》指出，2012 年上海地区 3～6 岁儿童 AD 患病率达 8.3%。2013—2014 年，采用临床医生诊断标准发现 AD 患病率随着年龄增长逐步下降，我国 12 个城市 1～12 月龄婴儿 AD 患病率达 30.48%，1～7 岁儿童 AD 患病率达到 12.94%。我国 AD 患者主要为轻度（74.60%）、中度（23.96%）、重度（1.44%）。父母一方有 AD 者，子女出生后 3 个月内患病率可达 25%，2 岁内患病率可达 50%；父母双方均有 AD 者，其子女 AD 患病率可高达 79%。

（三）分类

根据不同年龄段的不同临床表现，AD 可分为婴儿期（出生至 2 岁）皮损、儿童期（2～12 岁）皮损、青年成人期（12～60 岁）皮损和老年期（>60 岁）皮损。

（四）病因和发病机制

病因尚不完全清楚，可能与遗传、免疫、环境、皮肤屏障功能有关。AD 属多基因疾病，遗传是构成 AD 易感性的重要因素，遗传因素主要影响皮肤屏障功能与免疫平衡。此外，心理因素（如精神紧张、焦虑、抑郁等）也在 AD 的发病中发挥了一定作用。

（五）临床表现

临床表现多种多样，基本的特征是皮肤干燥、慢性湿疹样皮损和明显瘙痒等典型临床表现。

1）婴儿期皮损又叫婴儿湿疹，主要位于面颊部、额部和头皮，先是出现瘙痒性红斑，随后出现针尖大小的丘疹、丘疱疹，密集成片，皮损呈多形性，界限不清，搔抓、摩擦后很快形成糜烂、渗液和结痂等，可迅速发展至躯干和四肢。严重者可继发感染。

2）儿童期皮损主要累及面部、躯干和四肢伸侧，并逐渐转至屈侧，如肘窝、腘窝等部位，其次为眼睑、颜面和颈部。以亚急性和慢性皮炎为主要表现，皮疹往往干燥肥厚，有明显苔藓样变。瘙痒仍很剧烈，常伴抓痕等继发皮损。

3）青年成人期皮损与儿童期皮损类似，以亚急性和慢性皮炎为主，主要发生在肘窝、腘窝、颈前等部位，某些患者掌跖部位明显，可发生于躯干、四肢、面部、手部，大部分呈干燥、肥厚性皮炎损害表现，部分患者也可表现为痒疹样。瘙痒剧烈，搔抓后可出现血痂、鳞屑及色素沉着等继发皮损。

4）老年期皮损男性多于女性，皮疹通常严重而泛发，甚至出现红皮病。

5）并发症：继发感染。慢性病程患者合并发生精神神经系统疾病、炎性肠病、类风湿关节炎、心血管疾病和淋巴瘤的风险明显增高。

（六）诊断

根据不同时期的临床表现，结合患者本人及其家族中遗传过敏性疾病史（哮喘、过敏性鼻炎、AD）、外周血嗜酸性粒细胞计数、血清总 IgE、过敏原特异性 IgE、嗜酸性粒细胞阳离子蛋白及斑贴试验等可明确诊断本病。

目前国际上常用的 AD 诊断标准包括 Hanifin－Rajka 标准和 Williams 标准。主要标准为皮肤瘙痒（或父母诉患者有搔抓或摩擦史）。次要标准为 2 岁以前发病（4 岁以下儿童不适用）；屈侧皮肤受累史，包括肘窝、腘窝、踝前、眼周或颈周（10 岁以下儿童包括颊部皮疹）；有全身皮肤干燥史；有其他过敏性疾病（如哮喘或花粉症）史，或一级亲属中有过敏性疾病史；有可见的身体屈侧皮炎（4 岁以下儿童包括颊部/前额和远端肢体湿疹）。确定诊断为主要标准符合 3 条或 3 条以上次要标准。

（七）治疗

治疗目的是缓解或消除临床症状，消除诱发和（或）加重因素，减少和预防复发，减少或减轻合并症发生，提高患者的生活质量。AD 应该采用阶梯式治疗。

1. 疾病管理与患者教育

说明本病特点，找到发病病因和诱发加重的因素。

2. 基础治疗

1）合理的洗浴：避免过度洗烫，沐浴后应使用润肤剂，恢复和保持皮肤屏障功能。

2）食物干预：提倡母乳喂养，避免可能的过敏原。

3）改善环境：衣物以棉质为宜，宽松、凉爽；注意避免各种可疑致病因素，发病期间应避免食用辛辣食物及饮酒，避免过度干燥和高温刺激。

4）此外还应避免接触过敏原。

3. 外用药物治疗

外用糖皮质激素为 AD 治疗一线药物，如氟轻松乳膏、卤米松乳膏、糠酸莫米松乳、曲安奈德乳膏、地奈德乳膏/软膏等。初治时应选用足够强度的制剂，以期在数天内迅速控制炎症、减轻症状。钙调神经磷酸酶抑制剂（如他克莫司软膏）也有较好疗效。此外，氧化锌油（糊）剂、黑豆馏油软膏等对 AD 也有效。生理盐水及其他湿敷药物对于 AD 急性期的渗出有较好疗效。湿包裹对严重、顽固、肥厚性皮损有一定疗效。康复新液对于 AD 也具有很好的修复效果。外用药物治疗时需注意强度、剂量、疗程足够。

4．物理治疗

紫外线治疗适用于中重度成人 AD 患者慢性期、苔藓化皮损，用于控制瘙痒症状及维持治疗。窄谱中波紫外线（NB-UVB）和中大剂量的 340～400mm 长波紫外线治疗，配合外用糖皮质激素及保湿剂可治疗 AD。12 岁以下儿童应避免全身紫外线疗法，日光暴露加重患者不建议紫外线治疗，紫外线治疗不宜与外用钙调磷酸酶抑制剂联用。

5．系统药物治疗

瘙痒严重患者，可口服抗组胺药，继发细菌感染时加用抗细菌治疗；继发严重病毒性皮肤感染，发生疱疹性湿疹时，选择抗病毒治疗，必要时联合抗真菌药治疗；外用药物和物理治疗无法控制的患者，可选用环孢素、硫唑嘌呤、甲氨蝶呤等免疫抑制剂，也可系统应用糖皮质激素。

6．过敏原特异性免疫治疗

过敏原特异性免疫治疗可有效改善病情。

二、康复新液治疗特应性皮炎的临床应用

康复新液联用其他药物治疗婴儿湿疹疗效确切。

康复新液联用地奈德乳膏：康复新液置于无菌纱布上直接敷于患处，每次 10 分钟，每天 3 次，急性湿疹渗出较多者湿敷 15 分钟。待其干后均匀涂抹地奈德乳膏，每天 3 次。（陈益平等，2012）

三、康复新液治疗特应性皮炎的典型病例

患者，男，8 个月。患者面颊部、额部和头皮瘙痒，大面积皮损，入院治疗。患病原因：牛奶蛋白质过敏，入院前使用婴宝湿疹膏效果不理想。诊断为婴儿湿疹。

治疗方案：改用氨基酸奶粉喂养。外用康复新液清创湿敷后涂抹布地奈德乳膏、夫西地酸软膏，每天 3 次。治疗 3 天后皮损大面积好转。

患者治疗前后对比见图 2-5。

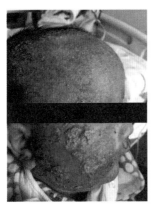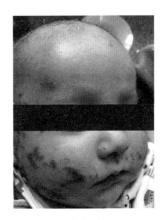

治疗前　　　　　　　　　　治疗后

图 2-5　患者治疗前后对比

参考文献

[1] 陈益平，陈松青，陈华. 康复新液联合地奈德乳膏治疗婴儿湿疹疗效观察［J］. 中国中西医结合皮肤性病学杂志，2012，11（6）：376.

[2] 中华中医药学会皮肤科专业委员会. 特应性皮炎中医诊疗方案专家共识［J］. 中国中西医结合皮肤性病学杂志，2013，12（1）：60－61.

[3] 李元文. 中医皮肤科临证必备［M］. 北京：人民军医出版社，2014.

[4] 中华医学会皮肤性病学分会儿童皮肤病学组. 中国儿童特应性皮炎诊疗共识（2017版）［J］. 中华皮肤科杂志，2017，50（11）：784－788.

[5] 张学军，郑捷. 皮肤性病学［M］. 9版. 北京：人民卫生出版社，2018.

[6] 中华医学会皮肤性病学分会免疫学组特应性皮炎协作研究中心. 中国特应性皮炎诊疗指南（2020版）［J］. 中华皮肤科杂志，2020，53（2）：81－85.

第六节　淤积性皮炎

一、现代医学概述

（一）定义

淤积性皮炎（stasis dermatitis，SD）又称静脉曲张性湿疹，是静脉曲张综合征中常见的临床表现之一，呈急性、亚急性、慢性或复发性临床表现，可伴有溃疡。

（二）流行病学

《皮肤性病学（第9版）》指出，我国SD的患病率达2.37%～6.57%，多见于中老年人。于光远等（2014）调查了676名卫戍部队战士，发现SD的患病率高达2.73%。本病好发于长期站立者、体力劳动者、习惯性便秘者、长期负重行走者、肥胖者、患有下肢静脉曲张者以及有静脉相关疾病家族史者。

（三）病因和发病机制

淤积性皮炎的发生主要与微血管病变和慢性炎症有关。

（四）临床表现

本病多发于下肢静脉高压患者，特别是已发生下肢静脉曲张者。急性患者多表现为下肢迅速肿胀、潮红、发热，浅静脉曲张并出现湿疹样皮损。慢性患者开始表现为小腿下1/3轻度水肿，胫前及两踝附近出现色素沉着及斑疹。继发湿疹样改变可出现急性（如水疱、渗液、糜烂及结痂）或慢性皮损（如干燥、脱屑、苔藓样变）。病程较长者内踝可因外伤或感染而形成不易愈合的溃疡。并发症为创口感染、溃疡等。

（五）诊断

根据小腿存在不同程度的静脉曲张及典型皮损可快速诊断。

（六）治疗

积极治疗原发病，去除引起静脉高压的基础疾病。可卧床休息并抬高患肢，可用弹力绷带等促进静脉回流。皮损的治疗以对症支持治疗为主，主要为外用药物，治疗原则可参考特应性皮炎。如伴有感染或溃疡形成，可联合外用抗感染药物，溃疡面有脓性分泌物时（尤其出现蜂窝织炎时）应全身使用抗生素。一般治疗无效或反复发作者可行曲张静脉根治术。

二、康复新液治疗淤积性皮炎的临床应用

康复新液联用物理对淤积性皮炎有效。

康复新液联用高功率发光二极管（LED）红光照射治疗：将 10 层无菌纱布放入康复新液中浸透，用镊子拧去多余药液，外敷在皮肤溃疡处 0.5～1.0 小时，同时用 LED 红光照射，每天 2 次。（沈悦等，2020）

三、康复新液治疗淤积性皮炎的典型病例

患者，男，52 岁。瘫痪 3 年，长期卧床，血液循环差，导致腿部大面积皮炎。诊断为淤积性皮炎。

治疗方案：口服甘草锌颗粒，康复新液湿敷，外用派瑞松软膏，其间康复新液多次湿敷。治疗两周后皮肤光滑有血色。

患者治疗前后对比见图 2-6。

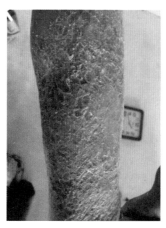 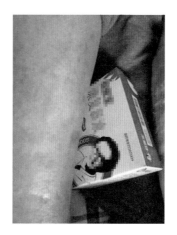

治疗前　　　　　　　　　　治疗后

图 2-6　患者治疗前后对比

参考文献

[1] 杨京慧，赵梅，韩平. 皮肤病性病中西医结合诊疗与防护 [M]. 赤峰：内蒙古科学技术出版社，2009.

[2] 卢传坚，林良才. 老年皮肤病诊疗 [M]. 广州：广东科技出版社，2009.

[3] 于光远，刘少卿，邹先彪. 驻京某卫戍部队战士淤积性皮炎流行病学调查与研究 [J]. 感染、炎症、修复，2014，15（2）：101−104.

[4] 张学军，郑捷. 皮肤性病学 [M]. 9 版. 北京：人民卫生出版社，2018.

[5] 沈悦，张懿，徐晶，等. 康复新液联合高功率发光二极管红光治疗下肢淤积性皮炎的临床效果 [J]. 中华医学美学美容杂志，2020，26（6）：538−539.

第七节　湿疹

一、现代医学概述

（一）定义

湿疹（eczema）是由多种内、外因素引起的真皮浅层及表皮炎症。临床上急性期以丘疱疹为主，有渗出倾向；慢性期以苔藓样变为主，容易反复发作。

（二）流行病学

《中成药治疗湿疹临床应用指南（2020 年）》指出，我国一般人群患病率约为7.5%，儿童患病率可达 18.71%。《中国手部湿疹诊疗专家共识（2021 版）》提及，手部湿疹国外研究报道一般人群患病率为 5‰～8‰，女性患病率高于男性。王鑫等（2019）调查了 15 个省（自治区、直辖市）的 39 家三甲医院皮肤科门诊，结果显示，手部湿疹的患病率为 6.99%。

（三）分类

根据病程和临床特点本病可分为急性、亚急性和慢性湿疹。

此外还有几种特殊类型的湿疹：手部湿疹，汗疱疹，乳房湿疹，外阴、阴囊及肛门湿疹，钱币状湿疹，自身敏感性皮炎，感染性湿疹样皮炎。

（四）病因和发病机制

1）本病病因尚不明确，可能与下述因素有关。

（1）内部因素：慢性感染病灶（如慢性胆囊炎、扁桃体炎、肠寄生虫病等）、内分泌和代谢改变（如妊娠、月经紊乱等）、血液循环障碍（如小腿静脉曲张等）、神经精神因素、遗传因素等。

（2）外部因素：食物（海鲜类、牛羊肉等）、吸入物（花粉、屋尘螨等）、生活环境（炎热、干燥等）、动物皮毛、各种化学物质（化妆品、肥皂、合成纤维等）诱发或加重。

2）本病的发病机制尚不明确，可能与机体内部因素（如免疫功能异常、皮肤屏障功能障碍等）与各种内外部因素的相互作用有关，少数可能由迟发型超敏反应介导。免疫性机制（如变态反应）和非免疫性机制（如皮肤刺激）均参与发病过程。微生物可以通过直接侵袭、超抗原作用或诱导免疫反应引发或加重湿疹。

（五）临床表现

1. 急性湿疹

好发于面、耳、手、足、前臂、小腿等外露部位，严重者可弥散全身，多对称性分布。皮损多形性，常表现为红斑基础上的针尖至粟粒大小丘疹、丘疱疹，严重时可出现小水疱，常融合成片，边界不清楚，皮损周边丘疱疹逐渐稀疏，常因搔抓形成点状糜烂面，有明显浆液性渗出。患者自觉瘙痒剧烈，搔抓、热水洗烫可加重皮损。

2. 亚急性湿疹

因急性湿疹炎症减轻或处理不当，病程绵延发展而来。表现为红肿及渗出减轻，可有丘疹及少量丘疱疹，皮损呈暗红色，少许鳞屑及轻度浸润，自觉有剧烈瘙痒。

3. 慢性湿疹

由急性、亚急性湿疹迁延而来，也可由于轻微、持续刺激而一开始就表现为慢性化，多对称发病。表现为患部皮肤浸润性暗红斑上有丘疹、抓痕及鳞屑，局部皮肤肥厚、表面粗糙，有不同程度的苔藓样变、色素沉着或色素减退。患者自觉有明显阵发性瘙痒。病情时轻时重，延续数月或更久。

4. 几种特殊类型的湿疹

1）手部湿疹：多起病缓慢，手部干燥暗红斑，局部浸润肥厚，边缘较清楚，冬季常形成裂隙。患者发病多与职业、情绪等因素有关。

2）汗疱疹：属于手部湿疹的特殊类型，好发于掌跖和指（趾）侧缘。皮损为深在的针尖至粟粒大小水疱，内含清澈或浑浊浆液，水疱可融合成大疱，干涸后形成衣领状脱屑。有不同程度的瘙痒或烧灼感。

3）乳房湿疹：多见于哺乳期女性。

4）外阴、阴囊及肛门湿疹：局部瘙痒剧烈。

5）钱币状湿疹：多发于四肢。皮损为密集小丘疹和丘疱疹融合成的圆形或类圆形钱币状斑片，边界清楚，直径1~3cm，急性期红肿、渗出明显，慢性期皮损肥厚、色素增加，表面覆干燥鳞屑，瘙痒剧烈。

6）自身敏感性皮炎：表现为原有的局限性湿疹样病变加重，随后在病变附近或远隔部位皮肤（以四肢为主，下肢为甚，也可在躯干及面部）出现多数散在或群集的小丘疹、丘疱疹、水疱及脓疱等，1~2周可泛发全身，皮损可互相融合，皮损多呈对称性分布。瘙痒剧烈，有时有灼热感。

7）感染性湿疹样皮炎：属于自身敏感性皮炎的特殊类型。常见有较多分泌物的溃疡、窦道。初发时皮肤潮红，继而出现丘疹、水疱、糜烂，亦可累及远隔部位。瘙痒剧烈，局部淋巴结可肿大及压痛。

5. 并发症

如反复搔抓刺激或护理不当可继发皮肤感染，表现为皮肤炎症明显，脓疱、脓液、脓痂形成，严重者可出现发热、局部淋巴结肿大等全身表现。

（六）诊断

根据瘙痒剧烈，多形性、对称性皮损，急性期有渗出倾向，慢性期苔藓样变皮损等特征可诊断本病。必要时结合斑贴试验、点刺试验、IgE 测定、微生物检查、组织活检、皮肤镜检查等方法。

（七）治疗

湿疹的治疗目的是缓解或消除临床症状，消除诱发和（或）加重因素，减少和预防复发，提高患者的生活质量。

具体治疗可分为以下几方面。

1. 基础治疗

基础治疗包括：①患者教育；②避免诱发或加重因素；③保护皮肤屏障功能。

2. 外用局部治疗

外用局部治疗是湿疹治疗的主要手段。根据皮损分期选择合适的药物剂型。急性期可选择炉甘石洗剂、糖皮质激素乳膏或凝胶、氧化锌油剂。亚急性期皮损可选择氧化锌糊剂、糖皮质激素乳膏。慢性期皮损建议外用糖皮质激素软膏、硬膏、乳剂或酊剂等，可合用保湿剂及角质松解剂，外用糖皮质激素制剂依然是治疗湿疹的主要药物。必要时选择外用钙调磷酸酶抑制剂。

3. 系统治疗

系统治疗包括：①使用抗组胺药；②合并感染者使用抗生素；③维生素 C、葡萄糖酸钙等有一定抗过敏作用，可以用于急性发作或瘙痒明显者；④糖皮质激素，一般不主张常规使用；⑤免疫抑制剂，如环孢素、甲氨蝶呤、硫唑嘌呤等。

4. 物理治疗

紫外线疗法包括 UVA 照射、UVA/UVB 照射及窄谱 UVB 照射，皮肤浅层 X 线照射，对慢性顽固性湿疹具有较好疗效。

二、康复新液治疗湿疹的临床应用

（一）康复新液联用其他药物治疗湿疹

1. 联用长效局部封闭治疗

急、慢性肛周湿疹均采用长效局部封闭治疗；以 1% 亚甲蓝与 1% 利多卡因按 1：20 混合并加入盐酸肾上腺素注射液 0.1mL 组成混合液。常规消毒后，将 5～10mL 混合液均匀注射于病灶区皮下。用康复新液浸透的无菌纱布湿敷，按压 3～10 分

钟后，包扎固定。第 2 天起，用康复新液涂患处，每天 2~3 次。（张波等，2007）

2. 联用咪唑斯汀缓释片（皿治林）

慢性手部湿疹患者口服皿治林片，每天 10mg；同时外用康复新液均匀涂抹于皮损处，每天 3 次。（马里昂等，2013）

3. 联用复方氟米松软膏

康复新液湿敷患处 30 分钟，早晚各 1 次，同时联用复方氟米松软膏外涂，每天 1 次，连用 7 天；后改为康复新液湿敷，早晚各 1 次，连用 7 天。（王燕等，2015）

4. 联用蒙脱石散

肛周湿疹患者每次大小便后及时用软毛巾和温水清洗肛周，避免使用清洁剂，动作轻柔；局部皮肤自然待干后予康复新液外喷；待康复新液充分吸收后取蒙脱石散少量均匀涂抹，涂抹范围大于湿疹处 1cm 以上。如湿疹面积较大，且病情允许，充分暴露皮肤褶皱；嘱患者避免摩擦、搔抓，禁食辛辣刺激性食物。（钱新洪等，2019）

（二）康复新液单用治疗湿疹

洗手、戴口罩，自下而上揭开敷贴，对有糜烂、渗液者，先用生理盐水棉球清洗湿疹面。打开上机包，戴无菌手套、铺治疗巾，用 0.5% 碘伏棉球自长期导管出口处向外螺旋消毒 2 遍，消毒范围直径>10cm，自然待干，再用生理盐水棉球清洗，自然待干，用 2~3 层无菌纱布浸足康复新液（以不滴液为宜）湿敷湿疹面 20 分钟，湿敷范围超出湿疹面 3cm，待干后弃去。根据湿疹面积选用无菌纱布，打开拆线包，戴无菌手套，将一块无菌纱布从正中纵向剪缝 3~4cm，固定导管，用另一块同样大小无菌纱布对齐覆盖出口处，并用胶布固定于健康皮肤。每天专人换药 1 次，渗液严重者随时更换。（王新娜等，2014）

三、康复新液治疗湿疹的典型病例

患者，女，54 岁。4 年前无明显诱因下肢皮肤出现皮疹，伴瘙痒，曾在外院诊断为湿疹，近 1 年来反复破溃、渗液、红肿渗出，症状加重 15 天入院。诊断为湿疹伴下肢皮肤感染。

治疗方案：哌拉西林、丹参川芎嗪、夫西地酸、氦氖激光，以及康复新液外敷、每天 2 次。治疗 20 天后痊愈出院。

患者治疗前后对比见图 2-7。

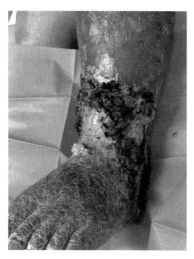 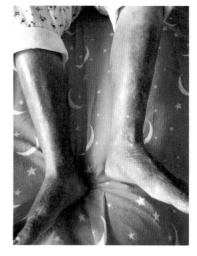

治疗前　　　　　　　　　　治疗后

图 2-7　患者治疗前后对比

参考文献

[1] 中华医学会皮肤性病学分会免疫学组. 湿疹诊疗指南（2011）[J]. 中华皮肤科杂志, 2011, 44（1）: 5-6.

[2] 张学军, 郑捷. 皮肤性病学 [M]. 9 版. 北京: 人民卫生出版社, 2018.

[3] 余艺昕, 杨斌. 手湿疹中外诊疗指南概述 [J]. 中华皮肤科杂志, 2019, 52（1）: 53-56.

[4] 《中成药治疗优势病种临床应用指南》标准化项目组. 中成药治疗湿疹临床应用指南（2020 年）[J]. 中国中西医结合杂志, 2020, 41（2）: 133-142.

[5] 中国医师协会皮肤科医师分会科学委员会, 中国医师协会皮肤科医师分会变态反应性疾病专业委员会, 中国"手部湿疹科研协作组". 中国手部湿疹诊疗专家共识（2021 版）[J]. 中华皮肤科杂志, 2021, 54（1）: 19-26.

[6] 王鑫, 杨明川, 石晓东, 等. 三甲医院皮肤科门诊手部湿疹患者横断面多中心调查 [J]. 实用皮肤病学杂志, 2019, 12（2）: 65-67.

[7] 陈红风. 中医外科学 [M]. 4 版. 北京: 中国中医药出版社, 2016.

[8] 中华中医药学会皮肤科分会. 湿疹（湿疮）中医诊疗专家共识（2016 年）[J]. 中国中西医结合皮肤性病学杂志, 2018, 17（2）: 181-183.

[9] 张波, 柳俊, 夏璎, 等. 康复新液配合长效局部封闭治疗肛周湿疹 58 例分析 [J]. 中国误诊学杂志, 2007, 7（16）: 3863-3864.

[10] 马里昂, 何艳, 冯金鸽. 康复新液治疗慢性手部湿疹临床观察 [J]. 四川医学, 2013, 34（12）: 1886-1887.

[11] 王新娜, 吴利平. 康复新液治疗中心静脉长期透析导管致局部湿疹的疗效与护理 [J]. 护士进修杂志, 2014, 29（11）: 1038-1039.

[12] 王燕, 王海, 谢娇娇, 等. 复方氟米松软膏联合康复新液治疗湿疹疗效观察 [J].

贵州医药，2015，39（10）：887－888.

[13] 钱新洪，楼晓霞. 蒙脱石散联合康复新液护理肛周湿疹的疗效观察 [J]. 护理与康复，2019，18（10）：58－59.

第八节 药疹

一、现代医学概述

（一）定义

药疹也称药物性皮炎，是药物通过口服、注射、吸入等各种途径进入人体后引起的皮肤、黏膜炎症性皮损，严重者可累及机体的其他系统，是药物不良反应的一种表现形式。

（二）流行病学

随着新药不断面世、用药人群增多等，药疹发生率不断增加。

（三）分类

不同药物可引起同种类型药疹，而同一种药物对不同患者或同一患者在不同时期可引起不同类型药疹。药疹一般可分为固定型药疹、荨麻疹型药疹、麻疹型或猩红热型药疹（又称发疹型药疹）、湿疹型药疹、紫癜型药疹、多形红斑型药疹、大疱性表皮松解型药疹、剥脱性皮炎型或红皮病型药疹、痤疮型药疹、光感性药疹、药物超敏反应综合征（也称伴发嗜酸性粒细胞增多及系统症状的药疹）。

（四）病因和发病机制

1. 病因

个体因素包括遗传因素（过敏体质）、某些酶的缺陷、机体病理或生理状态的影响等。药物因素，理论上任何药物都有可能导致药疹，但不同种类药物致病的危险性不同。

2. 发病机制

药疹的发病机制复杂，可分为变态反应和非变态反应两大类。

1）变态反应：多数药疹属此类反应。药物激发变态反应的能力取决于多种因素，包括药物的分子特性、药物代谢的个体差异，遗传背景及接受药物时个体的状况等。引起变态反应的药物包括属于半抗原的小分子量化学制品、蛋白制品或者血清制品、疫苗等。

2）非变态反应：此类药疹较少见。可能的发病机制为药理作用、过量反应与蓄积作用、参与药物代谢的酶缺陷或被抑制、药物不良反应及菌群失调、药物的相互作用。药物使已存在的皮肤病复发。

（五）临床表现

药疹临床表现复杂，不同药物可引起同种类型药疹，常见以下类型：

1. 固定型药疹

固定型药疹每次皮损常在同一部位出现，常由解热镇痛类、磺胺类、巴比妥类和四环素类药物等引起。典型皮损为局限性圆形、类圆形的边界清楚的水肿性暗紫红色或鲜红色斑疹、斑片，直径 0.2cm 到数厘米不等，常为 1 个，也可数个或全身。皮损痒或痛，一般无全身症状。

2. 荨麻疹型药疹

荨麻疹型药疹约占所有药疹的 5％，常由血清制品、呋喃唑酮、青霉素等 β－内酰胺类抗生素或阿司匹林等非甾体抗炎药引起。临床表现为风团泛发全身、潮红水肿、消退缓慢、痛痒或轻痛，也可出现血清病样症状，如发热、关节疼痛、淋巴结肿大，甚至蛋白尿等。

3. 麻疹型或猩红热型药疹

麻疹型或猩红热型药疹，是药疹中最常见的类型，约占所有药疹的 90％，常由青霉素（尤其是半合成青霉素），以及磺胺类、解热镇痛类、巴比妥类药物等引起。皮损多在首次用药一周内出现，发病突然，可伴发热等全身症状，但较轻微。麻疹型药疹皮损为针头至粟粒大小的红色斑丘疹，密集对称分布，可泛发全身，以躯干为多，严重者可伴发小出血点，多有明显痛痒。猩红热型药疹皮损呈弥漫性鲜红斑，或呈米粒至黄豆大小的红色斑疹或斑丘疹，密集对称分布，常从面颈部向躯干四肢延伸，1～4 天遍布全身，尤以皱褶部位或四肢屈侧更为明显，皮损可密集、融合，形态酷似猩红热皮损，但瘙痒明显。

4. 湿疹型药疹

湿疹型药疹是接触或外用青霉素、磺胺类等药物后使局部皮肤致敏并引起接触性皮炎，以后又口服或注射了相同或相似药物，导致全身泛发性湿疹样改变。皮损表现为大小不等的红斑、丘疹、丘疱疹及水疱，常融合成片，泛发全身，可继发糜烂、渗液。

5. 紫癜型药疹

紫癜型药疹常由抗生素、巴比妥类药物、利尿剂等引起。双下肢好发、两侧对称，严重者可累及躯干四肢。皮损表现为针头至豆大瘀点或瘀斑，散在或密集，稍隆起，压之不褪色，可伴风团或血疱。

6. 多形红斑型药疹

多形红斑型药疹多由磺胺类、解热镇痛类及巴比妥类药物等引起。

7. 大疱性表皮松解型药疹

大疱性表皮松解型药疹即药物引起的中毒性表皮坏死松解症（toxic epidermal necrolysis，TEN），是药疹中最严重的类型，常由磺胺类药物、解热镇痛类药物（保泰松等）、抗生素（四环素等）、巴比妥类药物、卡马西平、别嘌呤醇、抗结核药等引起。

特点是起病急骤，皮损起于面、颈、胸部，皮损迅速发展为弥漫性紫红或暗红及略带铁灰色斑片，并波及全身，在红斑处出现大小不等的松弛性水疱和表皮松解（尼氏征阳性），稍受外力即形成糜烂面，出现大量渗液，如烫伤样外观，皮损触痛明显。可累及全身黏膜、皮肤、内脏。

8. 剥脱性皮炎型或红皮病型药疹

剥脱性皮炎型或红皮病型药疹常由磺胺类药物、巴比妥类药物、抗癫痫药物、解热镇痛类药物、抗生素等引起，多为长期用药后发生。皮损初期多呈麻疹样或猩红热样，部分患者在麻疹型、猩红热型或湿疹型药疹的基础上继续用药或治疗不当时可出现本型药疹，亦可一开始即表现为泛发性损害。皮损逐渐加重并融合，全身弥漫性潮红、肿胀，尤以面部及手足为重，可伴有水疱、糜烂和渗液、结痂，因渗出物分解而出现特异性异味，经2~3周后皮肤红肿渐消退，全身出现大量鳞片状或落叶状脱屑，掌趾部则呈手套或袜套状剥脱，头发、指（趾）甲可脱落（病愈后可再生）。

9. 痤疮型药疹

痤疮型药疹常由长期应用碘剂、溴剂、糖皮质激素和避孕药等引起。表现为毛囊性丘疹、丘脓疱疹等痤疮样皮损，多见于面部及胸背部，病程进展缓慢，一般无全身症状。

10. 光感性药疹

光感性药疹多由氯丙嗪、磺胺类药物、四环素类药物、灰黄霉素、补骨脂、喹诺酮类药物、吩噻嗪类药物及避孕药等引起，经日光或紫外线照射而发病。

1）光毒反应性药疹：多发生于曝光后7~8小时，仅在曝光部位出现与晒斑相似的皮损，任何人均可发生，发病与药物剂量和照射剂量都相关，停药后消退较快。

2）光变态反应性药疹：仅少数人发生，有一定的潜伏期，表现为曝光部位出现湿疹样皮损，同时非曝光部位也被累及，病程较长。

11. 药物超敏反应综合征

药物超敏反应综合征常发生在首次用药后2~6周，再次用药后可在1天内发病，多见于环氧化物水解酶缺陷的个体。诱发药物主要是抗癫痫药物和磺胺类药物，也可由别嘌呤醇、硫唑嘌呤、甲硝唑、特比萘芬、米诺环素、钙通道抑制剂及雷尼替丁等引起。初发表现为发热，高峰可达40℃，停用致敏药物后仍可持续几周。皮损早期表现为面部、躯干上部及上肢的红斑、丘疹或麻疹样皮损，逐步变为暗红色，可融合并进行性演变为剥脱性皮炎样皮损或红皮病，因毛囊水肿明显而导致皮损浸润变硬，面部水肿具有特征性，真皮浅层水肿可导致水疱形成，也可出现无菌性脓疱、多形红斑样靶形损害及紫癜。内脏损害在皮损发生后1~2周，也可长至1个月，肝损伤常见。血液系统异常表现为非典型性淋巴细胞增多。此外，肾脏、肺脏、心脏、中枢神经系统等器官系统也可受累。如未能及时发现与治疗，本病死亡率在10%左右。

临床上将病情严重、死亡率较高的重症多形红斑型药疹、大疱性表皮松解型药疹、剥脱性皮炎型药疹及药物超敏反应综合征称为重型药疹。此外药疹还可表现为黄褐斑样、皮肤色素沉着系统性红斑狼疮样、扁平苔藓样、天疱疮样和脓疱样皮损等。

（六）诊断

药疹临床表现复杂，鉴别诊断困难。

可根据明确的服药史、潜伏期及各型药疹的典型临床皮损表现进行诊断，同时需排除具有类似皮损表现的其他皮肤病及发疹性传染病。一般来说，药疹皮损的颜色较其他皮肤病更为鲜艳，瘙痒更为明显，且停用致敏药物后逐渐好转。如患者服用两种以上的药物，准确判断致敏药物将更为困难，应根据患者过去的服药史、药疹史及此次用药与发病的关系等信息加以综合分析。

药物超敏反应综合征的诊断依据为：①使用某些特定药物，3周后出现皮损；②已停用致敏药物2周，临床症状仍然不愈；③高热；④肝功能异常或肾损害；⑤血象改变，白细胞计数升高（$>11×10^9/L$）、异型淋巴细胞数升高（$>5\%$）、嗜酸性粒细胞数量升高（$>1.5×10^9/L$）；⑥浅表淋巴结肿大；⑦疱疹病毒-6型（HHV-6）再激活。典型的药物超敏反应综合征要具备以上7项，非典型者要具备1~5项。

（七）治疗

药疹为药源性疾病，因此预防尤为重要。临床用药必须询问过敏史，皮试，避免滥用药物，尽量减少用药品种，注意药疹的早期症状等。药疹的治疗首先是停用致敏药物，包括可疑致敏药物，慎用结构相近的药物，避免交叉过敏或多价过敏，多饮水或静脉输液以加速药物的排出，尽快消除药物反应，防止和及时治疗并发症。

1）轻型药疹：停用致敏药物后，给予抗组胺药物、维生素C及钙剂等，必要时给予小剂量泼尼松，皮损好转后可逐渐减量。局部以红斑、丘疹为主者可外用炉甘石洗剂或糖皮质激素霜剂。以糜烂渗出为主者可间歇湿敷，外用氧化锌油。可外用康复新液治疗。

2）重型药疹：①及早、足量使用糖皮质激素。②防治继发感染是关键措施之一。选用抗生素时避免使用致敏药物。③加强支持疗法，应及时纠正低蛋白血症，水、电解质紊乱等。④生物制剂：TNF-α受体阻滞剂和单抗可应用于Johnson综合征/中毒性表皮坏死松解症的治疗，静脉注射人血丙种免疫球蛋白。⑤血浆置换：清除致敏药物及其代谢毒性产物、炎症介质。⑥加强护理：应给予高蛋白、高碳水化合物饮食，保温、通风、隔离、定期消毒。⑦外用药物治疗：对皮损面积广、糜烂渗出重者局部可适当湿敷、暴露干燥创面，采用表皮生长因子、康复新液、抗生素软膏等交替治疗，同时注意眼部、口腔黏膜、外阴及肛周等的对症支持治疗。

3）过敏性休克应尽早使用糖皮质激素、肾上腺素等。

二、康复新液治疗药疹的临床应用

康复新液联用其他药物治疗中毒性表皮坏死松解性药疹皮损疗效显著。

8层无菌纱布浸湿康复新液后外敷皮肤、口鼻及会阴黏膜破损处皮损，每次15分钟，平均每8小时外敷1次，同时康复新液10mL口服，每天3次。同时给予甲泼尼龙静滴（激素静脉冲击治疗效果不佳者静脉输注大剂量丙种球蛋白）、纠正水电解质紊乱、

维持酸碱平衡、保肝、营养支持、抗感染等治疗，眼部滴用妥布霉素地塞米松滴眼液。（李刚刚等，2020）

三、康复新液治疗药疹的典型病例

患者，男，36 岁。酒精性肝硬化，在某医院就诊，住院期间暴发全身红斑，斑上有水疱，自诉口服甘草酸苷后出现。诊断为药物过敏性大疱性表皮坏死松解症；肝硬化未分型、失代偿期；亚急性肝衰竭；肝内胆汁淤积症；胆囊炎；心肌供血不足；肠道内霉菌；胸水、腹水。

治疗方案：感染隔离；输血浆、人血白蛋白；使用改善肝功能药物；甲泼尼龙冲击；创面外用银离子抗菌纱布覆盖；使用银离子活性炭敷料、生长因子；每天用康复新液 600mL 冲洗、湿敷创面。治疗 3 周后创面痊愈。

患者治疗前后对比见图 2-8。

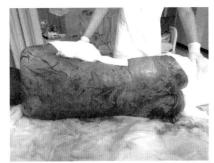 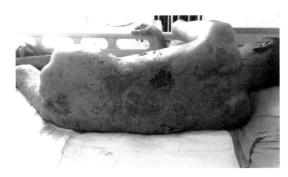

治疗前　　　　　　　　　　　　　　　　　治疗后

图 2-8　患者治疗前后对比

参考文献

［1］张学军，郑捷. 皮肤性病学［M］. 9 版. 北京：人民卫生出版社，2018.

［2］中华医学会皮肤性病学分会药物不良反应研究中心. Stevens-Johnson 综合征/中毒性表皮坏死松解症诊疗专家共识［J］. 中华皮肤科杂志，2021，54（5）：376-380.

［3］陈红风. 中医外科学［M］. 4 版. 北京：中国中医药出版社，2016.

［4］李刚刚，赵文伟. 康复新液治疗中毒性表皮坏死松解型药疹 17 例临床分析［J］. 中国中西医结合皮肤性病学杂志，2020，19（4）：346-348.

第九节 痤疮

一、现代医学概述

（一）定义

痤疮是一种毛囊皮脂腺单位的慢性炎症性皮肤病，各年龄段人群均可患病，青年人群发病率高。

（二）流行病学

《中国痤疮治疗指南（2019 修订版）》指出，痤疮好发于青春期，我国人群截面统计痤疮发病率为 8.1％，但研究发现超过 95％ 的人一生中可有不同程度的痤疮发生。

（三）分类

1）按照皮损不同可分为毛囊口处的粉刺、炎性丘疹、脓疱以及结节、囊肿及瘢痕等。

2）按照皮损严重程度可分为：①轻度（Ⅰ级），仅有粉刺。②轻至中度（Ⅱ级），有炎性丘疹。③中度（Ⅲ级），出现脓疱。④重度（Ⅳ级），有结节、囊肿或瘢痕。

3）另外还可分为聚合性痤疮、暴发性痤疮、化学诱导性痤疮（非药物性痤疮、药物性痤疮）等。

（四）病因和发病机制

痤疮发病机制仍未完全阐明。遗传、雄激素诱导皮脂大量分泌、毛囊皮脂腺导管角化、痤疮丙酸杆菌繁殖、免疫炎症反应等因素都可能与之相关。部分患者的发病还受遗传、免疫、内分泌、情绪及饮食、药物、不良生活作息等因素影响。

（五）临床表现

多发于 15~30 岁青年人群，皮损好发于面颊、额部，也可发生于胸部、背部及肩部，多为对称性分布，常伴有毛孔粗大和皮脂溢出。各型皮损包括毛囊口处的粉刺、炎性丘疹、脓疱以及结节、囊肿及瘢痕等。

（六）诊断

根据年龄（青年），发生在颜面、前胸和背部，临床表现为粉刺、丘疹、脓疱、结节及囊肿，对称分布等特点可以诊断。

（七）治疗

治疗原则主要为去脂、溶解角质、杀菌、抗炎及调节激素水平。外用药物治疗是痤疮的基础治疗方法，轻度及轻中度痤疮以外用药物治疗为主，中重度及重度痤疮在系统治疗的同时辅以外用药物治疗。

1. 一般治疗

选择清水或合适的洁面产品，忌用手挤压、搔抓皮损。适当限制高升糖指数食物及牛奶，保持大便通畅，避免熬夜。

2. 外用药物治疗

轻者仅以外用药物治疗，如维 A 酸类药物、过氧化苯甲酰、抗生素、壬二酸、二硫化硒、不同浓度硫黄洗剂、水杨酸乳膏或凝胶等。

3. 系统药物治疗

抗生素（首选四环素类药物，如多西环素、米诺环素等）、异维 A 酸、抗雄激素药物（适用于伴高雄激素表现的女性患者）、糖皮质激素（聚合性痤疮和暴发性痤疮患者可适量使用泼尼松，严重的结节或囊肿性痤疮患者可辅助进行皮损内类固醇激素注射）。

4. 物理与化学治疗

光动力和红蓝光、激光与强脉冲光、点阵射频和微针点阵射频、化学剥脱治疗等。同时应注意儿童、妊娠或哺乳期妇女痤疮的治疗主要以外用药物为主。注意痤疮后遗症的处理。

二、康复新液治疗痤疮的临床应用

康复新液联用物理治疗对痤疮效果明显，不良反应率低。

5-氨基酮戊酸光动力疗法（ALA-PDT）治疗后用康复新液湿敷，每次 20 分钟，隔天 1 次。治疗后 24 小时内避光。（张馨中，2017）

三、康复新液治疗痤疮的典型病例

患者，女，19 岁。面部红色丘疹反复一年余，可见较多粟粒至绿豆大小红色丘疹，脓疱疹。渐增多，平素面部油脂较多。门诊诊断为痤疮。

治疗方案：外用康复新液和氧氟沙星凝胶治疗 1 周，中药内服治疗 1 个月。氧氟沙星凝胶停药后使用康复新液湿敷 37 天，每天 2 次，每次 30 分钟。治疗 37 天后患者的症状明显改善，脓疱疹完全消失，红色丘疹基本修复。

患者治疗前后对比见图 2-9。

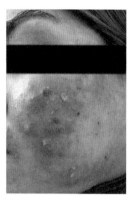
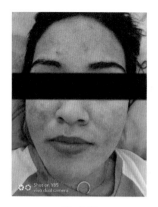

治疗前　　　　　　　　　　治疗后

图 2-9　患者治疗前后对比

参考文献

［1］张学军，郑捷. 皮肤性病学［M］. 9 版. 北京：人民卫生出版社，2018.

［2］中国痤疮治疗指南专家组. 中国痤疮治疗指南（2019 修订版）［J］. 临床皮肤科杂志，2019，48（9）：583-588.

［3］陈红风. 中医外科学［M］. 4 版. 北京：中国中医药出版社，2016.

［4］中华中医药学会皮肤科分会. 痤疮（粉刺）中医治疗专家共识［J］. 中国中西医结合皮肤性病学杂志，2017，16（4）：382-384.

［5］张馨中. 5-氨基酮戊酸光动力疗法联合康复新液治疗痤疮［J］. 中国药物与临床，2017，17（12）：1814-1815.

第十节　玫瑰痤疮

一、现代医学概述

（一）定义

玫瑰痤疮原称酒渣鼻，是一种好发于面中部、以持久性红斑与毛细血管扩张为主的慢性炎症性皮肤病。

（二）流行病学

《中国玫瑰痤疮诊疗指南（2021 版）》指出，玫瑰痤疮的全球患病率平均约为 5.46%，我国患病率平均约为 3.48%；好发于 20～50 岁女性，但儿童和老年人也可以发病。

（三）分类

临床基本类型为红斑毛细血管扩张型、丘疹脓疱型、鼻赘型和眼型等。此外还有一些特殊亚型，如肉芽肿型、暴发型、皮质激素诱导型、口周皮炎型等。

（四）病因和发病机制

发病机制尚不清楚。可能是在一定遗传背景基础上，由多因素诱导的以皮肤免疫和血管舒缩功能异常为主导的慢性炎症性疾病。发生机制主要有以下几个方面：遗传因素、神经血管调节功能异常、天然免疫功能异常、皮肤屏障功能障碍、微生态紊乱，获得性免疫功能异常、温度变化等也可能在一定程度上参与了玫瑰痤疮的发生发展。

（五）临床表现

本病患者大多数为中年人，女性较多，但病情严重者一般为男性患者，特别是鼻赘型和眼型。玫瑰痤疮好发于面中部隆突部位，如颧部、颊部、眉间、颏部及鼻部等，部分可累及眼和眼周，少数可发于面部以外部位。临床表现一般分为4种类型，各类型之间可相互重叠及转换。

1. 红斑毛细血管扩张型

面中部特别是鼻部、两颊、前额、下颌等部位对称发生红斑，不同的刺激均可引起持久不退的潮红反应，常伴有皮肤干燥、灼热或刺痛感。反复发作后，皮肤红斑灼热和表浅树枝状毛细血管扩张持续存在。

2. 丘疹脓疱型

病情继续发展时，在红斑基础上出现针尖至绿豆大小的丘疹、脓疱，毛细血管扩张更明显，毛囊口扩大明显。皮损时轻时重，持续数年或更久。女性患者皮损常在经前加重。

3. 鼻赘型

属肥厚增生型，见于鼻部，也可累及口周面颊、前额、下颏等。在红斑或毛细血管扩张的基础上皮脂腺肥大增生并纤维化，亦称为鼻瘤。

4. 眼型

多累及眼睑睫毛毛囊及眼睑相关腺体，常导致相关的干眼和角膜结膜病变，表现为眼异物感、光敏、视物模糊、灼热、刺痛、干燥或瘙痒等不适症状。常与其他三型合并存在，并与面部皮损的严重程度无明显关系。

（六）诊断

根据面中央为主的阵发性潮红、持久性红斑以及面颊、口周、鼻部毛细血管扩张，或丘疹和丘疹脓疱，或鼻部、面颊、口周肥大增生，或有眼部症状表现以及伴有主观症状的灼热、刺痛、干燥或瘙痒等即可诊断。必要时结合皮肤镜、反射式共聚焦显微镜、组织病理学检查、计算机辅助成像及皮肤超声、光学相干断层扫描和红外成像等辅助检查有助于玫瑰痤疮的诊断。

（七）治疗

目的是缓解或消除临床症状，减少或减轻复发，提高患者生活质量。本病多需长期维持或重复与间断性治疗。

1. 一般治疗

避免过度清洁造成皮肤屏障功能障碍，加强保湿润肤及物理防晒。避免过热、过冷及精神紧张因素的不良刺激，忌饮酒及进食辛辣刺激性食物，局部可适当冷敷。

2. 外用药物治疗

1）抗微生物类外用制剂：如甲硝唑、克林霉素或红霉素、伊维菌素可用于丘疹脓疱炎。

2）过氧化苯甲酰：点涂于丘疹脓疱炎性皮损。

3）钙调磷酸酶抑制剂：适用于红斑及瘙痒症状明显的患者。

4）壬二酸：能改善玫瑰痤疮炎性皮损，常用凝胶或霜剂。

5）外用收缩血管药物：α-肾上腺素能受体激动剂能特异性地作用于面部皮肤血管周围平滑肌，收缩血管，减少面中部持续性红斑，但对已扩张的毛细血管及丘疹、脓疱无效。

6）其他：不同浓度水杨酸对丘疹和脓疱有效，不同浓度硫黄洗剂对炎性皮损有效。

3. 眼部局部用药

包括抗生素眼膏/滴眼，必要时可予以免疫抑制剂滴眼液。有蠕形螨感染性睑缘炎时需抗螨治疗。可短期使用含弱效激素的抗生素眼膏，出现干眼应补充优质人工泪液。

4. 系统药物治疗

1）抗微生物制剂：①抗生素，是玫瑰痤疮的一线系统治疗药物，可选择多西环素或米诺环素。8岁以下及四环素类抗生素不耐受或有用药禁忌者，可选用大环内酯类抗生素，如克拉霉素或阿奇霉素。②抗厌氧菌类药物，甲硝唑具有抗毛囊蠕形螨及抗炎作用，可作为玫瑰痤疮的二线用药。

2）异维A酸：可作为鼻肥大增生型患者首选用药以及丘疹脓疱型患者在其他治疗效果不佳时的二线用药。本品尽量不与四环素类抗生素合用。

3）羟氯喹：可抗炎、抗免疫及抗紫外线损伤，需定期行眼底检查以排除相关病变。

4）β-肾上腺素受体阻断剂：主要用于难治性阵发性潮红和持久性红斑明显者，需警惕低血压和心动过缓。

5）抗焦虑类药物：适用于长期精神紧张、过度焦虑患者。

5. 光电治疗

患者病情稳定状态下，可以采用适当的光电治疗来改善炎症状态，减少扩张的毛细血管及增生肥大皮损。

6. 手术疗法

对鼻赘型和眼型玫瑰痤疮、药物治疗很难奏效者可酌情选用手术治疗。

二、康复新液治疗玫瑰痤疮的临床应用

康复新液联用光电或药物治疗对玫瑰痤疮效果显著。

1. 联用强脉冲光及甲硝唑片

口服甲硝唑片，进行强脉冲治疗，以皮肤潮红合并血管收缩为终点或以患者耐受为宜，后用 4～6 层无菌纱布浸透康复新液后局部湿敷，每次 5～10 分钟，每晚 1 次。湿敷后无需擦拭、清洗。（胡彩霞等，2017）

2. 联用光动力疗法及甲硝唑片

采用光动力治疗仪进行局部照射，每次 20 分钟，治疗后冷喷，每周 1 次，共治疗4 次。冷喷后将浸透康复新液的 4～6 层无菌纱布局部湿敷，每次 5～10 分钟。（耿文军等，2019）

3. 联用奥硝唑片和十味消痤散

口服奥硝唑片和十味消痤散，联合浸透康复新液的 4～6 层无菌纱布湿敷于患处，每次 5～19 分钟，每天 1 次。（陈春妹，2019）

4. 联用 5-氨基酮戊酸-光动力疗法（ALA-PDT）及甲硝唑凝胶

甲硝唑凝胶外涂，每天早晚各 1 次；每晚睡前用康复新液将 4～6 层无菌纱布浸透，敷盖于患处 5～10 分钟。同时 ALA-PDT 治疗，每周 1 次。连续治疗 4 周。（陈宇等，2021）

参考文献

[1] 中国中西医结合学会皮肤性病专业委员会美容学组. 中西医结合治疗酒渣鼻专家共识 [J]. 中华皮肤科杂志，2016，49（6）：380-383.

[2] 张学军，郑捷. 皮肤性病学 [M]. 9 版. 北京：人民卫生出版社，2018.

[3] 中华医学会皮肤性病学分会玫瑰痤疮研究中心，中国医师协会皮肤科医师分会，玫瑰痤疮专业委员会. 中国玫瑰痤疮诊疗指南（2021 版）[J]. 中华皮肤科杂志，2021，54（4）：279-287.

[4] 陈红风. 中医外科学 [M]. 4 版. 北京：中国中医药出版社，2016.

[5] 胡彩霞，张国强，崔瑜，等. 康复新液联合强脉冲光治疗玫瑰痤疮的临床观察 [J]. 中国药房，2017，28（17）：2399-2401.

[6] 耿文军，赵建华. 康复新液联合光动力疗法治疗玫瑰痤疮疗效研究 [J]. 中国美容医学，2019，28（8）：66-68.

[7] 陈春妹. 十味消痤散联合康复新液治疗玫瑰痤疮的疗效及对 DLQI 评分、皮肤红斑指数的影响 [J]. 四川中医，2019，37（8）：170-172.

[8] 陈宇，缪旭，花志祥，等. ALA-PDT 联合康复新液及甲硝唑凝胶治疗玫瑰痤疮的疗效及安全性 [J]. 中国美容医学，2021，30（2）：39-41.

第十一节 尖锐湿疣

一、现代医学概述

（一）定义

尖锐湿疣（condyloma acuminata，CA），也称为肛门生殖器疣（anogenital warts），是由人乳头瘤病毒（human papilloma virus，HPV）感染引起的以皮肤黏膜疣状增生性病变为主的性传播疾病。

（二）流行病学

《中国尖锐湿疣临床诊疗指南（2021完整版）》指出，尖锐湿疣是全球范围内常见的性传播疾病或性传染疾病之一。本病好发于性活跃的青中年。

（三）分类

根据皮损类型尖锐湿疣分为典型尖锐湿疣、丘疹状疣、扁平状疣、亚临床感染和潜伏感染。此外，少数患者因免疫功能低下或妊娠而发展成巨大型尖锐湿疣，可累及整个外阴、肛周以及腹股沟。

（四）病因和发病机制

人类是HPV的唯一天然宿主，感染者是HPV的传染源，其生殖器皮肤黏膜内含有较多的HPV，是HPV贮存库，也是病毒播散源，可通过性接触而传染给配偶或性伴。临床可见的尖锐湿疣90％以上是由HPV-6或HPV-11型引起的，也可合并HPV-16、HPV-18、HPV-31、HPV-33和HPV-35等高危型感染，后者与鳞状上皮癌前病变相关。

（五）临床表现

1. 显性感染

男性多见于龟头、冠状沟、包皮系带、尿道口、阴茎部、会阴，女性多见于大小阴唇、阴道口、阴蒂、阴道、宫颈、会阴及肛周，同性恋者多见于肛门及直肠内，少数患者可见于肛门生殖器以外部位（如口腔、腋窝、乳房、趾间等）。

皮损初期为局部细小丘疹，针头至粟粒大小，逐渐增多、增大，依疣体形态可分为无柄型（即丘疹样皮损）和有柄型。有柄型可呈乳头状、菜花状、鸡冠状及团块状赘生物。损害可单发或多发。疣体可从粉红至深红（非角化性皮损）、灰白（严重角化性皮损）乃至棕黑（色素沉着性皮损），表面易发生糜烂，有渗液、浸渍及破溃，尚可合并出血及感染。一般患者无明显自觉症状，少数患者可有异物感、压迫感或灼痛感、刺痒或性交不适，可因皮损脆性增加、摩擦而发生破溃、浸渍、糜烂、出血，或继发感染而出现特殊气味。

2. 潜伏感染

皮肤黏膜外观正常，辅助检查均呈阴性，仅 HPV 阳性。

3. 亚临床感染

表现为肉眼不能辨认的皮损，但辅助检查阳性，亚临床感染的存在与本病复发有关。

（六）诊断

根据病史（性接触史、配偶感染史或间接接触史等）和典型临床表现可以诊断本病。对不典型皮损和特殊部位的皮损采用辅助检查，如醋酸白试验，皮肤镜、阴道窥器、阴道镜、肛门镜、直肠镜和尿道镜检查，病理学检查，核酸扩增试验等，均有助于本病的诊断。

（七）治疗

以尽早去除疣体为目的，尽可能消除疣体周围亚临床感染以减少或预防复发。

1) 物理疗法：可作为主要的治疗方法，包括冷冻治疗、电外科治疗（电离子和高频电刀）、激光治疗、微波治疗和温热治疗。术后可用康复新液湿敷创面，加速创面愈合。

2) 光动力疗法：适用于去除较小疣体以及作为物理疗法去除较大疣体后的基底治疗，可用于腔道（如肛管、尿道口、尿道、宫颈管）相关部位的治疗。

3) 手术治疗：适用于皮损数量较少、有蒂或大体积疣的治疗。

4) 外用药物治疗：0.5％鬼臼毒素酊或 0.15％鬼臼毒素软膏、5％咪喹莫特乳膏、茶多酚软膏、80％～90％三氯醋酸（TCA）溶液。注意局部不良反应及其处理。妊娠患者不宜应用。

5) 抗病毒和提高免疫功能药物：皮损内干扰素注射治疗、5-氟尿嘧啶软膏外用、转移因子和胸腺素注射等。

二、康复新液治疗尖锐湿疣的临床应用

（一）康复新液单用治疗尖锐湿疣术后创面

方法 1：行高频电刀手术去除疣体，术后用康复新液直接涂抹创面，出院后用浸湿康复新液的消毒棉球敷于创面，每次 20 分钟，每天 2 次，直至创面愈合。（姚春海等，2004）

方法 2：CO$_2$激光去除疣体后，采用康复新液湿敷创面，每次 20 分钟，每天 2 次。（刘科峰等，2013）

（二）康复新液联用其他药物治疗尖锐湿疣术后创面

1. 联用莫匹罗星软膏

方法1：尖锐湿疣激光术后伤口用1：5000高锰酸钾溶液清洗，每天1次，外擦莫匹罗星软膏，每天2次；然后用浸润康复新液原液的棉球敷于创面处，每天2次，每次30分钟。（江萍，2009）

方法2：尖锐湿疣行CO_2激光术后使用1：5000高锰酸钾溶液清洗创面，每天1次，然后用8层无菌纱布浸润康复新液后湿敷，每次30分钟，每天2次。用药间隔期，外用莫匹罗星软膏，直至创面愈合。（丁明魁，2011）

2. 联用复方多黏菌素B软膏

尖锐湿疣激光术后使用1：5000高锰酸钾溶液清洗创面，每天1次。康复新液浸透6~8层无菌纱布湿敷，每次30分钟，每天2次，联合复方多黏菌素B软膏外擦，每天3次。（付敏等，2013）

三、康复新液治疗尖锐湿疣的典型病例

患者，男，30岁。肛门四周长满菜花状增生物，呈红色或者浓白色，有脓性分泌物。诊断为尖锐湿疣。

治疗方法：入院后用激光把裸露的组织除掉，术后清洁患处，用康复新液湿敷、涂擦患处，每次30mL，每天3次。治疗6天后术后创面痊愈。

患者治疗前后对比见图2-10。

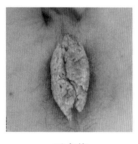 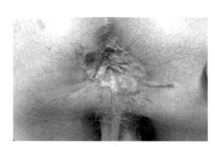 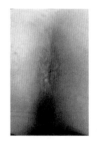

手术前　　　　　　　　　　　手术后　　　　　　　　　治疗后

图2-10 患者治疗前后对比

参考文献

[1] 中华医学会皮肤性病学分会性病学组. 尖锐湿疣治疗专家共识 [J]. 临床皮肤科杂志，2018，47（2）：125－127.

[2] 张学军，郑捷. 皮肤性病学 [M]. 9版. 北京：人民卫生出版社，2018.

[3] 中华医学会皮肤性病学分会，中国医师协会皮肤科医师分会，中国康复医学会皮肤性病委员会. 中国尖锐湿疣临床诊疗指南（2021完整版）[J]. 中国皮肤性病学杂志，2021，35（4）：359－369.

[4] 陈红风. 中医外科学 [M]. 4版. 北京：中国中医药出版社，2016.

［5］柏连松，张雅明．柏氏肛肠病学［M］．上海：上海科学技术出版社，2016．

［6］姚春海，李淑文．康复新液在尖锐湿疣术后创面的临床应用［J］．华西药学杂志，2004，19（2）：160．

［7］江萍．康复新液对尖锐湿疣激光术后伤口愈合的影响［J］．实用预防医学，2009，16（3）：847－848．

［8］丁明魁．康复新液对尖锐湿疣激光术后伤口愈合的影响研究［J］．中国医师杂志，2011，13（2）：274－276．

［9］付敏，肖海珍，陈华，等．复方多黏菌素B软膏联合康复新液治疗尖锐湿疣创面的疗效观察［J］．中国性科学，2013，22（8）：53－55．

［10］刘科峰，轩俊丽，臧馥兰．康复新液外用预防尖锐湿疣术后复发的疗效观察［J］．四川医学，2013，34（9）：1416－1417．

第三章

消化内科

第一节 胃食管反流病

一、现代医学概述

（一）定义

胃食管反流病（gastroesophageal reflux disease，GERD）是一种由胃十二指肠内容物反流入食管引起不适症状和并发症的疾病。

（二）流行病学

GERD 是一种常见病，患病率随年龄增长而增加。《内科学（第 9 版）》指出，男女患病率无明显差异。每周至少发作 1 次胃灼热症状的患病率为 1.9%～7.0%。《2020 年中国胃食管反流病专家共识》提出，不同国家或地区患病率差异较大，欧美国家的患病率为 10%～20%，亚洲地区患病率约为 5%，但有上升趋势。

（三）分类

根据是否导致食管黏膜糜烂、溃疡，GERD 分为反流性食管炎（reflux esophagitis，RE）和非糜烂性反流病（nonerosive reflux disease，NERD），以 NERD 较多见。

（四）病因和发病机制

GERD 是由多种因素造成的以食管下括约肌（lower esophagus sphincter，LES）功能障碍为主的胃食管动力障碍性疾病，直接损伤因素是胃酸、胃蛋白酶及胆汁（非结合胆盐和胰酶）等反流物。

（五）临床表现

1. 食管症状

胃灼热和反流是本病常见的典型症状。胸痛、上腹烧灼感、上腹痛、上腹胀、嗳气等为本病的不典型症状。

2. 食管外表现

由反流物刺激或损伤食管以外的组织或器官引起，如咽喉炎、慢性咳嗽、哮喘和牙蚀症。

3. 并发症

上消化道出血、食管狭窄、Barrett 食管。

（六）诊断

根据典型的胃灼热和反流症状可拟诊 GERD，相关问卷可作为诊断的辅助工具。用质子泵抑制剂（proton pump inhibitor，PPI）进行试验性治疗，若症状明显缓解，可初步诊断为 GERD。

具有反流症状的初诊患者建议行内镜检查，排除上消化道恶性肿瘤。

（七）治疗

治疗目标：缓解症状、治愈食管炎、提高生活质量、预防复发和并发症。

1. 调整生活方式

减少引起腹内压增高的因素，如便秘、肥胖、紧束腰带等；避免食用降低 LES 压力的食物，如巧克力、咖啡、浓茶等；慎用降低 LES 压力及引起胃排空延迟的药物，如硝酸甘油、钙通道阻滞剂、抗胆碱能药物等；禁酒及戒烟。

2. 药物治疗

1）PPI：抑酸作用强，疗效确切，是治疗 GERD 的首选药物，通常疗程 4~8 周。对于重度以及合并食管裂孔疝的 GERD 患者，可适当延长疗程或增加 PPI 剂量。

PPI 短期应用的潜在不良反应包括白细胞计数降低、头痛、腹泻、食欲减退。长期应用的不良反应包括维生素缺乏、矿物质缺乏、继发性感染、骨质疏松、髋部骨折、肠道菌群移位等。不良反应明显者可更换 PPI。

2）H_2受体阻滞剂（H_2 receptor antagonist，H_2RA）：H_2RA 易受饮食影响，抑酸持续时间短，且患者容易快速耐受，适合于轻、中度患者。H_2RA 用于短程治疗和维持治疗时，治愈率和症状缓解率不如 PPI。

H_2RA 安全性较好，但当患者年龄大、伴肾功能损害和其他疾病时，易产生不良反应，腹泻、头痛、嗜睡、疲劳、便秘等较为常见，因此老年 GERD 患者需慎用。

3）促胃动力药：促胃动力药可以增加 LES 压力、刺激食管蠕动及增强食管收缩幅度、促进胃排空，从而达到减少胃内容物食管反流及缩短其在食管的暴露时间的目的。

促胃动力药不推荐单独用于 GERD 的治疗，多与抑酸药联合使用。

促胃动力药存在一定的不良反应，如腹痛、腹泻、口干等消化系统症状以及心悸、心电图 QT 间期延长等。

4）黏膜保护剂：黏膜保护剂能快速中和胃酸、在受损黏膜表面形成保护膜以隔绝有害物质的侵袭，从而有利于受损黏膜的愈合。但药效持续时间较短，不能充分治愈 GERD 或预防并发症。

黏膜保护剂不良反应较少，少数患者可引起便秘、皮疹、消化不良、恶心等。

二、康复新液治疗胃食管反流病的临床应用

空腹口服康复新液，每次 10~20mL，每天 3 次，可在睡前加服 1 次，疗程 8 周。

三、康复新液治疗胃食管反流病的典型病例

患者，男，72 岁。因反复反酸、嗳气、胃灼热 10 余年，加重 2 年，多次来院门诊

诊疗。曾规则服用泮托拉唑＋莫沙必利＋铝碳酸镁治疗，但症状缓解不明显。入院胃镜检查，显示食管贲门部位糜烂充血明显。诊断为反流性食管炎。

治疗方法：在原治疗方案中加服康复新液 10mL，每天 3 次，餐后 30 分钟服用。嘱服用康复新液后 30 分钟内禁食禁水，疗程 4 周。

4 周后复查胃镜，患者食管糜烂部位完全愈合。随访无复发。

患者治疗前后对比见图 3-1。

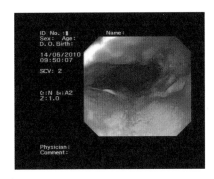

治疗前　　　　　　　　　　　　　治疗 4 周

图 3-1　患者治疗前后对比

参考文献

[1] 葛均波，徐永健，王辰. 内科学［M］. 9 版. 北京：人民卫生出版社，2018.

[2] 中华医学会，中华医学会杂志社，中华医学会消化病学分会，等. 胃食管反流病基层诊疗指南（2019 年）［J］. 中华全科医师杂志，2019，18（7）：635-641.

[3] 中国医疗保健国际交流促进会胃食管反流多学科分会. 中国胃食管反流病多学科诊疗共识［J/OL］. 中国医学前沿杂志（电子版），2019，11（9）：30-56.

[4] 中华医学会消化病学分会. 2020 年中国胃食管反流病专家共识［J］. 中华消化杂志，2020，40（10）：649-663.

[5] 中华中医药学会脾胃病分会. 消化系统常见病胃食管反流病中医诊疗指南（基层医生版）［J］. 中华中医药杂志，2020，35（6）：2995-2998.

第二节　急性胃炎

一、现代医学概述

（一）定义

急性胃炎指各种病因引起的胃黏膜急性炎症，组织学上通常可见中性粒细胞浸润。患者在严重创伤、大型手术、危重疾病、严重心理障碍等应激状态下或酒精、药物等理化因素直接刺激下，胃黏膜发生程度不一的以糜烂、浅表处溃疡和出血为标志的病理变化，又叫作急性胃黏膜病变（acute gastric mucosal lesion，AGML）。

（二）流行病学

《中国急性胃黏膜病变急诊专家共识》提出，我国 AGML 居上消化道出血病因第三位，且近年来呈明显上升趋势。对于急诊收治的危重患者，24 小时内胃镜检查发现，75％～100％危重患者出现胃黏膜损伤。其中隐性出血的发生率为 15％～50％，显性出血的发生率为 5％～25％，严重出血的发生率为 2％～6％。

（三）分类

AGML 包括急性糜烂出血性胃炎（acute erosive－hemorrhagic gastritis）、急性幽门螺杆菌（helicobacter pylori，Hp）感染性胃炎和除 Hp 以外的其他急性感染性胃炎。

（四）病因和发病机制

AGML 发生的主要机制与全身性的神经体液内分泌因素有关。

1. 应激

多种状况可引起机体应激反应，导致 AGML 的发生，其中常见的应激源包括严重烧伤，严重创伤（特别是重型颅脑外伤），各种困难、复杂大手术后，机械通气，全身严重感染，多器官功能障碍综合征或多器官功能衰竭，休克，心、肺、脑复苏术后，心脑血管意外，严重心理应激（如精神创伤、过度紧张）等。

上述应激反应可致胃黏膜微循环障碍、缺氧，黏液分泌减少，局部前列腺素合成不足，屏障功能损坏；胃酸分泌增加，大量氢离子反渗，损伤血管和黏膜，引起糜烂、出血，甚至溃疡。

2. 药物

主要包括阿司匹林等非甾体抗炎药、氯吡格雷等抗血小板类药物、皮质类固醇、抗肿瘤及抗生素类药物，阿司匹林也属于非特异性环氧合酶（cyclooxygenase，COX）抑制剂。抗肿瘤化疗药物在抑制肿瘤生长时，常对胃肠道黏膜产生细胞毒作用，导致严重的黏膜损伤。口服铁剂、氯化钾也可致胃黏膜损伤。

3. 酒精

酒精可导致胃黏膜糜烂和胃黏膜出血，炎症细胞浸润多不明显。在空腹及大量饮酒的情况下胃黏膜损伤更为明显。

4. 创伤和物理因素

放置鼻胃管、剧烈恶心或干呕、胃内异物、食管裂孔疝、胃镜下各种止血技术、息肉摘除等微创手术及大剂量放射线照射均可导致胃黏膜糜烂，甚至溃疡。

5. 吸烟、刺激性食物

吸烟、进食刺激性食物等也可以通过直接及间接的机制造成胃黏膜损伤而产生AGML。

（五）临床表现

常有上腹痛、胀满、恶心、呕吐和食欲减退等。重症可有呕血、黑便、脱水、酸中毒或休克。非甾体抗炎药所致者多数无症状或仅在胃镜检查时发现，少数有症状者主要表现为轻微上腹不适或隐痛。

（六）诊断

具有上述临床表现或兼具相关病因与诱因者应就诊，并尽早行胃镜检查。

胃镜检查是诊断 AGML 和明确出血来源的最可靠的方法，病情紧急时，即使是高危患者，在有效生命支持的情况下，也应尽早行床旁胃镜检查。病变以多发性黏膜糜烂、溃疡为主，深度可至黏膜下、肌层及浆膜层，并可能见到渗血或大出血。

（七）治疗

控制或去除诱因，积极治疗原发病是早期 AGML 治疗的关键。针对性治疗 AGML 的原则首先是控制或去除诱因、抑制胃黏膜损伤因素，如抑制胃酸、升高胃内 pH 值；其次，进行加强胃黏膜保护的治疗；再次，调整止凝血功能，预防消化道出血加重。

1. 控制或去除诱因

对于有 AGML 风险的患者，应在积极治疗原发病的同时避免使用加重胃黏膜损伤的药物，如解热镇痛药物、影响凝血机制药物、大环内酯类抗生素等。积极改善内脏血液供应，控制机体过度应激反应等。

2. 抑制胃黏膜损害因素

抑酸治疗是治疗 AGML 的基础。通过抑酸剂迅速控制并减少胃酸的分泌，可以明显减少胃酸对黏膜的进一步损伤。此外，可使用抗酸药物提高胃内 pH 值，保护局部黏膜，减少胃酸对胃黏膜的损伤。抑酸剂包括 PPI 及 H_2RA。抗酸药物主要有氢氧化铝、铝碳酸镁、碳酸氢钠溶液等。

3. 加强胃黏膜保护治疗

主要的胃黏膜保护剂有康复新液、硫糖铝、前列腺素 E 等。

4. 调整止凝血功能，预防消化道出血加重

非 AGML 患者也可伴有不同程度的消化道出血，对于止凝血功能障碍的患者，应重视止凝血功能调整。措施包括停止使用影响止凝血功能的药物（阿司匹林、华法林及 ADP 受体阻滞剂），补充缺乏的凝血因子。

二、康复新液治疗急性胃炎的临床应用

口服，每天 3 次，每次 10~20mL。

三、康复新液治疗急性胃炎的典型病例

患者，女，53 岁。因牙痛服镇痛药片一周余，上腹烧灼感、胃胀，近 2 天发现大便发黑，遂来门诊。

治疗前，胃镜查食管、贲门：距门齿约 25cm 右侧壁起始可见一宽度约 0.4cm 的纵行黏膜剥脱面向下延续至食管下部及贲门，并于贲门唇部形成一不规则溃疡面，大小约 1.2cm×1.8cm，活检质尚软。贲门局部管腔略显狭窄。

诊断：食管至贲门右侧壁损伤（非甾体抗炎药所致）。

治疗：口服埃索美拉唑镁肠溶片，20mg，每天 2 次；铝镁加混悬液，10mL，每天 3 次。用药 7 天，无明显效果。加用康复新液，10mL，每天 3 次。10 天后复查胃镜。

治疗后，胃镜查食管：通过顺利，黏膜光滑，未见肿块及糜烂。贲门：开闭好，齿状线无上移。胃窦：黏膜红白相间，以红为主，蠕动协调。

参考文献

［1］葛均波，徐永健，王辰. 内科学［M］. 9 版. 北京：人民卫生出版社，2018.

［2］中国医师协会急诊医师分会. 中国急性胃黏膜病变急诊专家共识［J］. 中国急救医学，2015，35（9）：769－775.

［3］中华医学会外科学分会. 应激性黏膜病变预防与治疗中国普通外科专家共识［J］. 中国实用外科杂志，2015，35（7）：728－730.

［4］张伯礼，吴勉华. 中医内科学［M］. 4 版. 北京：中国中医药出版社，2017.

第三节　慢性非萎缩性胃炎

一、现代医学概述

（一）定义

慢性胃炎（chronic gastritis）指由多种病因引起的慢性胃黏膜炎症性病变。慢性非萎缩性胃炎（chronic non－atrophic gastritis，CNAG）是慢性胃炎的一种类型，指在致病因素作用下胃黏膜发生的慢性非萎缩性炎症性病变，以淋巴细胞和浆细胞浸润为主，并可能伴有糜烂、胆汁反流等症状。

（二）流行病学

慢性胃炎是消化内科门诊常见的疾病，大多数慢性胃炎患者缺乏临床表现，因此在自然人群中的确切患病率难以获得。《慢性胃炎基层诊疗指南（2019 年）》指出，慢性胃炎患病率在不同国家与地区之间存在较大差异，其患病率与 Hp 感染的流行病学特征重叠，并随年龄增长而增加。

（三）分类

慢性胃炎的分类尚未统一。国际疾病分类－11（ICD－11）强调胃炎的病因学分类，但由于慢性胃炎的主要潜在风险是胃癌，而发生胃癌的风险因胃黏膜萎缩的范围及严重程度不同而异，因此对于慢性胃炎的组织病理学分类及内镜下分类也是必要的。

1. 基于病因分类

Hp 感染是慢性胃炎的主要病因，可将慢性胃炎分为 Hp 胃炎和非 Hp 胃炎。病因分类有助于慢性胃炎的治疗。

2. 基于内镜下和组织病理学分类

分为萎缩性胃炎和非萎缩性胃炎两大类。

3. 基于胃炎分布分类

分为胃窦为主胃炎、胃体为主胃炎和全胃炎三大类。胃体为主胃炎，尤其伴有胃黏膜萎缩者，发生胃癌的风险增加；胃窦为主胃炎伴有胃酸分泌增多者，发生消化性溃疡的风险增加。

4. 特殊类型胃炎的分类

分为化学性、放射性、淋巴细胞性、肉芽肿性、嗜酸细胞性以及其他感染性疾病所致胃炎。

（四）病因和发病机制

1. Hp 感染

Hp 感染是慢性胃炎最主要的原因。

2. 十二指肠－胃反流

与各种原因引起的胃肠道动力异常、肝和胆道疾病及远端消化道梗阻有关。长期反流可削弱胃黏膜屏障功能。

3. 药物和酒精摄入

服用非甾体抗炎药，可通过直接损伤胃黏膜或抑制前列腺素等的合成导致胃黏膜的损伤，从而导致慢性胃炎甚至消化道出血的发生。

酒精摄入可引起胃黏膜损伤，甚至胃黏膜糜烂、出血。

酒精与非甾体抗炎药两者联合作用会对胃黏膜产生更强的损伤。

4. 自身免疫

体内产生针对胃组织不同组分的自身抗体如抗内因子抗体（致维生素 B_{12} 吸收障碍）、抗壁细胞抗体（破坏分泌胃酸的壁细胞），造成相应组织破坏或功能障碍。

5. 年龄和饮食环境

老年人黏膜可出现退行性改变，使胃黏膜修复再生功能降低，上皮增殖异常及胃腺体萎缩。饮食结构中高盐和缺乏新鲜蔬菜水果，水土中含有过多硝酸盐和亚硝酸盐、微量元素比例失调也与胃黏膜萎缩、肠化生有关。

（五）临床表现

慢性胃炎患者多数无明显症状，有症状者主要表现为中上腹不适、饱胀、钝痛、烧灼痛等，也可呈食欲减退、嗳气、泛酸、恶心等消化不良症状，部分还伴焦虑、抑郁等精神心理症状。心理因素往往加重患者的临床症状。

症状的严重程度与内镜所见及组织病理学分级并不完全一致。

自身免疫性胃炎患者可长时间缺乏典型临床症状，首诊症状常以贫血和维生素 B_{12} 缺乏而引起的神经系统症状为主。

（六）诊断

慢性胃炎患者常无临床症状，有症状也缺乏特异性，因此难以通过临床表现进行诊断，确诊必须依靠内镜及组织病理学检查，尤以后者的价值更大。特殊类型胃炎的内镜检查需要结合病因和组织病理学检查。

1. 内镜检查

上消化道内镜检查是诊断慢性胃炎的主要方法，对评估慢性胃炎的严重程度及排除其他疾病具有重要价值。CNAG 患者内镜下可见黏膜红斑、粗糙或出血点，可有水肿、充血、渗出等表现。

2. 组织病理学检查

组织病理学检查对慢性胃炎的诊断至关重要，应根据病变情况和需要，分别在胃窦、胃角和胃体部位取 2~3 块活检。临床医生可结合组织病理学检查和内镜检查结果做出病变范围与程度的判断。

（七）治疗

CNAG 治疗的主要目标首先为改善临床相关症状、去除病因、保护胃黏膜，从而改善患者的生活质量；其次要阻止 CNAG 进展，减少或防止肠化生、上皮内瘤变以及胃癌的发生。对于无明显症状、Hp 阴性的 CNAG 患者，需多注意饮食、身心的调养而暂时无需进行药物治疗。

1. 生活方式干预

Hp 主要在家庭内感染，饮食习惯的改变和生活方式的调整是慢性胃炎治疗的重要部分。避免导致母－婴传播的不良喂食习惯，并提倡分餐制以减少感染 Hp 的机会。建议患者清淡饮食，避免刺激、粗糙食物，避免大量饮酒和长期吸烟。

2. 药物治疗

应根据患者的病因、类型及临床表现进行个体化治疗。增加黏膜防御能力、促进损伤黏膜愈合是治疗基础。对于需要服用抗血小板药物、非甾体抗炎药的患者，是否停药应权衡获益和风险，酌情选择。

1）对因治疗。

（1）Hp 感染：抗生素在酸性环境下不能有效根除 Hp，需要联合 PPI 抑制胃酸，才能使其发挥作用。联合方案为含有铋剂的四联方案，即 1 种 PPI＋2 种抗生素＋1 种铋剂，疗程 10~14 天。由于各地抗生素耐药情况不同，抗生素及疗程的选择应视当地耐药情况而定。

长期使用 PPI 可引起持续性胃酸下降，使胃黏膜保护功能降低、细菌定植，加速胃癌的发生，增加胃黏膜对酒精的易感性，增加肠道感染的易感性，抑制钙吸收，增加骨质疏松的风险。

　　铋剂被人体吸收后，主要分布于肾、脑、肝、脾和骨骼，对这些器官具有一定毒性作用，有潜在的用药风险。铋剂主要通过肾脏代谢，在肾脏中与铋金属结合蛋白结合，有一定的肾毒性。长期应用铋剂可导致神经病变、脑病、骨关节病、齿龈炎、口腔炎和结肠炎。因此对长期使用铋剂的患者，应注意体内铋的蓄积所存在的潜在风险。

　　（2）十二指肠-胃反流：可用保护胃黏膜、改善胃肠动力的药物。

　　（3）胃黏膜营养因子缺乏：补充复合维生素，恶性贫血者需终生注射维生素 B_{12}。

　　2）对症支持治疗。可用药物适度抑制或中和胃酸，服用促动力剂或酶制剂缓解动力不足或消化酶不足引起的腹胀等症状，服用黏膜保护剂有助于缓解腹痛与反酸等症状。

　　3）癌前情况处理。在根除 Hp 的前提下，适量补充复合维生素、含硒药物及某些中药等。对药物不能逆转的局灶高级别上皮内瘤变（含重度异性增生和原位癌），可在胃镜下行黏膜剥离术，并应视病情定期随访。

二、康复新液治疗慢性非萎缩性胃炎的临床应用

　　空腹口服康复新液，每次 10～20mL，每天 3 次，疗程 4 周。

三、康复新液治疗慢性非萎缩性胃炎的典型病例

　　患者，男，7 岁。剑突下疼痛 4 天。查体剑突下压痛阳性。经胃镜检查，全胃黏膜充血水肿明显，散在斑片状黏膜糜烂及陈旧性血迹。

　　诊断：糜烂性胃炎。

　　治疗：静脉予抗感染、抑酸治疗 1 周。同时口服康复新液，每次 10mL，每天 3 次，连用 4 周。

　　患者治疗前后胃镜对比见图 3-2。

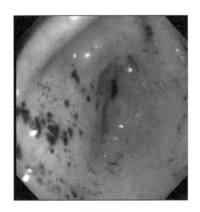 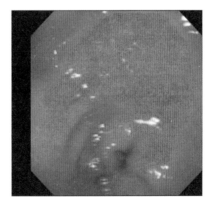

治疗前　　　　　　　　　　　　治疗 4 周，痊愈

图 3-2　患者治疗前后胃镜对比

参考文献

［1］葛均波，徐永健，王辰. 内科学［M］. 9 版. 北京：人民卫生出版社，2018.

[2] 中华医学会消化病学分会. 中国慢性胃炎共识意见（2017年，上海）[J]. 胃肠病学，2017，22（11）：670-687.

[3] 中国中西医结合学会消化系统疾病专业委员会. 慢性非萎缩性胃炎中西医结合诊疗共识意见（2017年）[J]. 中国中西医结合消化杂志，2018，26（1）：1-8.

[4] 中华医学会，中华医学会杂志社，中华医学会消化病学分会，等. 慢性胃炎基层诊疗指南（2019年）[J]. 中华全科医师杂志，2020，19（9）：768-775.

[5] Freedberg D E，KimL S，Yang Y X. The risks and benefits of long-term use of proton pump inhibitors：expert review and best practice advice from the American gastroenterological association [J]. Gastroenterology，2017，152（4）：706-715.

[6] 抗栓治疗消化道损伤防治专家组. 抗栓治疗消化道损伤防治中国专家建议 [J]. 中华内科杂志，2016，55（7）：564-567.

[7] 刘芳勋，张晶，张华. 铋剂在幽门螺杆菌根除中的不良反应及预防 [J]. 临床药物治疗杂志，2014，12（5）：59-60.

[8] 中华中医药学会脾胃病分会. 慢性胃炎中医诊疗专家共识意见（2017）[J]. 中华中医药杂志，2017，32（7）：3060-3064.

第四节　慢性萎缩性胃炎

一、现代医学概述

（一）定义

慢性萎缩性胃炎（chronic atrophic gastritis，CAG）是慢性胃炎的一种类型，指胃黏膜上皮遭受反复损害导致固有腺体的减少，伴或不伴肠腺化生和（或）假幽门腺化生的一种慢性胃部疾病。Hp感染是CAG最重要的病因。Hp感染后可出现慢性非萎缩性胃炎、萎缩性胃炎（萎缩、肠上皮化生）、异型增生及癌变。

（二）流行病学

《中国慢性胃炎共识意见（2017年，上海）》指出，CAG发病率及检出率随年龄增长而增加。

（三）分类

CAG分为2种类型：①化生性萎缩，胃固有腺被肠化或被假幽门化生腺体替代。②非化生性萎缩，胃固有腺被纤维或纤维肌性组织替代，或炎性细胞浸润引起固有腺数量减少。

（四）病因和发病机制

见本章第三节相关内容。

（五）临床表现

1. 症状

CAG 的临床表现无特异性，可无明显症状，有症状者主要表现为上腹部不适、饱胀、疼痛等非特异性消化不良症状，可伴有食欲减退、嘈杂、嗳气、反酸、恶心、口苦等消化道症状，其病理的严重程度与症状之间无相关性。

部分患者可同时存在胃食管反流病，表现为反酸、胃灼热等。部分患者可存在胆汁反流样表现，如口苦、嘈杂、嗳气。

2. 体征

多无明显体征，有时可有上腹部轻度压痛或按之不适感。

3. 消化道外表现

少数患者伴有舌炎、消瘦和贫血。部分患者可合并焦虑、抑郁等精神症状。

（六）诊断

对于怀疑 CAG 的患者，诊断应包括以下方面：①通过胃镜及病理确定诊断。②应用胃镜检查进行判断、多处活检病理，以及结合血清 PG 和 Gastrin-17 测定评估萎缩（及肠化）的程度和范围。③明确是否 Hp 感染。④结合萎缩程度和范围、Hp 感染状况、危险因素、年龄、胃癌家族史等综合判断评估癌变风险。

（七）治疗

CAG 的治疗目标是延缓或阻滞病变的进展、降低癌变风险、改善患者的临床症状。

1. 一般治疗

CAG 患者应规律饮食，多食新鲜蔬菜、水果等，以及优质蛋白质，饮食清淡、低盐，少食或忌食腌制、熏烤和油炸等食物。建立良好的医患关系，对患者进行科普宣教，使患者保持乐观向上的心态，正确认识 CAG 的风险，提高监测、随访的依从性。

2. 改善胃黏膜炎症，延缓进展

对于 Hp 阳性的患者，根除治疗目前仍是 CAG 和肠化最基本的治疗。根除 Hp 可以逆转萎缩，虽不能逆转肠化，但可以延缓肠化进展。按照相关共识意见，推荐铋剂＋PPI＋2 种抗菌药物组成的四联疗法。

但是，长期使用 PPI 可加重 Hp 感染患者的胃体萎缩性胃炎，增加癌变的风险。PPI 尤其不适用于低盐酸慢性萎缩性胃炎患者。

二、康复新液治疗慢性萎缩性胃炎的临床应用

空腹口服康复新液，每次 10～20mL，每天 3 次。疗程 3～6 个月。

三、康复新液治疗慢性萎缩性胃炎的典型病例

患者，男，76岁。就诊前1年患者经常出现上腹闷胀不适，伴有食欲减退。先后口服促胃动力药物、抑酸镇痛药物等，症状无好转。

胃镜检查（图3-3）：胃底见一约0.4cm×0.4cm的瘤样突起，光滑，表面黏膜与周围一致。胃窦黏膜欠光滑、薄、局部发白。皱襞平坦，可见多发的充血红斑。

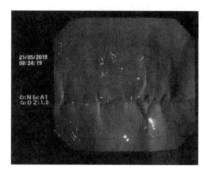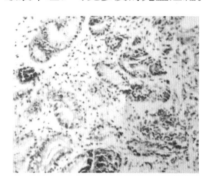

图3-3　治疗前胃镜及病理学检查

胃镜诊断：慢性萎缩性胃炎，胃底平滑肌瘤。

病理诊断：慢性萎缩性胃炎伴肠上皮化生。

治疗方案：口服康复新液，每次10mL，每天3次，辅以活血化瘀汤剂中药口服。

自述：上腹闷胀及食欲减退明显好转，偶有进食后胃痛。

胃镜检查（图3-4）：胃底黏膜正常。胃窦黏膜光滑、反光增强、红白相间。

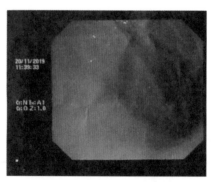

图3-4　用药3个月胃镜检查

胃镜诊断：慢性非萎缩性胃炎。

治疗方案：停用活血化瘀汤剂，继续给予康复新液口服。辅以云南白药粉口服，1周后停用云南白药粉口服，继续口服康复新液。

胃镜检查（图3-5）：胃底黏膜正常。胃窦黏膜光滑、反光增强、红白相间，可见散在的充血红斑。

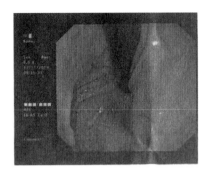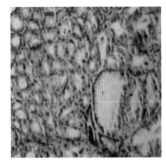

图 3-5　用药 8 个月胃镜及病理学检查

胃镜诊断：慢性非萎缩性胃炎。

病理诊断：慢性浅表性胃炎。

经验分享：该患者第一次胃镜诊断为慢性萎缩性胃炎，结合镜下所见，考虑病变为黏膜上皮和腺体萎缩、数目减少、胃黏膜变薄、胃液分泌减少、胃功能变差。选药治疗原则为活血化瘀、通利血脉、养阴生肌。口服 8 个月康复新液，患者萎缩性胃炎转变为慢性浅表性胃炎，治疗效果良好。

参考文献

［1］Jin S J，Ma L，Xu Q，et al．Protective effects of Kangfuxin liquid（Periplaneta Americana extract）on chronic atrophic gastritis in rats via anti-oxidative stress and inhibition of COX-2［J］．Int J Clin Exp Med，2016，9（9）：18221-18226.

［2］李才，任力群，于晓艳，等．人类疾病动物模型的复制［M］．北京：人民卫生出版社，2008.

［3］独思静，从禹，国嵩，等．康复新液对慢性萎缩性胃炎模型大鼠胃组织病理的影响［J］．中医杂志，2020，61（22）：1990-1995.

［4］葛均波，徐永健，王辰．内科学［M］．9 版．北京：人民卫生出版社，2018.

［5］中华医学会消化病学分会．中国慢性胃炎共识意见（2017 年，上海）［J］．胃肠病学，2017，22（11）：670-687.

［6］中华医学会老年医学分会，中华老年医学杂志编辑委员会．老年人慢性胃炎中国专家共识［J］．中华老年医学杂志，2018，37（5）：485-491.

［7］中华医学会，中华医学会杂志社，中华医学会消化病学分会，等．慢性胃炎基层诊疗指南（2019 年）［J］．中华全科医师杂志，2020，19（9）：768-775.

［8］Lahner E，Zagari R M，Zullo A，et al．Chronic atrophic gastritis：Natural history，diagnosis and therapeutic management．A position paper by the Italian Society of Hospital Gastroenterologists and Digestive Endoscopists［AIGO］，the Italian Society of Digestive Endoscopy［SIED］，the Italian Society of Gastroenterology［SIGE］，and the Italian Society of Internal Medicine［SIMI］［J］．Dig Liver Dis，2019，51（12）：1621-1632.

［9］中华中医药学会脾胃病分会．慢性胃炎中医诊疗专家共识意见（2017）［J］．中华

中医药杂志，2017，32（7）：3060－3064.

[10] 中国中西医结合学会消化系统疾病专业委员会. 慢性萎缩性胃炎中西医结合诊疗共识意见（2017 年）[J]. 中国中西医结合消化杂志，2018，26（2）：121－131.

第五节　消化性溃疡

一、现代医学概述

（一）定义

消化性溃疡（peptic ulcer，PU）指在各种致病因子的作用下，黏膜发生炎症反应与坏死、脱落，形成溃疡，溃疡处的黏膜坏死缺损可穿透黏膜肌层，严重者可达固有肌层或更深。病变可发生于食管、胃或十二指肠，也可发生于胃－空肠吻合口附近或含有胃黏膜的麦克尔憩室内，其中以胃、十二指肠较为常见。

（二）流行病学

消化性溃疡是常见的消化系统疾病之一。《消化系统常见病消化性溃疡中医诊疗指南（基层医生版）》提及，一般认为人群中约有 10％在其一生中患过消化性溃疡。消化性溃疡在我国人群中的发病率尚无确切的流行病学调查资料。本病可见于任何年龄，以20～50 岁居多，男性多于女性，发病常有一定的季节性，秋冬、冬春之交发病较多。

（三）分类

本病按溃疡部位，可分为胃溃疡（gastric ulcer，GU）和十二指肠溃疡（duodenal ulcer，DU）。临床上十二指肠溃疡多于胃溃疡。十二指肠溃疡多见于青壮年，而胃溃疡多见于中老年，前者的发病高峰一般比后者早 10 年。此外可按病因分为药物性溃疡、应激性溃疡等。

（四）病因和发病机制

消化性溃疡的发病机制是胃酸、胃蛋白酶的侵袭作用与黏膜的防御能力间失去平衡，胃酸对黏膜产生自我消化。其中，幽门螺杆菌（Hp）感染、非甾体抗炎药的广泛应用是引起消化性溃疡的常见因素。

Hp 感染为消化性溃疡重要的致病和复发因素之一。大量临床研究已证实，消化性溃疡患者的 Hp 检出率显著高于普通人群，而根除 Hp 后溃疡复发率明显下降，由此认为 Hp 感染是消化性溃疡的主要病因之一。

非甾体抗炎药应用非常广泛，常被用于风湿性疾病、骨关节病、心脑血管疾病等的治疗，其作用机制为抑制环氧合酶 1、减少前列腺素的合成，但同时会降低对胃黏膜的保护作用，进而引起胃黏膜血供减少，上皮细胞屏障功能减弱，氢离子反向弥散增多，进一步损伤黏膜上皮，导致糜烂、溃疡形成。流行病学调查显示，在服用非甾体抗炎药的人群中，15％～30％会患消化性溃疡。

其他药物，如抗血小板药物、糖皮质激素、部分抗肿瘤药物的广泛使用也可诱发消化性溃疡，亦是上消化道出血不可忽视的原因之一。尤其应重视目前已广泛使用的抗血小板药物，如氯吡格雷等，其亦能增加消化道出血的风险。

（五）临床表现

中上腹痛或不适是消化性溃疡的主要症状，可有钝痛、灼痛、胀痛、剧痛、饥饿样不适等。常具有以下特点：①慢性过程，病史可达数年。②周期性发作，发作期可为数周或数月，缓解期长短不一。③部分患者症状与进餐相关，胃溃疡的腹痛多发生于餐后0.5～1.0小时，而十二指肠溃疡的腹痛则常发生于空腹时。④腹痛可被抑酸剂或抗酸剂缓解。

近年来，由于抗酸剂和抑酸剂等的广泛使用，症状不典型的患者日益增多。由于非甾体抗炎药有较强的镇痛作用，临床上非甾体抗炎药相关性溃疡以无症状者居多，部分以上消化道出血为首发症状，或表现为恶心、厌食、纳差、腹胀等消化道非特异性症状。

（六）诊断

慢性、周期性、节律性上腹部疼痛或反酸，伴有上消化道出血、穿孔史或现症可作为初步诊断依据。

胃镜检查是确诊消化性溃疡最主要的方法。胃镜检查内容包括溃疡部位、形态、大小、深度、病期（临床一般分为A1期、A2期、H1期、H2期、S1期、S2期），以及溃疡周围黏膜的情况。

消化性溃疡应常规做尿素酶试验、^{13}C 或 ^{14}C 呼气试验等，以明确是否存在Hp感染。对于怀疑恶性溃疡的患者，应行多处内镜下活检。

（七）治疗

1. 一般治疗

在消化性溃疡活动期，患者要注意休息，避免剧烈运动，避免刺激性饮食，同时建议其戒烟、戒酒。

2. 抑酸治疗

抑酸治疗是缓解消化性溃疡症状、促进溃疡愈合的主要措施。PPI是首选药物。抑酸治疗可降低胃内酸度，与溃疡尤其是十二指肠溃疡的愈合存在直接关系。十二指肠溃疡的疗程为4～6周，胃溃疡的疗程为6～8周。对于存在高危因素和巨大溃疡患者，可适当延长疗程。

H_2受体阻滞剂的抑酸效果弱于PPI，常规采用标准剂量，对十二指肠溃疡的治疗需要8周，用于治疗胃溃疡时疗程应更长。

3. 抗 Hp 治疗

根除 Hp 是 Hp 阳性消化性溃疡的基本治疗，是促进溃疡愈合和预防复发的有效措施。常用方案为 1 种 PPI＋2 种抗生素，疗程 7～14 天。我国 Hp 对克拉霉素、甲硝唑和氟喹诺酮类药物的耐药率呈上升趋势，使 Hp 根除率下降。在原有三联疗法中加入黏膜保护剂形成的四联疗法，可有效提高 Hp 根除率，为相关指南所推荐。

4. 中药治疗

随着抑酸剂以及抗 Hp 药的应用，溃疡能够迅速愈合，但是仍存在较高复发率以及西药的不良反应。运用中药配合西药治疗，能够促进溃疡急性期的愈合，提高 Hp 的根除率、提高溃疡的愈合质量，减少对西药的耐药性及药物的不良反应，降低患者医疗费用，提高溃疡愈合质量。

二、康复新液治疗消化性溃疡的临床应用

空腹口服康复新液，每次 10～20mL，每天 3 次，疗程 4～8 周。

三、康复新液治疗消化性溃疡的典型病例

石某，男，60 岁。1994 年因消化性溃疡首次确诊，接受治疗，至 2007 年，溃疡反复发作。

患者于 2007 年 8 月 31 日因消化性溃疡再次入院接受治疗，诊断结果为十二指肠球部溃疡（A1 期，十二指肠球部前壁见 1.5cm×0.8cm 溃疡，底覆白苔，周围充血水肿）。治疗方案：耐信（埃索美拉唑肠溶片），40mg，每天 2 次；自维（谷氨酰胺胶囊），0.5g，每天 3 次。常规用药 2 个月后复查。

同年 10 月 31 日复查结果为十二指肠球部溃疡（A1 期，十二指肠球部见两处溃疡，大小分别为 0.6cm×0.8cm 及 0.6cm×0.6cm，底覆白苔及血痂，周围黏膜充血水肿）。治疗方案：耐信，40mg，每天 2 次；自维，0.5g，每天 3 次；康复新液 10mL，每天 3 次。

同年 12 月 13 日复查：十二指肠球部前壁见一白色溃疡瘢痕（S2 期）。

对此患者随访 3 年，未见复发。

患者治疗不同时期检查报告对比见图 3－6。

门诊号：000000　住院号：　病历号：　检查号：138580

姓　名：■■■　性　别：男　年　龄：60岁　设备型号：
科　别：　病　室：　来　源：门诊　检查部位：

检查所见：

食管距门齿24cm处可见一直径约1.0cm的平坦粘膜稍隆起，表面光滑稍发白，余食管粘膜光滑湿润，贲门闭合良好，胃底粘膜光滑，胃体脑回状，橘红色，下段大弯侧可见一大小约0.8厘米球形隆起，表面光滑，胃角形态完整，胃窦粘膜红白相间，红疹样变，蠕动正常，幽门可见，圆形，开闭自如，粘膜光滑，色泽淡红，十二指肠球部前壁可见一约1.5x0.8cm的溃疡，底覆白苔，周围粘膜充血水肿，十二指肠降段未见溃疡及新生物。

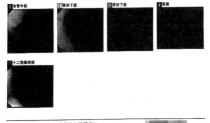

诊断：胃壁平滑肌瘤（已做超声内镜提示）
　　　慢性浅表性胃窦炎
　　　十二指肠球部溃疡（A1期）
类型（普通/无痛）：无痛苦性胃镜

报告日期：2007-08-31
医师签字：

8月31日就诊时

门诊号：000000　住院号：　病历号：　检查号：147173

姓　名：■■■　性　别：男　年　龄：60岁　设备型号：
科　别：医院科室　病　室：　来　源：门诊　检查部位：

检查所见：

食管粘膜光滑湿润，贲门闭合良好，胃底粘膜光滑，胃体脑回状，大弯侧见一直径约0.3厘米瘢痕。胃角形态完整。胃窦粘膜红白相间，红疹样变，蠕动正常。幽门可见，圆形，开闭自如，粘膜光滑，色泽淡红。十二指肠球部见两处大小分别约0.6*0.8厘米及0.6*0.6厘米溃疡，底覆白苔及血痂，周边粘膜明显充血水肿。十二指肠降段未见溃疡及新生物。

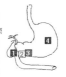

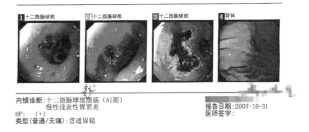

内镜诊断：十二指肠球部溃疡（A1期）
　　　　　慢性浅表性胃窦炎
HP：（+）
类型（普通/无痛）：普通胃镜

报告日期：2007-10-31
医师签字：

10月31日复查

门诊号：000000　住院号：　病历号：　检查号：153981

姓　名：■■■　性　别：男　年　龄：60岁　设备型号：
科　别：医院科室　病　室：　来　源：门诊　检查部位：

检查所见：

食管距门齿23cm可见粘膜稍粗糙，色发白，活检质软，余食管粘膜光滑湿润，贲门闭合良好，胃腔内见大量食物潴留，影响部分观察，所见胃底粘膜光滑，胃体脑回状，橘红色，胃角形态完整，胃窦粘膜红白相间，蠕动正常。幽门可见，圆形，开闭自如，粘膜光滑，色泽淡红。十二指肠球部前壁可见一白色溃疡疤痕。十二指肠降段粘膜散在充血，未见溃疡及新生物。

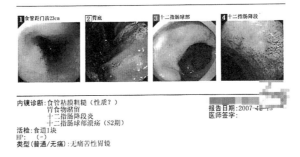

内镜诊断：食管粘膜粗糙（性质？）
　　　　　胃食物潴留
　　　　　十二指肠降段炎
　　　　　十二指肠球部溃疡（S2期）
活检：食道1块
HP：（-）
类型（普通/无痛）：无痛苦性胃镜

报告日期：2007-■-■
医师签字：

12月13日复查

图3-6　患者治疗不同时期检查报告对比

参考文献

［1］葛均波，徐永健，王辰. 内科学［M］. 9版. 北京：人民卫生出版社，2018.

［2］中华消化杂志编委会. 消化性溃疡诊断与治疗规范［J］. 中华消化杂志，2016，36（8）：508-513.

［3］中华中医药学会脾胃病分会. 消化系统常见病消化性溃疡中医诊疗指南（基层医生版）［J］. 中华中医药杂志，2019，10（34）：4721-4726.

［4］中华医学会消化病学分会幽门螺杆菌和消化性溃疡学组. 第五次全国幽门螺杆菌感

染处理共识报告 [J]. 中华消化杂志，2017，37（6）：364－378.

[5] 中华中医药学会脾胃病分会. 消化系统常见消化性溃疡中医诊疗指南 [J]. 中华中医药杂志，2019，34（10）：4721－4726.

[6] 高鹏翔. 中医学 [M]. 8版. 北京：人民卫生出版社，2013.

第六节　溃疡性结肠炎

一、现代医学概述

（一）定义

溃疡性结肠炎（ulcerative colitis，UC）是一种由遗传背景与环境因素相互作用而导致的慢性炎症性疾病，表现为结直肠黏膜的持续性炎症反应，累及直肠并不同程度地累及结肠。临床表现为腹泻、黏液脓血便、腹痛。病情轻重不等，多呈反复发作的慢性病程。

（二）流行病学

《消化系统常见病溃疡性结肠炎中医诊疗指南（基层医生版）》提到，UC在不同国家、地区、种族人群中的发病率不同，有显著的地域和种族差异。欧洲、亚洲、北美洲最高发病率分别为24.3/10万、6.3/10万、19.2/10万。亚洲国家的发病率呈逐年增高趋势，发病率为7.6/10万～14.3/10万，患病率为2.3/10万～63.6/10万。

（三）分型

UC依据临床类型、病变范围、病情分期、严重程度，可分为初发型和慢性复发型。病变范围参照蒙特利尔分型，可分为直肠型、左半结肠型和广泛结肠型。病情分期参照改良Mayo评分系统，可分为活动期和缓解期。依据改良Truelove和Witts疾病严重程度分型，可分为轻度、中度和重度。

（四）病因和发病机制

病因尚不十分明确，与遗传因素、环境因素有关。

（五）临床表现

反复发作的腹泻、黏液脓血便以及腹痛是UC的主要临床症状。起病多为亚急性，少数急性起病。病程呈慢性，发作与缓解交替，少数症状持续并逐渐加重。病情严重程度与病变范围、临床分型及病情分期等有关。

1. 消化系统表现

1）腹泻和黏液脓血便：见于绝大多数患者。腹泻主要与炎症导致的大肠黏膜对水、钠吸收屏障以及结肠运动功能失常有关。黏液脓血便是本病活动期的重要表现，系黏膜炎性渗出、糜烂及溃疡所致。大便次数及便血程度与病情严重程度有关，轻者排便每天2~4次，便血轻或无；重者达每天10次以上，脓血显见，甚至大量便血。粪质多数为糊状，重症可呈稀水样大便。病变限于直肠或累及乙状结肠的患者，除便频、便血外，偶尔表现为便秘，这是病变引起直肠排空功能障碍所致。

2）腹痛：多为轻至中度腹痛，为左下腹或下腹阵痛，亦可累及全腹。常里急后重，便后腹痛缓解。轻者可无腹痛或仅有腹部不适；重者如并发中毒性巨结肠或炎症波及腹膜，可有持续剧烈腹痛。

3）其他症状：可有腹胀、食欲减退、恶心、呕吐等。

4）体征：轻、中度患者仅有左下腹轻压痛，有时可触及痉挛的降结肠或乙状结肠。重度和暴发型患者常有明显压痛。若出现腹肌紧张、反跳痛、肠鸣音减弱等，应注意中毒性巨结肠、肠穿孔等并发症。

2. 全身反应

1）发热：一般出现在中、重度患者的活动期，高热多提示有严重感染、并发症或病情急性进展。

2）营养不良：衰弱、消瘦、贫血、低蛋白血症、水与电解质平衡紊乱等多出现于重度或病情持续活动者。

3. 肠外表现

包括外周关节炎、结节性红斑、坏疽性脓皮病、巩膜外层炎、复发性口腔溃疡等，这些肠外表现在病情得到控制或结肠切除后可以缓解或恢复；骶髂关节炎、强直性脊柱炎、原发性硬化性胆管炎及少见的淀粉样变性、急性发热性嗜中性皮肤病等可与UC共存，但与本身病情变化无关。

（六）诊断

UC缺乏诊断的"金标准"，主要结合临床表现、内镜检查和组织病理学检查、实验室检查、影像学检查等进行综合分析，在排除感染性和其他非感染性肠病的基础上进行诊断。

临床表现为持续或反复发作的腹泻、黏液脓血便伴腹痛、里急后重和不同程度的全身症状，病程在6周以上。内镜下特征表现为连续的、表浅的、弥漫的、融合的、分界清晰的结肠炎症和直肠受累，重度患者表现为黏膜质脆、自发性出血和深溃疡形成。

（七）治疗

目的是控制急性发作、促进黏膜愈合、维持缓解、减少复发、防治并发症。

1. 控制炎症

1）5-氨基水杨酸（5-ASA）：几乎不被吸收，可抑制肠黏膜的前列腺素合成和炎症介质白三烯的形成，对肠道炎症有显著的抗炎作用。常用药物有柳氮磺吡啶

（SASP）、奥沙拉秦、美沙拉秦等。

2）糖皮质激素：对急性发作期有较好疗效。可用于 5-ASA 疗效不佳的轻、中度患者，特别适用于重度患者。

3）免疫抑制剂：硫唑嘌呤或硫嘌呤适用于对激素治疗效果不佳或对激素依赖的慢性持续型患者。

本病缓解期控制炎症主要以 5-ASA 作为维持治疗，对于维持治疗的疗程尚无一致意见，但一般认为至少要维持 4 年。

2. 对症支持治疗

及时纠正水与电解质平衡紊乱，贫血者可输血，低蛋白血症者应补充白蛋白，病情严重者应禁食，并予完全胃肠外营养治疗。

对腹痛、腹泻的对症支持治疗，要权衡利弊，慎重选择抗胆碱能药物或止泻药。

3. 患者教育

缓解期患者应充分休息，调节情绪，避免心理压力过大。

活动期可给予流质或半流质饮食，病情好转后改为富营养、易消化的少渣、清淡饮食。注意饮食卫生，避免肠道感染性疾病。不宜长期饮酒。

按医嘱服药及定期医疗随访，不擅自停药。

4. 手术治疗

紧急手术指征为并发大出血、肠穿孔及合并中毒性巨结肠，经积极内科治疗无效且伴有严重毒血症状。择期手术指征：①并发结肠癌变；②内科治疗效果不理想，严重影响生活质量，或糖皮质激素可控制病情但不良反应太大而不能耐受。一般采用全结肠切除加回肠肛门小袋吻合术。

二、康复新液治疗溃疡性结肠炎的临床应用

可采用康复新液原液或增稠液保留灌肠治疗溃疡性结肠炎。

1. 原液灌肠

取康复新液 100mL（可用生理盐水等体积稀释后使用），加热至 37~39℃，左侧卧位缓慢注入。每天 1~2 次，每次保留 30~45 分钟，7~10 天为 1 个疗程，间隔 5~7 天行下一个疗程，共 2 个疗程。

2. 增稠液灌肠（用于年纪大或者病情重者）

取蒙脱石散 1~2 袋，加入康复新液 50mL 及生理盐水 50mL，搅拌均匀，加热至 37~39℃，照原液灌肠方法使用。

建议灌肠时变换体位以达到适宜部位：患者臀部抬高 10cm，取左侧卧位缓慢注入，10 分钟后嘱患者依次按俯卧位、胸膝卧位、右侧卧位变换体位，每个体位保持 10 分钟。

三、康复新液治疗溃疡性结肠炎的典型病例

患者，男，51 岁。2010 年初诊溃疡性结肠炎，一直未愈。于 2011 年 6 月到医院就诊。

直肠镜检：直结肠黏膜充血、水肿，血管纹理不清，进镜 25~75cm，可见黏膜溃

疡形成，表面覆盖大量坏死物、血液及黏液，溃疡周围可见假息肉形成，呈铺路石样，并可见黏膜桥形成，管腔变狭窄僵硬，触之易出血，75cm 至回盲部可见几处息肉样改变，其余黏膜大致正常。诊断：溃疡性结肠炎（重度）。治疗方案：美沙拉秦，口服，每次 4 片，每天 3 次；参苓白术散加减汤药，口服；康复新液，灌肠，50mL 康复新液加 100mL 生理盐水配比，每天 1 次。

治疗 1 个月后复查，直肠镜检查：肛门至 35cm 可见直结肠黏膜充血、水肿较上次明显好转，无明显出血。

治疗 3 个月后复查，直肠镜检查：肛门至 25cm 处可见黏膜轻度充血，血管纹理清晰。

患者治疗期间检查对比见图 3-7。

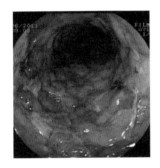 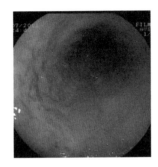 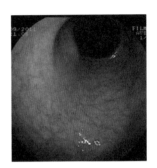

2010 年 6 月 13 日初诊镜检　　　2010 年 7 月 13 日复诊镜检　　　2010 年 9 月 23 日复诊镜检

图 3-7　患者治疗期间检查对比

参考文献

［1］葛均波，徐永健，王辰. 内科学［M］. 9 版. 北京：人民卫生出版社，2018.

［2］中国中西医结合学会消化系统疾病专业委员会. 溃疡性结肠炎中西医结合诊疗共识意见［J］. 中国中西医结合消化杂志，2018，26（2）：105-111，120.

［3］中华中医药学会脾胃病分会. 消化系统常见病溃疡性结肠炎中医诊疗指南［J］. 中华中医药杂志，2019，34（9）：4155-4160.

［4］中华中医药学会脾胃病分会. 溃疡性结肠炎中医诊疗专家共识意见［J］. 中华中医药杂志，2017，32（8）：3585-3589.

第四章

口腔科

第一节　复发性阿弗他溃疡

一、现代医学概述

（一）定义

复发性阿弗他溃疡（recurrent aphthous ulcer，RAU）又称复发性口腔溃疡、复发性口疮、复发性阿弗他口炎等，是常见的口腔黏膜病。病损表现为孤立的、圆形或椭圆形的浅表性溃疡，具有周期性、复发性及自限性的特点，具有明显的灼痛感。

（二）流行病学

不同区域或民族的 RAU 患病率不同，一般报道 RAU 的患病率接近 20%。各年龄段均可发生，一般 40 岁以下者多发，首次发作在 20 岁左右，女性多见。

（三）分型

临床一般分为轻型、重型和疱疹样 RAU。

1. 轻型 RAU

最常见，约占 RAU 的 80%。溃疡不大，数目不多，每次 1~5 个，孤立散在，直径为 2~4mm，圆形或椭圆形，边界清楚。

2. 重型 RAU

又称复发性坏死性黏膜腺周围炎或腺周口疮。溃疡常单个发生，大而深，直径可达 10~20mm，深及黏膜下层直至基层，溃疡可持续月余。

3. 疱疹样 RAU

又称口炎型口疮。溃疡小，直径小于 2mm，而数目多，可达数十个，散在分布于黏膜任何部位。

（四）病因和发病机制

病因尚不十分明确，与免疫因素、遗传因素、环境因素、系统性疾病等有关。

（五）临床表现

一般表现为反复发作的圆形或椭圆形溃疡，具有黄、红、凹、痛的临床特征，即溃疡表面覆盖黄色假膜、周围有红晕带、中央凹陷、疼痛明显。溃疡的发作周期长短不一，可分为发作期、愈合期、间歇期，且具有不治自愈的自限性。

1. 轻型 RAU

好发于唇、舌、颊、软腭等无角化或角化较差的黏膜，附着龈及硬腭等角化黏膜很少发病。RAU 初起为局灶性黏膜充血水肿，呈粟粒状红点，灼痛明显，继而形成浅表溃疡，圆形或椭圆形，直径 2~4mm。5 天左右溃疡开始愈合，此时溃疡面有肉芽组织形成、创面缩小、红肿消退、疼痛减轻。7~10 天溃疡愈合，不留瘢痕。

2. 重型 RAU

溃疡持续时间较长，可达 1~2 个月或更长。通常是 1~2 个溃疡，但在愈合过程中又可出现 1 个或数个小溃疡。疼痛剧烈，愈后可留瘢痕。初始好发于口角，其后有向口腔后部移行趋势。发生于口腔后部如腭舌弓、软硬腭交界处时可造成组织缺损，影响言语及吞咽。可伴全身不适、局部淋巴结肿痛。溃疡可在先前愈合处再次复发。

3. 疱疹样 RAU

病程与轻型 RAU 相似。溃疡可融合成片，黏膜充血发红，疼痛最重，唾液分泌增加。可伴有头痛、低热及全身不适、局部淋巴结肿痛等症状。

（六）诊断

RAU 的诊断主要依据病史特点（复发性、周期性、自限性）及临床特征（黄、红、凹、痛）。没有特异性的实验室检查依据及病理学检查依据，因此不必做实验室检查及病理学检查。对大而深、病程长的溃疡，应警惕癌性溃疡的可能，必要时做病理学检查明确诊断。

（七）治疗

1. 局部治疗

主要是消炎、镇痛，防止继发感染，促进愈合。

1）消炎类药物。①药膜：有保护创面、减轻疼痛、延长药物作用时间的效果，在羧甲基纤维素钠、山梨醇中加入金霉素、氯己定，以及表面麻醉剂、糖皮质激素等制成。②软膏 0.1% 曲安西龙软膏。③含漱液：0.1% 高锰酸钾液、0.02% 呋喃西林液、3% 复方硼砂溶液、0.02% 氯己定溶液等。④含片：西地碘片、溶菌酶片等。

2）镇痛类药物。包括利多卡因凝胶、喷剂及苯佐卡因凝胶等，仅限于疼痛难忍或影响进食时使用，以防成瘾。

3）中医药治疗。康复新液、锡类散、冰硼散、西瓜霜等。

2. 全身治疗

原则为对因治疗、控制症状、减少复发、争取缓解，如糖皮质激素、免疫调节剂、中成药等。

二、康复新液治疗复发性阿弗他溃疡的临床应用

（一）康复新液单用治疗 RAU

1. 含服

清水或生理盐水漱口清洁口腔后，康复新液每次 10mL，含于口内 3~5 分钟后缓慢咽下。每天 3 次。（黄帆等，2018）

2. 擦涂

康复新液每次 20mL，用无菌棉球吸收康复新液后，清洁口腔，使康复新液与口腔黏膜接触，早晚各 1 次。（李旭等，2015）

3. 含敷

用脱脂棉球蘸取适量康复新液（约 2mL）置于口腔溃疡处，口含 10～20 分钟（其间可咽下药液及口水），然后吐掉棉球，可连续多次口含。（马国全等，2016）

（二）康复新液联用其他疗法治疗 RAU

1. 局部喷洒口腔溃疡散联合康复新液含服

于患处喷洒口腔溃疡散后，使用康复新液 10mL，含于口中 3～5 分钟后缓慢吞服。（Zhu 等，2018）

2. 微波治疗联合康复新液含服

经微波治疗后，使用生理盐水漱口。使用康复新液 10mL，含于口中 3～5 分钟后缓慢吞服。用药后 30 分钟禁食禁水。（李梅等，2015）

3. 局部氧疗加利多卡因联合康复新液含服

生理盐水冲洗溃疡黏膜处后以湿化纯氧直接吹入溃疡黏膜处，纯氧流量 6L/min，每次 30 分钟，每天 2 次，后以生理盐水漱口。之后使用盐酸利多卡因凝胶 2g 涂抹覆盖溃疡黏膜表面，每天 1 次。再使用康复新液 10mL，含于口中 5 分钟后缓慢吞服。用药后 30 分钟禁食禁水。（王涛等，2016）

4. 西帕依固龈液冲洗联合康复新液涂抹

口腔护理过程中用西帕依固龈冲洗口腔后用康复新液涂抹口腔溃疡面，早晚各 1 次。（高静等，2016）

5. 蒙脱石散外敷联合康复新液含服

将 3g 蒙脱石散研磨成粉，加入清水调和成糊状，使用棉签蘸取后均匀涂抹于患者溃疡创面，每天 4 次。同时，口服 10mL 康复新液含于口中，保持 5 分钟后咽下，每天 3 次。（程庆元，2019）

6. 西地碘含服联合康复新液含漱

西地碘每次 1.5g，康复新液每次 10mL，含漱 3～5 分钟，每天多次。（张林等，2021）

三、康复新液治疗 RAU 的典型病例

患者，男，60 岁。自述口腔溃疡常年反复发作，影响进食而就诊。

检查后诊断：复发性阿弗他溃疡（疱疹型）。

治疗方案：康复新液 10mL，含 3～5 分钟后吞咽，每天数次，搭配康复馨牙膏早晚刷牙。

治疗 5 天后，溃疡愈合。临床随访 2 个月，未见复发。

患者治疗前后对比见图 4－1。

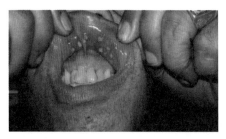 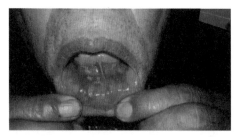

治疗前

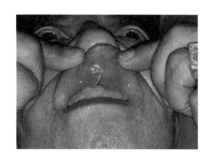 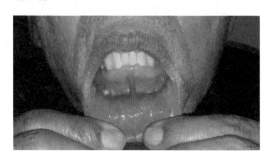

治疗 5 天后

图 4-1　患者治疗前后对比

参考文献

[1] 张志愿，俞光岩．口腔科学 [M]．8 版．北京：人民卫生出版社，2013．

[2] 周海文，吴岚，周曾同．口腔黏膜病临床治疗Ⅵ．复发性阿弗他溃疡的诊断与治疗 [J]．中华口腔医学杂志，2007，42（1）：57-59．

[3] 孙淑彦，唐震．复发性阿弗他溃疡的相关研究进展 [J]．现代消化及介入诊疗，2018，23（A01）：296．

[4] 石青．复发性口腔溃疡临床辨治思路 [J]．中国中医药信息杂志，2010，17（4）：89-90．

[5] Zhu S S, Shi Q Y, Lu J. Curative effect of oral ulcer powder on the treatment of recurrent aphthous ulcer [J]. Pak J Pharm Sci, 2018, 31 [3 (Special)]：1175-1178.

[6] 沈央明，范建林，莫朝阳．康复新液治疗 45 例复发性阿弗他溃疡的短期疗效 [J]．华西药学杂志，2009，24（4）：440-440．

[7] 李旭，王琳．康复新液预防气管插管患者口腔溃疡的疗效 [J]．中国医科大学学报，2015，44（4）：371-372．

[8] 李梅，胡涛．康复新液联合微波治疗创伤性口腔溃疡的临床效果分析 [J]．中药药理与临床，2015，31（6）：171-173．

[9] 朱垚瑶，杜越英，孙健康．康复新液治疗复发性口腔溃疡疗效观察 [J]．实用临床医药杂志，2015，19（z1）：61，83．

[10] 范照三，赵海军．康复新液对口腔溃疡兔的血清中 SOD 和 MDA 的影响 [J]．华西药学杂志，2015，30（3）：390．

[11] 王涛，赵永兴，林建能，等．康复新液联合利多卡因辅助氧疗对复发性口腔溃疡

患者疗效及相关指标的影响［J］. 中国药房，2016，27（33）：4654－4655，4656.

［12］谢春，戴琳，刘坚. 康复新液联合口腔溃疡散治疗复发性阿弗他溃疡的临床观察［J］. 中国药房，2016，27（8）：1101－1103.

［13］高静，柏勇. 康复新液联合西帕依固龈液治疗复发性阿弗他溃疡［J］. 湖北医药学院学报，2016，35（5）：502－503.

［14］马国全，王治国. 康复新液辅助治疗口腔溃疡疗效观察［J］. 人民军医，2016，59（3）：272.

［15］夏长普，吴峥嵘，吴贾涵. 康复新液对口腔溃疡患者 EGF、EGFR 影响及疗效机制研究［J］. 辽宁中医药大学学报，2016，18（3）：170－172.

［16］温庆春，罗毅，李生柏，等. 康复新液对复发性口腔溃疡患者血清炎性因子表达的影响［J］. 中医药导报，2016，22（19）：83－84，90.

［17］张存宝，孙莉，张雄，等. 康复新液治疗复发性口腔溃疡的作用机制研究［J］. 浙江医学，2016，38（11）：818－821，825.

［18］彭源. 康复新液对小儿口腔溃疡的治疗效果研究［J］. 医药论坛杂志，2016，37（11）：142－143.

［19］黄帆，段宁，蒋红柳，等. 康复新液和重组牛碱性成纤维细胞生长因子外用溶液治疗顽固性轻型复发性阿弗他溃疡的疗效比较［J］. 医学研究生学报，2018，31（9）：943－947.

［20］郎江蓉，赵如玲，马婷婷，等. 蒙脱石散联合康复新液治疗口腔炎合并口腔溃疡的临床疗效分析［J］. 中国基层医药，2018，25（19）：2460－2462.

［21］胡旭，陈静静. 康复新液结合臭氧对复发性阿弗他溃疡唾液表皮生长因子及血清 IL－6、SOD、SIgA 的影响［J］. 中华全科医学，2019，17（9）：1512－1514.

［22］姚江伟. 康复新液联合西地碘治疗复发性口腔溃疡疗效观察及对 T 淋巴细胞亚群、白细胞介素 2 和白细胞介素 6 表达的影响［J］. 中国基层医药，2020，27（20）：2534－2538.

［23］秦爱丽，郑蕾，蒋海晓，等. 康复新液治疗复发性口腔溃疡患儿的临床效果研究［J］. 中华全科医学，2020，18（9）：1516－1518，1522.

［24］项海东，王一龙，刘从娜，等. 康复新液联合利多卡因辅助氧疗治疗复发性口腔溃疡的临床研究［J］. 河北医科大学学报，2020，41（5）：574－578.

［25］项海东，王一龙，刘从娜，等. 康复新液治疗顽固性轻型复发性阿弗他溃疡的效果［J］. 河北医药，2021，43（13）：2001－2003，2007.

［26］马军光，陈涛，童忠. 蒙脱石散与康复新液联合应用治疗口腔炎合并口腔溃疡 62 例分析［J］. 中国基层医药，2021，28（7）：1052－1055.

［27］程庆元. 蒙脱石散联合康复新液治疗口腔炎合并口腔溃疡的疗效分析［J］. 全科口腔医学电子杂志，2019，6（3）：37.

［28］张林，章福保，裴婧，等. 康复新液联合西地碘含片治疗轻型复发性阿弗他溃疡的临床研究［J］. 现代诊断与治疗，2021，32（24）：3881－3882.

第二节　口腔扁平苔藓

一、现代医学概述

（一）定义

口腔扁平苔藓（oral lichen planus，OLP）是一种口腔黏膜炎症性疾病，是口腔黏膜病中常见的疾病之一。患者口腔黏膜出现白色或灰白色细纹，多数患者有疼痛、粗糙不适等临床症状。因其长期糜烂、病损有恶变现象，WHO 将其列入癌前状态。

（二）流行病学

《口腔扁平苔藓诊疗指南（修订版）》指出，总体上 OLP 的发病率在 1％～4％。女性多于男性，比例约为 1.5∶1，好发年龄在 30～60 岁，儿童少见。该病存在一定的遗传因素。

（三）分型

1）糜烂型：黏膜除白色病损外，线纹间及病损周围黏膜发生充血、糜烂、溃疡。患者有刺痛、自发痛。常发生于颊、唇、前庭沟、磨牙后区、舌腹等部位。

2）非糜烂型：黏膜白色线纹间及病损周围黏膜正常，无充血、糜烂、溃疡。患者有刺激痛。黏膜上白色、灰白色纹状花纹组成斑块、水疱等病损。

（四）病因

病因尚不十分明确，与免疫因素、精神因素、遗传因素等有关。

1）免疫因素：OLP 可能是 T 细胞介导的免疫反应性疾病。

2）精神因素：OLP 发病与工作、生活状态及个人心理异常等有关，这些因素去除后，病情可缓解。

3）内分泌因素：本病女性多见，与妊娠、更年期有关。

4）感染因素：通过病理切片机电子显微镜检查，曾发现病损内有可疑病毒与细菌。

5）遗传因素：研究发现 OLP 患者的直系亲属发病率较高。

（五）临床表现

1. 口腔黏膜病损

典型的病损特征为针头大小的小丘疹连成白色或灰白色细纹，类似皮肤损害的 Wickham 线。黏膜可发生红斑、充血、糜烂、溃疡等。病损消退后，可留有色素沉着。

病损可发生在口腔黏膜的任何部位，以颊部多见，其次为舌、龈、前庭、唇、腭及口底等部位。病损多数左右对称。部分患者有黏膜粗糙感、木涩感、口干、痒感等。可同时出现多样病损，且可相互重叠、转变。

2. 皮肤病损

OLP 可伴有皮肤病损，以四肢伸侧多见，病损左右对称，瘙痒感明显。损害特点为紫红或暗红色、有蜡样光泽的多角形扁平丘疹，粟粒至黄豆大小，融合成苔藓样。有的小丘疹连续形成白色细纹，成 Wickham 线。

3. 指甲病损

常呈对称性，甲体无光泽，常有纵沟或嵴。甲部损害一般无自觉症状。

（六）诊断

一般根据病史及典型的黏膜白色病损即可做出临床诊断，典型的皮肤或指甲损害可作为诊断依据之一。可结合组织活检，必要时辅以免疫病理等实验室检查进行确诊。

（七）治疗

1. 身心治疗

详细了解病史，注意调整心理状态。

2. 局部治疗

1) 去除局部刺激因素，消除感染性炎症。如使用氯己定、制霉菌素等。

2) 外用糖皮质激素。

3) 对病损角化程度高的患者使用维 A 酸类药物。

3. 全身治疗

1) 口服肾上腺皮质激素，对急性大面积或多灶糜烂型 OLP，可慎重考虑小剂量、短疗程方案。

2) 免疫调节剂治疗。

4. 中医药治疗

临床上也可以考虑中医药治疗方法。

二、康复新液治疗口腔扁平苔藓的临床应用

（一）康复新液单用治疗扁平苔藓

1. 含服

清水或生理盐水漱口清洁口腔后，康复新液每次 10mL，含于口内 3~5 分钟后缓慢咽下，每天 3 次。（赵玉萍，2009）

2. 擦涂

消毒棉签蘸取康复新液涂于糜烂处，每天 2 次。（刘敬，2005）

（二）康复新液治疗联用治疗扁平苔藓

1. 联用曲安奈德局部注射

于糜烂处基底部注射 1.5mL 醋酸曲安奈德注射剂（5mL：50mg），每周 1 次，4 次为 1 个疗程。其间含服康复新液，每天 3 次，每次 10mL。（郑宇杰，2019）

2. 联用地塞米松康复新液含漱

康复新液 100mL 配 2mL 醋酸地塞米松磷酸钠注射液（醋酸地塞米松磷酸钠注射液，每支 1mL，浓度为 5mg/mL）制成 9.8％地塞米松康复新液。常规口腔卫生清洁后用 15mL 溶液，含漱 5 分钟，每天 3 次。用药后 30 分钟禁食禁水。（雷先会等，2018）

3. 联用硫酸羟氯喹

硫酸羟氯喹口服，每次 0.1g，每天 2 次，联合康复新液 10mL 含漱 5 分钟，每天 3 次。用药后 30 分钟内禁食禁水。（王蕊等，2019）

三、康复新液治疗口腔扁平苔藓的典型病例

患者，男，61 岁。主诉进食双颊黏膜刺激，痛半年余，于 2018 年 7 月入院治疗。

诊断：糜烂型口腔扁平苔藓。

专科检查：两颊大面积散在分布片状白色网纹，伴充血糜烂，双颊病损面积均＞1/2 相应颊黏膜面积。舌背舌苔略厚。其余黏膜未见明显异常。无皮肤、指（趾）甲病损。诊断：糜烂型口腔扁平苔藓。

治疗方案：因患者伴有高血压、慢性胃炎、轻度脂肪肝等疾病，未选择糖皮质激素类药物治疗。局部治疗，注射用碳酸氢钠溶液 5mL，1：1 稀释后漱口，每天 3 次；之后使用康复新液 10mL，含漱，每天 3 次。全身治疗，清瘟解毒口炎康（院内制剂），每次 8g，每天 2 次，开水冲服；白芍总苷胶囊，每次 0.3g，每天 2～3 次，口服。

根据临床观察，治疗 6 周后症状缓解明显，原治疗方案中清瘟解毒口炎康减半，其余不变，继续治疗。

治疗 24 周后，症状完全消失，停药，定期随访。

患者治疗前后不同阶段效果对比见图 4-2。

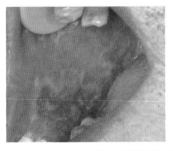 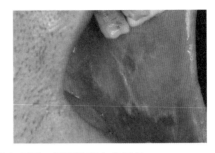

治疗前：颊黏膜片状糜烂充血面，周围散在白色网纹

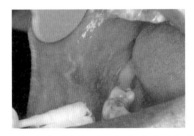 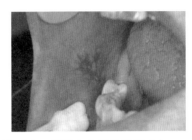

治疗 1 个月后：颊黏膜糜烂充血面明显减小，周围白色网纹明显减少

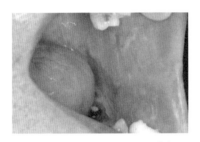 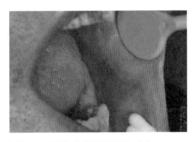

治疗 3 个月后：颊黏膜糜烂充血面减小，周围白色网纹明显减少

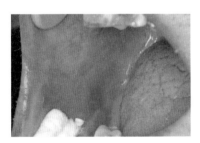 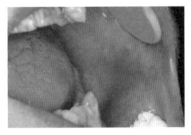

治疗 5 个月后：颊黏膜糜烂充血面白色网纹基本消失

图 4－2　患者治疗前后不同阶段效果对比

参考文献

［1］张志愿，俞光岩．口腔科［M］．8 版．北京：人民卫生出版社，2013.

［2］中华口腔医学会口腔黏膜病学专业委员会，中华口腔医学会中西医结合专业委员会．口腔扁平苔藓诊疗指南（修订版）［J］．中华口腔医学杂志，2022，57（2）：115－121.

［3］宋敏花，李增宁，张雷．口腔扁平苔藓研究与中医辨证［J］．现代中西医结合杂志，2007，16（32）：4897－4899.

［4］周曾同. 口腔扁平苔藓中医辨证分型及中西医结合治疗的思考和建议［J］. 中华口腔医学杂志，2012，47（7）：391－394.

［5］刘敬. 外用康复新液治疗扁平苔藓（糜烂型）43 例临床观察［J］. 医药产业资讯，2005，2（21）：73.

［6］谢红，岳朝晖，许平. 康复新液联合曲安奈德治疗口腔扁平苔藓 21 例［J］. 华西药学杂志，2008，23（5）：619.

［7］赵玉萍. 康复新液治疗糜烂型口腔扁平苔藓的近期疗效观察［J］. 口腔医学，2009，29（7）：342－344.

［8］李燕，张倩. 康复新联合激光治疗口腔糜烂型扁平苔藓 20 例疗效观察［J］. 贵州医药，2010，34（6）：527－528.

［9］于燕春，张雪冰. 口腔扁平苔藓 546 例的治疗与护理［J］. 中国误诊学杂志，2010，10（14）：3435.

［10］贾娟，邓彦君，夏德林，等. 康复新液治疗糜烂型口腔扁平苔藓的短期疗效观察［J］. 华西医学，2011，26（8）：1221－1222.

［11］周晓丽，张晓辉，康复新液治疗糜烂型扁平苔藓疗效观察［J］. 四川医学，2013，34（12）：1892－1893.

［12］张秋华，张琪. 中医规范化治疗口腔扁平苔藓 159 例［J］. 长春中医药大学学报，2014，30（6）：1137－1139.

［13］胡媛媛，刘宗响. Nd：YAG 激光联合康复新液治疗糜烂型 OLP 疗效纵向观察［J］. 口腔医学研究，2015，31（9）：907－909.

［14］高琪，杜勇，陈惠珍. 中医辨证治疗联合康复新液含漱治疗口腔扁平苔藓患者的临床研究［J］. 辽宁中医杂志，2016，43（8）：1649－1651.

［15］鲍敏. Nd：YAG 激光联合康复新液治疗口腔扁平苔藓的疗效［J］. 江苏医药，2017，43（17）：1270－1271.

［16］苏琳涵，邱宜农，关德林. Nd：YAG 激光联合局部用药对口腔扁平苔藓患者临床症状及免疫功能的影响［J］. 实用医院临床杂志，2018，15（5）：237－239.

［17］张绍清，贺慧霞. 低功率半导体激光联合康复新液治疗糜烂型扁平苔藓疗效观察［J］. 解放军医学院学报，2018，39（5）：411－414.

［18］雷先会，杨森. 康复新液联合地塞米松治疗糜烂型口腔扁平苔藓的临床疗效［J］. 口腔疾病防治，2018，26（6）：384－386.

［19］王蕊，王芹，杜文斌，等. 硫酸羟氯喹联合康复新液含漱治疗糜烂型口腔扁平苔藓疗效及对唾液中相关因子表达的影响［J］. 现代中西医结合杂志，2019，28（24）：2634－2637.

［20］王蕊，王芹，杜文斌，等. 硫酸羟氯喹口服联合康复新液、曲安奈德混合液含漱对糜烂型口腔扁平苔藓病人血清差异蛋白、白细胞介素－12、白细胞介素－17 的影响［J］. 安徽医药，2020，24（12）：2523－2527.

［21］郑宇杰. 康复新液联合曲安奈德局部注射治疗糜烂型口腔扁平苔藓的疗效分析［J/OL］. 全科口腔医学电子杂志，2019，6（35）：176－177.

第三节　牙龈炎

一、现代医学概述

（一）定义

牙龈炎（gingivitis）是牙龈组织的炎症状态，病损仅限于牙龈上皮和结缔组织的软组织区域。未发生附着丧失，连接的上皮没有迁移，据此可与牙周炎相区别。通常情况下，牙龈炎很少发生自发性出血，无痛，因此被许多患者忽视。

（二）流行病学

牙龈炎是常见的牙周疾病。调查发现，女性人群的口腔护理较好，因此男性的牙龈炎发生率略高于女性。同时，牙龈炎在社会经济地位较低的人群中更为普遍，因为社会经济地位较高的人群对管理口腔卫生的态度更加积极以及可以选择更好的医疗条件。

（三）病因和分类

根据病因，牙龈炎可分为以下几类。

1. 牙菌斑引起的牙龈炎

牙龈炎最常见的原因。不良的口腔卫生导致细菌在牙齿表面形成薄膜－牙菌斑。如果不定期清除，会变硬并形成牙结石。牙菌斑含有大量细菌，可致牙龈组织发生炎症。

2. 激素水平变化引起的牙龈炎

妊娠期激素水平变化，易出现牙龈充血，加上牙菌斑的影响，可促进或加重牙龈炎的发生。

青春期激素水平变化对牙龈组织和牙菌斑的聚集有一定作用，可导致青春期牙龈炎的发生。

3. 药物性牙龈炎

用于全身疾病的药物可能诱发牙龈炎的不良反应，如苯妥英钠、钙离子通道阻滞剂、抗凝剂、口服避孕药等。

除上述因素外，吸烟、口腔局部情况（口干、牙齿排列）、身体状况、遗传因素等也与牙龈炎的发生有关。

（四）临床表现

病损部位一般局限于游离龈和龈乳头。牙龈的炎症一般以牙区为主，尤其以下前牙区最为显著。患者常因刷牙或咬硬物时牙龈出血而就诊，一般无自发性出血。牙龈颜色鲜红或暗红，病变较重时，炎性充血可波及附着龈。

（五）诊断

根据临床表现，结合相关致病因素即可诊断。

（六）治疗

本病治疗原则为去除刺激因素、改善炎症，可通过各种仪器去除牙菌斑的沉积来实现。疾病初期，患者通过保持良好的口腔卫生习惯（正确的刷牙方式、牙线等工具的使用、定期维护等）即可控制相应症状。根据病情严重程度，可选择洁治术清除牙菌斑和牙石。

对药物引起的牙龈炎，可根据牙龈炎的病情与治疗需要考虑更换治疗药物。

氯己定漱口可通过抗菌和机械作用去除牙菌斑，在刷牙或牙缝清洁后可搭配使用。

一些具有抗炎、止血作用的中药在控制牙龈出血或炎症方面有较好作用。

二、康复新液治疗牙龈炎的临床应用

常规疗法联合康复新液治疗牙龈炎疗效更优。

1. 常规牙龈清洁治疗联用康复新液含服

常规牙龈清洁治疗后，使用注射器取康复新液 5mL 局部喷洒于牙龈，含服 5 分钟后吞咽药液，每天 2 次，治疗 7 天。（Liu 等，2018）

2. 西帕依固龈液联用康复新液含漱

于晨起后、晚睡前、三餐后含漱西帕依固龈液，每次 5～10mL，含漱 3 分钟。15 分钟后含漱康复新液，每次 5～10mL，含漱 3 分钟。（李萍等，2018）

参考文献

[1] 张志愿，俞光岩. 口腔科学［M］. 8 版. 北京：人民卫生出版社，2013.

[2] 卢慧蓉，万文蓉. 中医辨证论治牙龈炎探析［J］. 中医药通报，2019，18（2）：21－22，39.

[3] Liu Y T, Mu F P, Liu L J, et al. Effects of Kangfuxin solution on IL－1β，IL－6，IL－17 and TNF－α in gingival crevicular fluid in patients with fixed orthodontic gingivitis［J］. Exp Ther Med，2018，16（1）：300－304.

[4] 胥瑛，陈金林，廖珊珊，等. 康复新液治疗口腔正畸患儿慢性牙龈炎疗效观察［J］. 现代中西医结合杂志，2014（15）：1647－1648.

[5] 梁欢欢. 康复新液治疗口腔正畸患儿慢性牙龈炎的临床效果分析［J］. 中国基层医药，2018，25（19）：2471－2474.

[6] 孟琨. 康复新液对口腔正畸所致慢性牙龈炎临床疗效及对牙龈肿胀及疼痛改善情况的影响［J］. 基因组学与应用生物学，2018，37（3）：996－1001.

[7] 李萍，赵亮，李海朋. 康复新液联合西帕依固龈液治疗固定正畸早期牙龈炎的疗效观察［J］. 现代药物与临床，2018，33（5）：1212－1215.

[8] 任伟伟，李守宏，管琴. 康复新液联合共同参与型医患互动模式对口腔正畸慢性牙龈炎患儿牙周康复指标的影响［J］. 中国美容医学，2020，29（11）：145－148.

第四节　牙周炎

一、现代医学概述

（一）定义

牙周炎（periodontitis）是由牙菌斑生物膜引起的牙周组织慢性感染性疾病，可以导致牙支持组织（牙龈、牙周膜、牙槽骨和牙骨质）发炎、牙周袋形成、进行性附着丧失和牙槽骨吸收，最后导致牙松动丧失。牙周炎是我国成年人丧失牙齿的首位原因。

（二）流行病学

据统计，5％～20％的成年人患有重度牙周炎。我国居民牙周情况调查结果显示（孟圆等，2017），12 岁、35～44 岁、65～74 岁人群牙龈出血检出率分别高达 57.7％、77.3％、68.0％，牙石检出率分别高达 59.0％、97.3％、88.7％，后两个年龄段牙周袋检出率分别为 40.9％和 52.2％。

（三）病因和分类

牙周炎可分为以下几类。

1. 慢性牙周炎

最为常见，约占牙周炎患者人数的 95％。病因主要为牙菌斑，牙石、食物嵌塞、不良修复体等均为加重菌斑滞留的局部刺激因素。当微生物数量及毒性增强，或机体防御能力削弱时，龈下牙周致病菌大量滋生（如牙龈卟啉单胞菌、伴放线聚集杆菌等），导致胶原破坏、结合上皮向根方增殖、牙周袋形成、牙槽骨吸收。

2. 侵袭性牙周炎

可分为局限型与广泛型。伴放线聚集杆菌是该病的主要致病菌，患者龈下菌斑中可分离出伴放线聚集杆菌，阳性率 90％～100％。

3. 全身疾病相关的牙周炎

牙周炎可作为某些全身疾病的表征之一，包括血液疾病和遗传性疾病，如掌跖角化症-牙周破坏综合征、唐氏综合征、艾滋病等。

（四）临床表现

慢性牙周炎起病缓慢，早期主要表现为牙龈的慢性炎症。一般侵犯全口多数牙，少数患者仅发生于一组牙或个别牙，呈一定的对称性。活动期与静止期交替进行，病程长达十余年甚至数十年。牙面常有大量牙石，牙龈呈现不同程度的慢性炎症，颜色呈鲜红或暗红色，质地松软、点彩消失、牙龈水肿，探诊出血甚至溢脓。早期已有牙周袋和牙槽骨吸收，程度较轻，牙尚不松动。晚期深牙周袋形成，牙松动，咀嚼无力或疼痛，甚至发生急性牙周脓肿。牙周炎晚期除牙周袋形成、牙龈发炎、牙周附着丧失、牙槽骨吸收及牙齿松动等主要特征外，常可出现其他伴发症状，如牙齿移位、食物嵌塞、继发性咬合创伤、牙根暴露、对温度敏感或发生根面龋、急性牙周脓肿、逆行性牙髓炎、口臭等。

（五）诊断

早期牙周炎与慢性牙龈炎的区别不明显，需要通过仔细检查来及时诊断。根据患者年龄、局部刺激因素与牙周病损程度是否一致，可进行早期诊断。

（六）治疗

慢性牙周炎的治疗目标是清除牙菌斑、牙石等刺激因素，消除牙龈炎症，使牙周组织恢复，争取适当的牙周组织再生，并使疗效长期稳定保持。

1）控制牙菌斑，尽量使有牙菌斑的牙面占全部牙面的20%以下。

2）洁治术彻底清除龈上牙石，龈下刮治术清除龈下牙石，根面平整术刮除暴露在牙周内含有大量内毒素的病变牙骨质，使根面平整光滑，有利于牙周支持组织重新附着。洁治术和刮治术是牙周病的基础治疗。

3）尽早拔除附着丧失严重、过于松动的无保留价值的患牙。

4）吸烟可导致牙周疾病的发生发展。对治疗效果较差的吸烟患者，应劝患者戒烟。

5）牙周支持治疗，定期的复查和维护是长期保持牙周健康的关键因素之一。坚持牙菌斑控制，定期复查监测。

6）对于侵袭性牙周炎，在上述基础治疗的基础上，通过微生物学检查明确龈下牙菌斑优势菌后，可选用针对性的抗生素，如甲硝唑、米诺环素等。

二、康复新液治疗牙周炎的临床应用

（一）康复新液单用治疗牙周炎

局部给药：用5mL钝针头注射器抽0.5mL康复新液于患牙牙周袋注入，保持湿润3分钟，10分钟内不漱口，每天1次，共治疗4天。（肖旋等，2009）

（二）常规疗法联用康复新液治疗牙周炎

1. 辅助刮治、根面平整术联用康复新液含漱
辅助刮治、根面平整术后，使用康复新液10mL含漱，每天3次。（肖旋等，2009）

2. EI超声龈上洁治联用康复新液含服
EI超声龈上洁治术后，使用康复新液10mL，含于口中5分钟后咽下，30分钟内禁食禁水。（陈云芳等，2011）

3. 盐酸米诺环素软膏联用康复新液含漱
牙周局部用3%过氧化氢冲洗液冲洗后，给予盐酸米诺软膏，将其注入牙周袋中直

至充满，每周 1 次。其间应用康复新液 10mL 含漱，每次 5 分钟，每天 3 次。（孙秀玲等，2016）

4. 超声龈上洁治、龈下刮治术及根面平整术后联用康复新液含漱

超声龈上洁治、龈下刮治术及根面平整术后，3％过氧化氢冲洗液冲洗及涂抹碘酚后，予康复新液 10mL 含漱，每次含漱 5 分钟，每天 3 次，连续使用 4 周。（陈明铭等，2017）

5. 替硝唑联用康复新液

常规治疗后，3％过氧化氢冲洗液冲洗牙龈及牙周袋，生理盐水再次冲洗，擦干，局部涂抹碘甘油。口服替硝唑片，每次 1g，每天 1 次，疗程为 1 周。同时使用康复新液 10mL 含漱，每次含漱 5 分钟，每天 4 次。（庄瑞等，2019）

参考文献

[1] 张志愿，俞光岩. 口腔科学 [M]. 8 版. 北京：人民卫生出版社，2013.

[2] 孟圆，刘雪楠，郑树国. 国内外口腔疾病负担的现况和分析 [J]. 中华口腔医学杂志，2017，52（6）：386－389.

[3] 卢慧蓉，万文蓉. 中医辨证论治牙龈炎探析 [J]. 中医药通报，2019，18（2）：21－22，39.

[4] 乌玉红，吴邵鸿，解学军，等. 康复新液联合米诺环素治疗牙周炎临床评价 [J]. 中国药业，2020，29（20）：70－72.

[5] 王忠朝，范丽苑，孙晓娟，等. 米诺环素联合康复新液对慢性牙周炎疗效及血清 PD－1、PD－L1 表达的影响 [J]. 河北医科大学学报，2020，41（2）：181－184，190.

[6] 尹敏，黄林江，宣桂红. 盐酸米诺环素软膏配合康复新液漱口对慢性牙周炎患者龈沟液 IL－8 和 TNF－α 水平的影响研究 [J]. 中国生化药物杂志，2016（5）：166－168.

[7] 庄瑞，闫皓博. 康复新液联合替硝唑治疗慢性牙周炎的疗效及对患者龈沟液 S100A12 和乳铁蛋白水平的影响 [J]. 广西医科大学学报，2019，36（3）：404－408.

[8] 王乾锋，唐生合. 康复新液辅助治疗慢性牙周炎的近期疗效观察 [J]. 中国医师杂志，2011，13（2）：276－277.

[9] 陈云芳，陈红卫，曹之强. 康复新液辅助治疗慢性牙周炎的疗效观察 [J]. 中国基层医药，2011，18（10）：1337－1338.

[10] 肖旋，黄慧雅，魏旺荣，等. 康复新液治疗急性牙周炎的临床应用观察 [J]. 中国误诊学杂志，2008，8（4）：806－807.

[11] 陈明铭，王敏娜，廖湘凌. 康复新液结合常规疗法治疗慢性牙周炎临床研究 [J]. 上海中医药杂志，2017，51（2）：61－63.

[12] 孙秀玲，袁旺美，林榜. 康复新液联合米诺环素软膏治疗慢性牙周炎的临床研究 [J]. 现代药物与临床，2016，31（10）：1636－1639.

第五节　智牙冠周炎

一、现代医学概述

（一）定义

智牙冠周炎（pericoronitis of the wisdom tooth）又称下颌第三磨牙冠周炎（pericoronitis of the third molar of the mandible），是第三磨牙萌出不全或萌出受阻时牙冠周围软组织发生的炎症，常见于18~25岁青年，是口腔科常见病和多发病。

（二）病因

在进化过程中，人类下颌骨体逐渐缩短，致使第三磨牙萌出时缺少足够的空间而不能正常萌出，表现为牙冠仅部分萌出或牙的位置偏斜，少数牙则完全埋伏在骨内，即第三磨牙阻生。

另外，因阻生或正在萌出的第三磨牙牙冠被牙龈部分或完全覆盖，构成较深的盲袋，食物残渣进入盲袋后不易清除。当冠周软组织受到牙萌出时的压力，以及咀嚼时遭到对颌牙的咬伤，造成局部血运障碍时，细菌乘虚而入，在机体抵抗力强时，局部症状不明显，在由于疲劳、睡眠不足、月经、分娩等因素存在而使抵抗力下降时，本病可急性发作。临床上以垂直位软组织阻生的下颌第三磨牙冠周炎最为常见。

（三）临床表现

炎症早期，患者仅感磨牙后区不适，偶有轻微疼痛，无全身症状。炎症加重时，局部有自发性跳痛，放射至耳颞区。炎症波及咀嚼肌则出现不同程度的开口受限，咀嚼和吞咽时疼痛加剧，口腔清洁差而有口臭。可有全身不适、发热、畏寒、头痛、食欲减退及便秘等症状。血常规检查白细胞总数稍有升高。

口腔检查见下颌第三磨牙萌出不全或阻生，牙冠周围软组织红肿、糜烂、触痛。用探针在肿胀的龈瓣下方可触及牙冠，常有脓性分泌物溢出，可形成冠周脓肿。严重者腭舌弓及咽侧壁红肿，患侧下颌下淋巴结肿大、触痛。

（四）诊断

根据病史、临床表现、口腔检查及X线检查等可做出诊断。应注意与感染、扁桃体周围脓肿引起的疼痛和开口受限鉴别。

（五）治疗

1. 急性期

以消除炎症、镇痛、引流及对症支持治疗为主。

1）全身治疗，应注意休息，进流质饮食，保持口腔清洁，应用抗生素控制感染。

2）局部治疗，用钝头冲洗针吸入3％过氧化氢溶液和生理盐水，依次行冠周盲袋冲洗，在隔湿条件下，用探针蘸碘酚或10％碘合剂烧灼盲袋，撒冰硼散或冠周炎药膜，联合理疗，有镇痛、消炎及改善张口的作用。若有脓肿形成，应在局部麻醉下切开脓肿，置入橡皮条或碘仿纱条引流。感染波及临近间隙时，还应对该间隙行切开引流术。

2. 慢性期

以去除病因为主，可消除盲袋或拔牙。急性炎症消退后，根据下颌第三磨牙具体情况，进行龈瓣盲袋切除或拔牙术。

二、康复新液治疗智牙冠周炎的临床应用

1. 局部用药

用3％过氧化氢冲洗液与生理盐水交替冲洗患侧智齿冠周及盲袋后，使用5mL钝针头注射器抽0.5mL康复新液注入盲袋，保持3分钟，10分钟不漱口。（梁军等，2007）

2. 冲洗＋填塞

用3％过氧化氢冲洗液与生理盐水交替冲洗患侧智齿冠周及盲袋。每天冲洗后，将康复新液棉球置入盲袋内。（杜望朔等，2011）

参考文献

[1] 张志愿，俞光岩. 口腔科学［M］. 8版. 北京：人民卫生出版社，2013.

[2] 梁军，欧阳可雄，游云华，等. 康复新液治疗急性智齿冠周炎的临床应用［J］. 中国误诊学杂志，2007，7（10）：2207.

[3] 杨柳，程显迭. 康复新液与甲硝唑糊剂治疗急性智齿冠周炎的临床观察［J］. 中国医药导报，2010，7（14）：67－68.

[4] 姜祚来，嵇海虹，刘萍，等. 康复新液治疗智齿急性冠周炎的临床疗效评价［J］. 中国医药导报，2010，7（13）：67－68.

[5] 杜望朔，戴杰，严齐会. 康复新液治疗急性智齿冠周炎45例［J］. 山东中医杂志，2011，30（11）：788－789.

[6] 卢燕波，肖金刚，郑立舸，等. 康复新液治疗智牙冠周炎的临床疗效观察［J］. 现代生物医学进展，2012，12（3）：537－538，517.

[7] 李慧良，杨令云，徐芳. 康复新液治疗急性智牙冠周炎的临床应用［J］. 医药论坛杂志，2012，33（9）：102－103.

第六节 干槽症

一、现代医学概述

（一）定义

干槽症（dry socket）是拔牙创伤急性感染的一种，以下颌后牙多见，特别是在阻生牙下颌第三磨牙拔除术后。

（二）流行病学

《口腔科学（第 8 版）》中提到，因患牙因素、拔牙方法等，干槽症的发生率在 9.52％左右，但是吸烟者的干槽症发生率高达 40％。随着医学的发展，越来越多的专用拔牙器械产生，目前拔除阻生齿造成的损伤较小，干槽症的发生率已经越来越低。

（三）病因和发病机制

正常情况下，即使是翻瓣去骨拔牙术，其创口的疼痛 2～3 天后会逐渐消失。如果拔牙后 2～3 天出现剧烈的疼痛，疼痛向耳颞部、下颌下区或头顶部放射，用一般的镇痛药物不能缓解，则可能发生了干槽症。目前干槽症病因复杂，并不明确，但可能与局部血运差、手术创伤过大、拔牙创伤感染等有关。

（四）临床表现

临床检查可见牙槽窝内空虚，或有腐败变性的血凝块，呈灰白色。在牙槽窝壁覆盖的灰色物有恶臭，用探针可直接触及骨面并有锐痛。颌面部无明显肿胀，张口无明显受限，下颌下方可有淋巴结肿大、压痛。组织病理学表现为牙槽窝骨壁的浅层骨炎或轻微的局限型骨髓炎。

（五）诊断

干槽症症状典型、诊断明确，必要时可行口腔 X 线检查。

（六）治疗

干槽症与手术创伤和细菌感染有关。所以术中应严格遵守无菌操作原则，减少手术创伤。一旦发生干槽症，治疗原则是彻底清创以及隔离外界对牙槽窝的刺激，促进肉芽组织的生长。

治疗方法是在阻滞麻醉下，用 3％过氧化氢溶液清洗，并用小棉球反复擦拭牙槽窝，去除腐败物质，直至牙槽窝干净、无臭味。然后用过氧化氢溶液和生理盐水反复冲洗，在牙槽窝内放入碘仿纱条。为防止碘仿纱条脱落，还可将牙龈缝合固定一针。一般愈合过程为1~2周，8~10天后可去除碘仿纱条，此时牙槽窝骨壁已有一层肉芽组织覆盖，可逐渐愈合。

二、康复新液治疗干槽症的临床应用

预防性使用（填塞）：拔牙术后，清除拔牙碎屑和炎性肉芽组织。拔牙创面内逐层填塞康复新液明胶海绵（取可吸收明胶海绵裁剪成合适大小，浸泡于100mL康复新液中），填塞应不松不紧，明胶海绵占据整个牙槽窝，再将颊、舌侧牙龈拉拢缝合，患者咬纱球30分钟。（张则明等，2018）

参考文献

[1] 张志愿，俞光岩. 口腔科［M］. 8版. 北京：人民卫生出版社，2013.

[2] 蒋海. 康复新明胶海绵预防下颌阻生智齿拔除术后并发症的观察［J］. 西南国防医药，2006，16（4）：407−408.

[3] 李秀清，雷鸣. 康复新液治疗干槽症20例疗效观察［J］. 吉林大学学报（医学版），2006，32（1）：93.

[4] 晏志强，闫玲玲. 派力奥明胶海绵与康复新明胶海绵治疗干槽症的疗效比较［J］. 浙江临床医学，2017，19（11）：2065−2066.

[5] 张则明，邬志锋，季佳，等. 康复新液联合疮疡灵、明胶海绵对2型糖尿病患者阻生牙拔除术后干槽症发生的影响［J］. 中国药房，2018，29（4）：516−519.

第七节　根尖周炎

一、现代医学概述

（一）定义

急性根尖周炎指从根尖部牙周膜出现浆液性炎症，到根尖周组织形成化脓性炎症的一系列反应过程，可发展为牙槽骨的局限性骨髓炎，严重时还将发生颌骨骨髓炎。

慢性根尖周炎指根管内由于长期有感染及病原刺激存在，根尖周围组织呈现慢性炎症反应，表现为炎性肉芽组织形成和牙槽骨破坏。

（二）流行病学

根尖周炎是一种临床常见疾病，多见于有龋病的患者。下颌第一磨牙患病最多，磨牙多于前磨牙和前牙，上颌前牙和前磨牙多于下颌前牙和前磨牙，男女无明显差异。

（三）分类

根据临床症状的缓急，根尖周炎可分为急性和慢性两大类。

1）急性根尖周炎分为急性浆液性根尖周炎、急性化脓性根尖周炎。

2）慢性根尖周炎病变类型包括根尖周肉芽肿、慢性根尖周脓肿、根尖周囊肿和根尖周致密性骨炎。

（四）病因和发病机制

1. 细菌因素

细菌是牙髓病和根尖周病的主要致病因素。根尖周的感染主要继发于牙髓感染。

2. 物理因素

包括急性牙外伤和慢性咬合创伤。前者可引起根尖血管的挫伤或断裂及根尖周组织的损伤；后者则指先天牙列不齐、各种原因所致的牙不均匀磨耗、充填体或修复体过高等，影响牙髓血液循环，导致牙髓病变，进而引起根尖周组织损伤。

3. 化学因素

充填材料、酸蚀剂、黏结剂、药物可导致牙髓炎症，引起根尖周炎。

4. 免疫因素

进入根尖周组织的抗原物质可诱发机体特异性免疫反应，引起根尖周炎。

（五）临床表现

1. 急性浆液性根尖周炎

①患牙有咬合痛、自发痛、持续性钝痛，可自行定位。患者因疼痛而不愿咀嚼，影响进食。②患牙可见龋坏、充填体或其他牙体硬组织疾病，有时可查到深牙周袋。③牙冠变色，牙髓活力测试无反应，但乳牙或年轻恒牙对活力测试可有反应，甚至出现疼痛。④叩诊疼痛（＋）～（＋＋），扪诊患者牙根尖部有不适或疼痛感。⑤患牙可有Ⅰ度松动。

2. 急性化脓性根尖周炎

①根尖周脓肿，患牙出现自发性剧烈、持续的跳痛，伸长感加重，患者因此不敢咬合。叩痛（＋＋）～（＋＋＋），松动Ⅱ～Ⅲ度。根尖部牙龈潮红，但无明显肿胀。扪诊轻微疼痛。相应的下颌下淋巴结或颏下淋巴结肿大及压痛。②骨膜下脓肿，患牙持续性、搏动性跳痛更加剧烈，患者感到极度痛苦。患牙更觉高起、松动，轻触患牙即感觉疼痛难忍，叩痛（＋＋＋），松动Ⅲ度，影响睡眠和进食，可伴有体温升高、乏力等全身症状。严重者可在相应的颌面部出现间隙感染、牙龈红肿、移行沟变平、明显压痛，扪诊深部有波动感。③黏膜下脓肿，根尖区黏膜的肿胀局限，呈半球状隆起。扪诊波动感明显，脓肿较表浅、易破溃。患牙的自发性胀痛及咬合痛减轻，叩痛（＋）～（＋＋），松动Ⅰ度。

3. 慢性根尖周炎

①一般无明显自觉症状，部分患牙咀嚼时有不适感，也有因主诉牙龈起脓疱而就诊

者。患牙多有牙髓病史、反复肿痛史或牙髓治疗史。②患牙可查及深龋洞、充填体或其他牙体硬组织疾病。③牙冠变色，探诊及牙髓活力测试无反应。④叩诊反应无明显异常或仅有不适感，一般不松动。⑤有窦型慢性根尖周炎者，可查及位于患牙根尖部的唇、颊侧牙龈面有窦道口。⑥根尖周囊肿可由豌豆大小到鸡蛋大小。较大的囊肿可在患牙根尖部的牙龈处呈球状隆起，有乒乓球感，富弹性，并可造成邻牙移位或使邻牙牙根吸收。

并发症有牙龈瘘管、慢性根尖肉芽肿。

（六）诊断

1. 急性浆液性根尖周炎

①患牙有典型的咬合痛症状。②对叩诊和扪诊有反应。③牙髓活力测试无反应。④患者有牙髓病史、外伤史或牙髓治疗史等。

2. 急性化脓性根尖周炎

主要依据患牙典型的临床症状及体征，如疼痛及红肿程度来分辨患牙所处的炎症阶段。

3. 慢性根尖周炎

患牙X线片上根尖区骨质破坏的影像为确诊依据。患牙牙髓活力测试结果、病史及患牙牙冠情况也可作为辅助诊断指标。临床诊断可统称为慢性根尖周炎。

（七）治疗

1. 应急处理

包括开髓引流、切开排脓、去除刺激、调精磨改、消炎镇痛等。

2. 治疗方法

临床上一般难以准确地做出牙髓改变的组织病理学诊断，牙髓病的治疗主要根据临床表现和临床诊断选择两类不同的方法：①牙髓病变是局限或可逆的，选择以保存活髓为目的的治疗方法，如直接盖髓术、间接盖髓术和牙髓切断术等。②牙髓病变范围大或是不可逆的，选择去除牙髓、保存患牙为目的的治疗方法，如根管治疗术等；牙根未完全形成之前而发生牙髓严重病变或根尖周炎症的年轻恒牙，可选根尖诱导成形术和根尖屏障术等进行治疗。

根管治疗术是根尖周病的首选治疗方法，通过清除根管内的炎症牙髓和坏死物质，并进行适当消毒，填充根管，以去除根管内容物对根尖周围组织的不良刺激，防止根尖周病变的发生或促进根尖周病变的愈合。

二、康复新液用于根尖周炎的临床使用方法

1. 调糊填充

常规清除坏死的牙髓后进行根管预备，并用生理盐水和过氧化氢液交替冲洗根管，搔刮窦道，封樟脑酚，加少许碘仿棉捻暂封1周。取替硝唑粉5g、氢氧化钙20g、碘仿5g、地塞米松3g，调拌均匀，加入适量康复新液调成的糊剂行根管充填，无不适半月

后行永久充填。（李秀清等，2007）

2. 冲洗根管

常规行牙体准备、根管预备，进行去净龋坏牙体组织、开髓、探查根管口、根管疏通、工作长度测定、根管清理与成行、小刮匙搔刮瘘管等操作后，康复新液和浓替硝唑液交替冲洗根管，使冲洗液从瘘管溢出。彻底干燥根管，氢氧化钙暂封 2 周后，牙胶尖加根管充填糊剂充填根管，水门汀垫底，永久充填。（张兰等，2019 年）

参考文献

[1] 张志愿，俞光岩. 口腔科学 ［M］. 8 版. 北京：人民卫生出版社，2013.

[2] 李秀清，魏宝琴. 复方康复新糊剂治疗乳磨牙根尖周炎的临床观察 ［J］. 实用口腔医学杂志，2007，23（2）：296－297.

[3] 付晖. 康复新液治疗乳磨牙窦道型根尖周炎 106 例疗效观察 ［J］. 贵州医药，2007，31（12）：1108－1109.

[4] 李燕，王青. 康复新液治疗恒磨牙难治型伴窦道型根尖周炎 87 例疗效观察 ［J］. 贵州医药，2010，34（9）：813－814.

[5] 周燕，卓贤露，张纲，等. 复方康复新液冲洗消毒感染根管的疗效观察 ［J］. 中国药房，2012，23（16）：1492－1493.

[6] 王慧茹，李照峰，贾卫青. 康复新液治疗慢性窦道型根尖周炎的临床疗效观察 ［J］. 武警后勤学院学报（医学版），2012，21（10）：793－794.

[7] 张兰，周勤. 康复新液和浓替硝唑液交替冲洗治疗瘘管型慢性根尖周炎疗效观察 ［J］. 贵阳中医学院学报，2019，41（6）：43－45.

[8] 中华医学会放射肿瘤治疗学分会. 放射性口腔黏膜炎防治策略专家共识（2019） ［J］. 中华放射肿瘤学杂志，2019，28（9）：641－647.

第五章

肿瘤科

第一节 放射性口腔黏膜炎

一、现代医学概述

（一）定义

放射性口腔黏膜炎（radiotherapy-induced oral mucositis，RTOM）是放疗导致的口腔黏膜炎症，是头颈部肿瘤患者放疗中最常见的并发症。

（二）流行病学

《放射性口腔黏膜炎防治策略专家共识（2019）》中指出，80%以上头颈部放疗患者在放疗过程中会发生放射性口腔黏膜炎，半数以上患者甚至会发生 3~4 级口腔黏膜炎。

（三）病因和发病机制

放疗对细胞有直接和间接的生物学效应，直接的生物学效应指造成细胞 DNA 损伤，DNA 双链断裂是细胞致死性损伤。间接的生物学效应是放射线与细胞内的其他原子或分子相互作用，产生自由基，这些自由基可扩散足够远，达到并损伤关键靶 DNA，而放射线不能分辨肿瘤细胞和正常细胞，因此在放疗杀死肿瘤细胞的过程中也会导致局部正常组织细胞损伤，从而出现局部相应副作用。

（四）分级

放射性口腔黏膜炎分为 0~4 级，共 5 个分级。
0 级：口腔黏膜基本没有异常，部分患者会出现唾液黏稠、口干等症状。
1 级：口腔黏膜损伤较轻，可能会出现红斑伴轻微疼痛。
2 级：口腔黏膜出现斑点状黏膜炎，同时伴有浆液性渗出，会导致明显的触痛。
3 级：相较 2 级，疼痛感加重。
4 级：口腔黏膜多出现溃疡、坏死、出血，疼痛较剧烈，无法进食，需及时手术清创治疗。

（五）临床表现

放射性口腔黏膜炎表现为口腔黏膜充血、红斑、糜烂、溃疡及纤维化等，患者可出现疼痛、进食困难、口干、味觉障碍等。

（六）诊断

有放射线接触，包括接受头面部放疗的患者和长期从事放射线工作而又无良好安全防护措施的人员。接触放射线后短期内或较长时间后口腔黏膜出现水肿、充血、糜烂、溃疡、腺体萎缩、口干、口臭等症状，并伴头晕、失眠、厌食、脱发等全身症状。

（七）预防

2020 年国际癌症支持治疗协会和国际口腔肿瘤学会（MASCC/ISOO）临床实践指南指出，癌症治疗继发性黏膜炎的预防方法包括，癌症治疗前进行口腔检查、基本口腔护理、口服锌补充剂、口服蜂蜜。

（八）治疗

针对放射性口腔黏膜炎的预防和治疗目前无特效药，治疗主要在于减轻症状和减少并发症的发生，包括营养支持、疼痛控制、预防和（或）治疗继发感染。

1. 非药物治疗

需要从心理、营养、卫生习惯等多方面进行，积极进行健康宣教，帮助患者以积极的态度面对疾病。同时帮助患者养成良好的口腔卫生习惯，选择合适的漱口液。鼓励患者每天做张口、鼓腮、叩齿等锻炼，增加口腔黏膜皱襞与外界的气体交换，破坏厌氧菌的生存环境，防止发生继发感染。治疗期间避免辛辣食物，以防止对口腔黏膜的刺激。积极的营养支持将增强口腔黏膜抵抗力、减少感染的机会、促进修复。

2. 药物治疗

大多数放射性口腔黏膜炎在治疗结束后能痊愈，因此症状控制是关键，措施以局部对症支持治疗为主、系统全身治疗为辅。除使用细胞因子、黏膜保护剂和中药外，镇痛和控制局部及全身的继发感染亦非常重要。

二、康复新液治疗放射性口腔黏膜炎的临床应用

康复新液可明显改善局部血液循环，消除炎性水肿，促进新生肉芽组织生长，从而迅速修复黏膜损伤、缓解疼痛。康复新液可以预防和治疗由放化疗引起的口腔和上消化道黏膜炎。

（一）单用康复新液含漱

鼻咽癌患者放化疗引起的口腔和上消化道黏膜炎，可从放疗开始使用康复新液含漱治疗，每次 10mL，每天 3 次。（Luo Y 等，2016）

康复新液冰块含服可防治鼻咽癌放射性口腔黏膜炎。将康复新液倒入冰格盒内，放冰箱冷冻室制成体积约 2cm×2cm×2cm 的康复新液冰块，每个冰块中含 10mL 康复新液。在放疗期间采用常规口腔护理，当患者出现口腔黏膜炎时，在常规口腔护理基础上，每次放疗后 1 小时及三餐后予康复新液冰块含服，含服 3～5 分钟，30 分钟内避免进食、进水。（蔡亚红等，2021）

（二）联合用药

1. 联用核黄素磷酸钠

针对头颈部肿瘤放射性口腔黏膜炎，自放疗第 1 天开始使用生理盐水 100mL＋核黄素磷酸钠注射液 20mg 静滴，每天 1 次，直至放疗结束。同时使用康复新液含漱，每次 10mL，含漱 5 分钟后吞服，每天 3 次（三餐后）。（薛志红等，2021）

2. 联用还原型谷胱甘肽

在放疗开始，给予还原型谷胱甘肽 2.4g 静滴，每天 1 次，每周 5 次，同时康复新液含漱。（刘华峰，2021）

3. 联用蒙脱石散

针对老年人放射性口炎，对在放疗早期（放射量＜30Gy）出现放射性口腔炎的老年头颈部恶性肿瘤患者，使用康复新液 10mL 与蒙脱石散 4.0g 搅拌成稀糊状，含漱 2～3 分钟，然后咽下，使用后 20 分钟内禁食禁水，每天 4 次（三餐后及晚睡前），直至放疗结束。黏膜反应重处，可漱口后局部加用糊剂涂抹。（赵兰花等，2013）

4. 联用重组人粒细胞集落刺激因子（rhG－CSF）

生理盐水 100mL＋rhG－CSF 900μg 混合液，每次口服 10mL，含漱 3 分钟，30 分钟后用康复新 10mL 含漱 3 分钟后咽下，每天 3 次，含漱后 30 分钟内禁食禁水，直至放疗结束。其间每周检查口腔 3 次。（钟俐强等，2014）

5. 联用维生素 C

放疗开始口服维生素 C，每次 1.0g，每天 3 次，同时口服康复新，每次 10mL，每天 3 次，直至放疗结束后 30 天。（武霞等，2014）

（三）康复新液雾化吸入

针对放疗后 3～7 天出现Ⅱ度以上口腔溃疡，使用白介素－11（IL－11）喷雾剂联合康复新液：三餐前 30 分钟及睡前含漱康复新液 10mL，随即给予 IL－11 喷雾剂约 2mL 均匀喷涂于病变局部，每天 4 次。（蒋洁等，2018）

参考文献

［1］中华医学会放射肿瘤治疗学分会. 放射性口腔黏膜炎防治策略专家共识（2019）［J］. 中华放射肿瘤学杂志，2019，28（9）：641－647.

［2］蔡亚红，朱玲兰，林娟英. 康复新冰块含服防治鼻咽癌放射性口腔黏膜炎的效果观察［J］. 护理与康复，2021，20（9）：68－71.

［3］薛志红，曾守群，曾贵林，等. 康复新液联合核黄素磷酸钠治疗头颈部肿瘤放射性口腔黏膜炎的疗效分析［J］. 肿瘤预防与治疗，2021，34（11）：1042－1048.

［4］刘华峰，张震，肖震宇，等. 康复新液联合还原型谷胱甘肽防治鼻咽癌放射性口腔炎的临床观察［J］. 实用医学杂志，2011，27（21）：3958－3959.

［5］赵兰花，何洋，张峥. 头颈部恶性肿瘤放疗中口腔炎的防治［J］. 河北医药，2013，35（5）：710－711.

[6] 钟俐强，杨斯皓，雷开键，等. 康复新联合 rhG－CSF 防治放射性口腔炎的临床观察 [J]. 现代肿瘤医学，2014，22（8）：1795－1797.

[7] 武霞，杨清华，蒋丽华，等. 维生素 C 与康复新防治头颈部肿瘤放疗引起口腔黏膜损伤的临床研究 [J]. 实用肿瘤杂志，2014，29（5）：466－469.

[8] 蒋洁，苗毅，曹菲，等. 白介素－11 喷雾剂联合康复新液治疗化疗相关口腔溃疡50 例疗效研究 [J]. 陕西医学杂志，2018，47（6）：780－783.

[9] Luo Y, Feng M, Fan Z, et al. Effect of Kangfuxin solution on chemo/radiotherapy-induced mucositis in nasopharyngeal carcinoma patients：A multicenter, prospective randomized phase Ⅲ clinical study [J]. Evid Based Complement Alternat Med，2016，2016：8692343.

第二节　放射性食管炎

一、现代医学概述

（一）定义

放射性食管炎（radiation esophagitis，RE）是胸部及头颈部恶性肿瘤患者接受放疗时出现的剂量限制性反应，是以照射野内正常食管黏膜发生充血、水肿、糜烂或炎性渗出性改变甚至溃疡，在其基础上可合并感染为特征的一种疾病。

（二）流行病学

刘颖等（2019）研究发现，食管癌放疗患者放射性食管炎的发生率为 54.5%～100.0%，肺癌放疗患者放射性食管炎的发生率约为 60%。

（三）病因和发病机制

放射性食管炎是食管黏膜因放射性损伤产生的无菌性炎症，为组织非特异性炎症，主要效应细胞是单核细胞及巨噬细胞，在诱因刺激下过度活化，分泌大量免疫炎症递质（IL－1、IL－6、TNF－α 等），导致病理损伤。放射线对正常食管组织的损伤是由放射线使食管组织中的水分子大量分解形成羟自由基引起的，过多自由基可攻击细胞膜脂肪酸、蛋白质、核酸，从而引起膜流动性降低、通透性升高、线粒体肿胀、溶酶体破坏并释放，最终导致组织损伤，引起并加重炎症反应。

（四）临床表现

1. 急性期临床表现
一般在放疗后 90 天内发生，当食管受到 10～20Gy 的剂量照射 1～2 周后，食管黏膜充血水肿。患者出现吞咽困难，如伴有食管上皮脱落，则出现胸骨后烧灼感。吞咽疼痛常发生于放疗后 2 周左右，如继续放疗上述症状可能缓解，至食管受照剂量达 40Gy 时症状再次出现并持续至放疗结束后 1～2 周。患者因吞咽困难、疼痛影响饮食，导致生活质量下降、营养不良。放射性食管炎严重时发生穿孔，引起并发症，如食管气管瘘、吸入性肺炎、纵隔穿孔、纵隔炎、食管主动脉瘘。

2. 晚期临床表现

晚期损伤发生于放疗后 3 个月及以后，因局部瘢痕形成食管组织纤维化，从而导致食管狭窄甚至闭锁，以吞咽困难为主要症状，主要损伤发生于神经及平滑肌，多数不可逆。晚期损伤的主要合并症为假性憩室形成和瘘管形成。

（五）诊断

内镜检查可能会增加食管穿孔的可能性，因此一般根据临床症状来进行放射性食管炎诊断。

根据美国国立癌症研究所（NCI）和肿瘤放射治疗协作组（RTOG）共同修订的常用毒性标准（CTCV2.0），急性放射性食管炎按临床症状分级：0 级，无食管炎症状；Ⅰ级，轻度吞咽困难，进半流质饮食，需一般镇痛药或非麻醉药物镇痛；Ⅱ级，中度吞咽困难，进流质饮食，需麻醉药物镇痛；Ⅲ级，严重吞咽困难，出现脱水或体质量下降 >15% 者需鼻饲管、静脉补液或静脉高营养；Ⅳ级，完全阻塞、溃疡、穿孔或窦道形成。

晚期损伤分级方案（RTOG/EORTC1987）制订的分级标准：0 级，无任何损伤；Ⅰ级，轻度纤维化，轻度吞咽固体困难，无吞咽疼痛；Ⅱ级，进半流质饮食，可能有食管扩张指征；Ⅲ级，严重纤维化，只能进流质饮食，可有吞咽疼痛，需扩张食管；Ⅳ级，坏死、穿孔或窦道形成。

（六）治疗

1. 一般治疗

温凉流质或半流质饮食为主，高蛋白、高热量、高维生素、低脂肪食物为主，进食后不可立即平卧。静脉输液补充维生素及能量，Ⅰ～Ⅱ级放射性食管炎可在药物治疗的同时继续放疗，Ⅲ级及以上需立即中止放疗，采用营养支持治疗。

2. 药物治疗

主要以镇痛解痉、抗菌消炎、保护消化道黏膜的对症支持治疗为主。

1）口服溶液：可以使用生理盐水或碳酸氢钠口腔盥洗液；口服利多卡因、制霉菌素混悬液、硫糖铝混悬液、庆大霉素、地塞米松、利多卡因为主的溶液，以及思密达冲剂、维生素 B_{12} 溶液等。

2）其他：钙离子通道阻滞剂，如硝苯地平等；人集落细胞刺激因子；氨磷汀（阿米福汀）。

二、康复新液治疗放射性食管炎的临床应用

（一）康复新液单用

放疗后若出现吞咽疼痛或胸骨后疼痛等症状，予以镇痛治疗，在此基础上口服康复新液，每次 10mL，每天 3 次，至放疗结束。（陈丽民等，2019）

（二）联合用药

1. 康复新液联用蒙脱石散

在第 1 次放疗摆位时口含康复新－蒙脱石散悬浊液（康复新液 10mL＋蒙脱石散 3g），摆位结束后缓缓咽下（尽量避免吞咽动作）。每次放疗时均服用，放疗期间每晚睡前再次含服，直到放疗结束。（晋刚等，2010）

2. 康复新液联用白及

白及粉 8g＋温开水 20mL 调和冷却后加入康复新液，在放疗中或放疗后出现放射性食管炎症状时开始服用，小口频服，每次 10mL，每天 3 次。（胡广银等，2010）

3. 康复新液联用复方维生素 B_{12} 溶液（贯新克）

在常规食管癌放疗健康宣教和饮食指导的基础上，出现Ⅰ级反应开始给予康复新液含服，每次 10~15mL，复方维生素 B_{12} 溶液含服，每次 5mL。两种药物间隔 2 小时交替服用 1 次，夜间停止用药。（滕丽华等，2011）

参考文献

[1] 陈伟，申月明，曾亚. 康复新液治疗放射性食管炎的 Meta 分析 [J]. 当代医学，2021，27（3）：41－44.

[2] 陈丽民，黄伟凤，吴素华. 康复新液防治食管癌放射治疗引起放射性食管炎的临床效果 [J]. 医疗装备，2019，32（23）：83－84.

[3] 晋刚，邢明月. 康复新液联合蒙脱石散治疗放射性食管炎的临床疗效观察 [J]. 中国辐射卫生，2012，21（2）：231－232.

[4] 胡广银，许振南. 白及联合康复新液治疗放射性食管炎 42 例 [J]. 中国医药导报，2010，16（12）：38－39.

[5] 滕丽华，王利琴，谢淑萍. 复方维生素 B12 溶液联合康复新液治疗急性放射性食管炎的观察与护理 [J]. 中国基层医药，2011，18（1），137－138.

第三节　放射性直肠炎

一、现代医学概述

（一）定义

放射性直肠炎（radiation proctitis，RP）指盆腔恶性肿瘤患者接受放疗时或放疗后出现的直肠放射性损伤。

（二）流行病学

《中国放射性直肠炎诊治专家共识（2018版）》指出，超过75％的接受盆腔放疗的患者会发生急性放射性直肠炎（ARP），5％～20％的患者会发展为慢性放射性直肠炎（CRP）。

（三）分类

一般依据病程时长分类，通常以3个月为界，放射性直肠炎可分为急性放射性直肠炎和慢性放射性直肠炎。

（四）病因和发病机制

放射线作用于肠管后数小时内即可引起组织学改变，前期表现为上皮细胞凋亡、固有层炎症、隐窝脓肿，后期的改变包括血管炎、小血管缺血、黏膜下层纤维化、肠壁增厚等，其后的病理学发展过程遵循两条典型的发展路径：一是黏膜溃疡、穿孔、瘘、腹腔脓肿，二是肠壁纤维化、狭窄和肠梗阻。

（五）临床表现

1. 急性放射性直肠炎

放疗开始后较短时间内出现，可出现不同程度的消化道症状。临床表现包括但不限于便血、便急、便频、腹泻、黏液粪便、里急后重和肛门疼痛，症状多样且缺乏特异性。急性症状多在3个月内恢复，呈现一过性和自愈性的特点。

2. 慢性放射性直肠炎

部分患者的症状可迁延、反复超过3个月，或在放疗结束3个月之后新发上述症状，即为慢性放射性直肠炎。便血通常是慢性放射性直肠炎患者就诊的首要原因，可同时合并便急、便频、便秘、黏液粪便、里急后重和肛门疼痛等症状。晚期严重并发症包括直肠狭窄、穿孔、瘘管形成和肛门失禁等。

（六）诊断

放射性直肠炎缺乏诊断的"金标准"，主要结合临床、内镜、影像学和组织病理学表现进行综合分析，在排除感染性和其他非感染性直肠炎的基础上做出诊断。了解盆腔肿瘤病史和放疗过程非常重要，是诊断放射性直肠炎的必要因素，同时需要排除肿瘤活动或复发的影响。

（七）治疗

放射性直肠炎目前尚缺乏标准的治疗策略及流程。

1. 心理治疗

临床实践中，心理治疗尤为重要。抑郁和慢性放射性直肠炎存在明显相关性。与患者耐心讲解和交流有助于改善其紧张、恐惧、抑郁、信心不足等心理状态。

2. 饮食原则

建议低纤维素、低脂、高热量以及高蛋白饮食，可限制乳糖摄入。

3. 营养治疗

营养不良或有营养风险的住院患者，均可行营养干预治疗，改善患者营养状况和免疫功能，首选肠内途径，可经口进食者优先选择口服途径。可适当加用谷氨酰胺、益生菌和维生素 B_{12}。

4. 药物治疗

1）抗炎类药物：常用药物包括非甾体抗炎药（柳氮磺吡啶、巴柳氮、美沙拉秦、奥沙拉秦等）及类固醇药物（泼尼松龙、倍他米松及氢化可的松）。非甾体抗炎药可单独使用，也可搭配类固醇药物一起使用，给药途径包括口服和保留灌肠。

2）抗生素：肠道黏膜屏障受损可导致肠道菌群易位、菌群种类比例失调及肠道菌群异常增殖，如有肠道菌群异常增殖，可应用抗生素（甲硝唑、环丙沙星等），通常为经验性用药，有时可能需要多种抗生素并且反复循环用药。

3）益生菌：肠道菌群失调可用益生菌维持肠道菌群平衡，常用益生菌包括乳杆菌、双歧杆菌、肠球菌及乳酸菌。

4）抗氧化剂：能够清除氧自由基的抗氧化剂（如维生素 A、维生素 C、维生素 E 以及己酮可可碱等）也被用于慢性放射性直肠炎的治疗。

5）止泻药：推荐使用洛哌丁胺治疗放射性直肠炎的腹泻症状。

6）生长抑素：生长抑素（奥曲肽）对洛哌丁胺治疗无效的难治性腹泻，放射性直肠炎引起的出血、肠瘘、肠梗阻有较好效果。

5. 保留灌肠

推荐使用硫糖铝、类固醇药物、短链脂肪酸、甲硝唑、复方灌肠制剂（铝镁加联合凝血酶、甲硝唑、表皮生长因子）治疗出血性放射性直肠炎。

6. 甲醛局部灌注

用于药物疗效欠佳的出血性放射性直肠炎，但需警惕相关并发症。

7. 内镜治疗

氩离子凝固术是治疗出血性放射性直肠炎的一种安全、有效的手段。

8. 高压氧治疗

对各种顽固性慢性放射性直肠炎是一种有效的治疗手段。

9. 手术治疗

约 1/3 的慢性放射性直肠炎患者需要手术治疗。手术适应证包括合并肠梗阻、肠穿孔、肠瘘、肠道大出血等严重并发症，或存在反复保守治疗无效的顽固症状（如直肠出血、肛门疼痛等）。

二、康复新液治疗放射性直肠炎的临床应用

（一）单用康复新液灌肠治疗急性放射性直肠炎

康复新液 120mL，加温至 37～40℃，保留灌肠 30 分钟，每天 2 次，治疗 2 周。（张晓霞等，2024）

（二）联合用药治疗急性放射性直肠炎

1. 康复新液联用蒙脱石散、地塞米松保留灌肠治疗急性放射性直肠炎

灌肠药物：康复新液 50mL＋蒙脱石散 6g＋2％利多卡因 40mL＋地塞米松 10mg。药液配置完成后对患者进行保留灌肠操作，具体如下：患者排空大便后取左侧卧位，用液状石蜡均匀涂抹导尿管，插入肛门 10cm 深时，将药液用无菌注射器经导尿管注入直肠，注入完毕后拔出导尿管，并于患者肛门处轻揉 4～5 分钟。为了使药液发挥较为理想的作用，嘱患者抬高臀部，并进行俯卧位、左右侧卧位、仰卧位等体位变换。连续治疗 10～20 天为 1 个疗程，共治疗 2 个疗程。在治疗过程中，如放射性直肠炎的症状不能得到缓解或者加重，则考虑适当延后放化疗。（王雪梅等，2019）

2. 康复新液联用庆大霉素保留灌肠治疗急性放射性肠炎

采用混合液（康复新液 50mL＋庆大霉素 8 万单位＋2％利多卡因 10mL）保留灌肠治疗，根据患者症状的轻重，每天 1～3 次，连续 3～5 天。（陈火明等，2010）

3. 美沙拉秦联合康复新液保留灌肠治疗急性放射性直肠炎

患者取侧卧位，给予 50mL 生理盐水＋康复新液 20mL＋美沙拉嗪 3g 保留灌肠，灌入后抬高臀部，至少保留 30 分钟，每天 1 次。（曾世彬等，2019）

（三）康复新液治疗慢性放射性直肠炎

铝镁加混悬液 15mL 联合康复新液 50mL 保留灌肠。灌肠时间选择上午排完宿便之后，嘱患者排空小便，取左侧卧位，灌肠液加热至 38～41℃后行保留灌肠，每次嘱患者保留 2 小时以上。每天 2 次，疗程为 2 周。（李华英等，2010）

（四）康复新液预防急性放射性直肠炎

1. 康复新液联用双歧杆菌三联活菌制剂（培菲康）

放疗第 1 天至放疗结束后 7 天，给予培菲康 420mg，口服，每天 2 次（餐后半小时）；康复新液 10mL，口服，每天 3 次（餐前）。（张琳琳，2022）

2. 康复新液联用蒙脱石散保留灌肠

常规准备：放疗前 2 小时排空大小便，饮温水 500～800mL，憋尿充盈膀胱，放疗期间鼓励高蛋白、高维生素饮食，忌食辛辣刺激性食物。

灌肠液组成：蒙脱石散 3g+康复新液 30mL+生理盐水 20mL。

在常规准备基础上予以与放疗同步的保留灌肠。放疗结束后 0.5～1.0 小时内用导尿管行保留灌肠，插管深度为 15～20cm。灌肠后嘱患者适当变换体位，静卧至少 1 小时，以利于药物长时间与肠黏膜接触。治疗时间为从放疗开始至放疗结束后 2 周内。（江英强等，2015）

3. 康复新液联用磷酸铝凝胶保留灌肠

康复新液 20～40mL 和磷酸铝凝胶 2.7g（1 包）混匀为灌肠液。灌肠前嘱患者排空大小便，灌肠时患者取侧卧位，灌肠深度 10～15cm。灌肠后患者取膝胸位保持 2 分钟后再平卧，将灌肠液保留 2 小时。于放疗第 1 天开始行保留灌肠，每晚 1 次，疗程为 49～56 天。（臧春宝等，2019）

（五）康复新液低温灌肠

康复新液低温灌肠对宫颈癌放疗患者的急性放射性直肠炎有较好的预防效果。

在体外放疗前为患者进行康复新液低温灌肠（4～6℃），每次 50mL，每天 1 次，每周 5 次，治疗时间为从体外放疗第 1 天至体外放疗结束。

灌肠在放疗机房完成。协助患者取左侧卧位，灌肠深度 12～15cm，缓慢匀速推注药液，持续 3～4 分钟；推注完灌肠液后协助患者取仰卧位，罩上体罩，摆位，行放疗。放疗结束后嘱患者回病房取俯卧位休息，尽量延长保留灌肠时间。（潘祯等，2020）

参考文献

［1］中华中医药学会肿瘤分会. 放射性直肠炎（肠澼）中医诊疗专家共识（2017 版）［J］. 中医杂志，2018，59（8）：717－720.

［2］中华医学会外科学分会胃肠外科学组，中国研究型医院学会肠外肠内营养学专业委员会. 慢性放射性肠损伤外科治疗专家共识（2019 版）［J］. 中国实用外科杂志，2019，39（4）：307－311.

［3］刘金响，袁敏惠，杜晓泉，等. 康复新液保留灌肠治疗放射性直肠炎的 Meta 分析［J］. 中国中西医结合消化杂志，2019，27（10）：753－757.

［4］张晓霞，张蕾，肖钦丽. 康复新液灌肠对急性放射性直肠炎患者的影响分析［J］. 社区医学杂志，2024，22（8）：258－262.

［5］王雪梅，严光俊. 蒙脱石散和地塞米松混合康复新液保留灌肠治疗急性放射性直肠

炎的临床疗效［J］. 中国中西医结合消化杂志，2019，27（8）：629－632.

［6］陈火明，李治桦，安娟，等. 应用康复新复合液保留灌肠治疗急性放射性直肠炎
　　17 例［J］. 实用医学杂志，2010，26（6）：966.

［7］曾世彬，徐焱尧，龙剑，等. 美沙拉秦联合康复新液保留灌肠治疗急性放射性直肠
　　炎的临床观察［J］. 江西医药，2019，54（12）：1490－1492，1506.

［8］李华英，朱宇敏，杨上望. 铝镁加混悬液联合康复新液保留灌肠在慢性放射性直肠
　　炎中的治疗效果［J］. 中国现代医生，2021，59（34）：12－15.

［9］蔡沣，郑建军，刘开渊. 康复新液保留灌肠对慢性放射性肠炎患者免疫功能和营养
　　水平的影响［J］. 广西医科大学学报，2019，36（1）：75－77.

［10］张琳琳. 培菲康联合康复新液预防急性放射性肠炎的作用及其机制的研究［D］.
　　　青岛：青岛大学，2022.

［11］江英强，钟惠，黎明，等. 蒙脱石散联合康复新液保留灌肠预防急性放射性直肠
　　　炎的临床观察［J］. 临床肿瘤学杂志，2015，20（10）：933－936.

［12］臧春宝，吴爱林，王慧妍，等. 磷酸铝凝胶联合康复新液保留灌肠预防宫颈癌放
　　　疗后放射性肠炎的临床研究［J］. 蚌埠医学院学报，2019，44（8）：1004－1008.

［13］王泽阳，任文君，黄欣，等. 康复新液保留灌肠预防与治疗急性放射性直肠炎的
　　　疗效分析［J］. 中国中西医结合消化杂志，2018，26（3）：301－304.

［14］潘祯，夏黎瑶，毛小飞. 康复新液低温灌肠对宫颈癌放疗患者急性放射性直肠炎
　　　的预防效果观察［J］. 中国中医药科技，2020，27（6）：904－905.

第四节　放射性皮炎

一、现代医学概述

（一）定义

放射性皮炎（radiodermatitis）是由各种类型电离辐射（如 α、β、γ、X 射线，电子、质子等）照射皮肤黏膜引起的炎症性损害。

（二）流行病学

祖国红等（2012）提出，放射性皮炎是肿瘤放疗常见的并发症，约 87％的放疗患者会出现红斑等的放射性皮肤反应，其中湿性脱皮的发生率为 10％～15％。另有资料显示，约 10％的乳腺癌患者放疗结束时会发生湿性脱皮，只有 4％～8％的患者无明显皮肤反应。

（三）分类

放射性皮炎根据临床表现的不同可分为急性放射性皮炎和慢性放射性皮炎。

（四）病因和发病机制

放射性皮炎多由短期内接受大剂量放射线，或放疗累积量过大导致。放射线可使组织细胞 DNA 发生可逆或不可逆性损伤，引起细胞死亡或 DNA 突变。放射线还可以使组织分子电离产生活性氧和自由基，从而导致组织急、慢性损伤。发病过程及严重程度取决于不同类型辐射的生物学效应、辐射剂量及辐射部位组织细胞的敏感性。

（五）临床表现

1. 急性放射性皮炎

短期内接受大剂量放射线所致，潜伏期短，一般 1~3 周，早期反应与热灼伤相似，常称为放射性烧伤，可分为 3 度。

1）Ⅰ度：局限性水肿性红斑，边界清楚，常在暴露后 6 天出现，12 天左右达到高峰，3~4 周后消退，留有脱屑、色素沉着、暂时性脱毛，自觉灼热和瘙痒。

2）Ⅱ度：局部红肿明显，有水疱形成，破溃后出现糜烂和结痂，经 1~3 个月痊愈，遗留色素沉着或色素脱失、毛细血管扩张、皮肤萎缩、永久性毛发脱落及瘢痕形成。自觉明显灼热及疼痛。

3）Ⅲ度：局部红肿严重，损害累及真皮深部以下，很快出现组织坏死，形成顽固性溃疡，自觉剧痛。愈后留下萎缩性瘢痕、色素沉着或色素脱失、毛细血管扩张、毛发消失等。部分皮损难以治愈，甚至形成永久性溃疡，溃疡和瘢痕部位易发生癌变。

Ⅱ、Ⅲ度放射性皮炎可伴全身症状，如乏力、头痛、头晕、恶心、呕吐、出血等，还可有白细胞数量减少及继发感染。

2. 慢性放射性皮炎

长期反复接受小剂量放射线所致，也可由急性放射性皮炎转变而来。潜伏期数个月至数十年不等。表现为皮肤干燥、萎缩，汗腺、皮脂腺分泌减少，皮下组织纤维化、增厚，毛细血管扩张，色素沉着或减退，毛发稀疏、脱落，指（趾）甲出现条纹、变脆、脱落，严重时可出现顽固性溃疡和皮肤癌变。

（六）诊断

根据放射线照射史及典型临床表现可以诊断。有时外观可呈接触性皮炎样表现，需加以鉴别。

（七）治疗

存在放射线接触可能的工作人员应严格遵守操作规程，加强安全防护措施；对于接受放疗的患者，医生应掌握放疗适应证和总剂量。

1. 急性放射性皮炎

保护损伤皮肤，避免局部刺激。治疗以对症支持治疗为主，红肿显著时可用扑粉和震荡剂；渗出明显时可用3％硼酸溶液湿敷；无明显渗出时可外用糖皮质激素霜剂；若有长期不愈合的深溃疡，必要时行手术切除。

2. 慢性放射性皮炎

治疗以保护和保湿为主，应避免破损，可外用保护性软膏；出现溃疡可湿敷，并加用理疗以促进愈合，防止继发感染；溃疡疑有癌变时应做组织病理学检查，对于难治性溃疡或角化过度型皮损，可在感染控制后手术切除并植皮。

二、康复新液治疗放射性皮炎的临床应用

（一）康复新液单用

1. 康复新液冲洗

对宫颈癌放疗患者，于放疗后依次应用生理盐水及20mL康复新液冲洗会阴部，每天早晚各1次，直至放疗程结束。（娄长丽等，2018）

2. 康复新液冰敷

对直肠癌放疗患者，在放疗开始的第1天即开始使用浸透冰康复新液的无菌纱布冰敷，直到放疗周期结束，对肛周皮肤可起到较好的保护作用。（张碧碧，2021）

（二）康复新液联合外用药

1. 联用湿润烧伤膏

对鼻咽癌放射性皮炎患者采用湿润烧伤膏联用康复新液局部湿敷治疗。将康复新液喷在皮损处，干燥后在创口表面均匀地涂抹湿润烧伤膏，涂抹1mm厚便可，每天2次，也可根据患者的具体情况决定每天涂药次数。涂药后，尽可能地将皮肤暴露在空气中，如果不能暴露皮肤，可采用无菌纱布覆盖皮肤。（张红等，2018）

2. 联用生长因子

每次放疗结束后1小时，严格按照无菌操作原则用生理盐水行创面冲洗，待干，用浸润康复新液的无菌纱布覆盖于创面湿敷，其间观察纱布湿润情况，及时用无菌注射器抽吸康复新液喷洒，使纱布保持充分湿润。湿敷1小时后，揭开纱布待创面干燥后，涂抹重组牛碱性成纤维细胞生长因子（rb-bFGF）凝胶，暴露创面。（余艳梅等，2021）

3. 联用庆大霉素

局部皮损创面以生理盐水冲洗，然后用硫酸庆大霉素16×10^4U加生理盐水2mL均匀涂于创面，待干。用大小适中的康复新液浸泡过的无菌纱布湿敷皮损创面。（毕文等，2004）

4. 联用抗菌药

对鼻咽癌放射性湿性皮炎患者，先用呋喃西林棉球清洁颈部皮肤，然后用呋喃西林纱布敷于颈部皮肤创面处，胶布固定，湿敷20分钟，接着换康复新液纱布湿敷20分钟，后用金因肽喷雾剂均匀喷于创面处。每天3次，持续5天。（李芹飞等，2008）

5. 联用美皮康泡沫敷料

对Ⅲ度急性放射性皮肤损伤患者，首先用生理盐水注射液冲洗皮损创面，随后用聚维酮碘棉球局部消毒 2 遍，待干后用康复新液浸湿创面，根据创面大小剪裁美皮康泡沫敷料覆盖在创面上，以超过创面 2~3cm 为宜。初始每天 2 次，以后据创面愈合的情况决定换药次数，直至愈合。（朱登萍等，2014）

6. 联用甲紫溶液、复方鱼肝油氧化锌软膏

对鼻咽癌放射性皮炎患者，在常规治疗的基础上，将康复新液浸透无菌纱布（无菌纱布尺寸与皮炎面积匹配）后，敷于患处，每天 3 次。换药前，必须将残留在创面的药物及渗出物拭去，充分暴露创面后再用药。（冯志平等，2018）

7. 联用洁悠神

在放疗常规护理基础上，用康复新液浸透无菌纱布后敷于照射面 30 分钟，之后喷洒洁悠神，待干，每天 2 次。每次换药前必须用无菌纱布或棉签拭去残留在皮肤表面的药物及渗出物，充分暴露照射面后再换药，持续至放疗结束。（刘敏等，2022）

（三）康复新液联合口服药

对头颈部肿瘤放射性皮肤损伤患者，自放疗第 1 天起，放疗前后均予无菌生理盐水清洁照射野皮肤，待干后于照射野皮肤及超出 1~2cm 范围，涂抹皮肤创面无机诱导活性敷料（德莫林）待其渗入皮肤，自然待干。0、1、2 级放射性皮炎用棉签蘸取康复新液外涂照射野皮肤，涂抹范围超过照射野 1~2cm，自然待干；3、4 级放射性皮炎清除痂皮及坏死组织后，取 3g 美洲大蠊研末溶解于康复新液 10mL 中，充分搅拌涂抹于创面，并轻轻按摩促进吸收，每天换药 3 次。（庄玲等，2019）

（四）康复新液联合局部氧疗

嘱患者休息，对患者体温进行监测，并清洁和消毒伤口周围皮肤，必要时遵医嘱预防性给予抗生素预防感染。护理之前洗净双手，将换药包打开，并对创面采取生理盐水棉球清洗，用康复新液浸湿的无菌纱布在创面覆盖半小时，之后用 TDP 灯局部照射 0.5 小时，最后再次用棉签进行康复新液浸润，将创面轻轻湿润。每天 2 次，共治疗 1 周。

在此基础上给予局部氧疗：根据创面大小，用不同型号塑料袋，在底部正中剪开一个小孔，将氧气鼻导管置入其中，避免漏气。用胶布将塑料袋口粘在皮肤上，塑料袋大于创面面积，氧流量为 6~8L/min，氧疗 0.5 小时，每天 2 次，共治疗 1 周。（林继红，2021）

三、康复新液治疗化疗性皮炎的典型病例

患者，男，45 岁。因鼻腔癌术后行局部适形调强放疗，接受 54Gy 剂量放疗后颈部皮肤出现重度皮肤损伤，患者自述"颈部皮肤剧烈疼痛"，自行外涂甲紫溶液，效果不明显。诊断为放射性皮炎。

治疗方法：美洲大蠊粉末 3g 溶于 100mL 康复新液中，每天外敷。

治疗1周后，患者颈部皮肤结痂处自行脱落，表皮组织增生修复，创面愈合，颈部疼痛症状明显缓解。

患者治疗前后对比见图5-1。

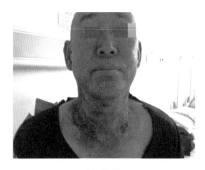
治疗前

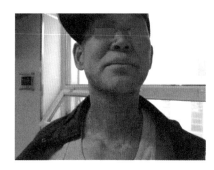
治疗1周

图5-1　患者治疗前后对比

参考文献

[1] 张学军，郑捷. 皮肤性病学［M］. 9版. 北京：人民卫生出版社，2018.

[2] 祖国红，李福生. 放射性皮炎的研究进展［J］. 中国辐射卫生，2012，21（3）：380-384.

[3] 胡花婷，何侃成，李东芳. 放射性皮炎中西医防治研究现状［J］. 中国肿瘤学杂志，2019，1（2）：80-84.

[4] 张红，廖淑芬，李媛. 湿润烧伤膏联合康复新液治疗鼻咽癌放射性皮炎临床观察［J］. 中外医学研究，2018，16（7）：50-51.

[5] 余艳梅，韦妹爱，刘丽琼，等. 康复新液联合重组牛碱性成纤维细胞生长因子凝胶治疗Ⅱ～Ⅲ级放射性皮炎的效果观察［J］. 中国现代医生，2021，59（16）：8-11.

[6] 毕文，王小岩，焦玉红. 硫酸庆大霉素联合康复新液治疗急性放射性皮炎的疗效观察［J］. 护理研究，2004，18（10）：1853.

[7] 李芹飞，刘燕，郑秀英. 鼻咽癌患者放射性湿性皮炎的治疗［J］. 现代中西医结合杂志，2008，17（25）：3979.

[8] 朱登萍，孙淑丽. 康复新液配合美皮康泡沫敷料治疗头颈部肿瘤Ⅲ度急性放射性皮肤损伤患者的效果观察［J］. 军事医学，2014，38（1）：80.

[9] 娄长丽，王怀珍. 康复新液冲洗会阴部联合心理护理对宫颈癌放射治疗患者的影响［J］. 中国烧伤创疡杂志，2018，30（6）：425-430.

[10] 冯志平，宋元华，邓智勇，等. 康复新液治疗鼻咽癌患者放射性皮炎的临床观察［J］. 中国药房，2018，29（10）：1392-1395.

[11] 刘敏，虞芬. 康复新液联合洁悠神预防放射性皮炎的疗效观察［J］. 天津药学，2022，34（1）：54-57.

[12] 庄玲，王慧敏. 康复新液和美洲大蠊研末联合德莫林在头颈部肿瘤放射性皮肤损

伤的应用研究 [J]. 实用药物与临床，2019，22（11）：47－50.

[13] 林继红. 急性放射性皮炎应用康复新液加局部氧疗的护理 [J]. 吉林医学，2021，42（2）：489－490.

[14] 张碧碧. 康复新液冰敷对直肠癌放疗患者肛周皮肤的保护作用 [J]. 浙江中医杂志，2021，56（3）：177.

第五节　化疗性口腔黏膜炎

一、现代医学概述

（一）定义

化疗性口腔黏膜炎（oral mucositis，OM）指化疗引起的口腔黏膜上皮炎症性和（或）溃疡性病变，是一种化疗常见并发症。

（二）流行病学

刘明珠等（2018）研究发现，进行常规化疗最初 2 周，由于化疗药物剂量以及口腔毒性不同，患者化疗性口腔黏膜炎的发生率为 20%～40%，高剂量化疗的造血干细胞移植患者的化疗性口腔黏膜炎发生率约为 80%，头颈部同步放化疗患者的发生率为 85%～100%。

（三）病因和发病机制

化疗导致口腔黏膜炎的机制主要是细胞毒性药物引起细胞 DNA 链及染色体断裂等，进而导致细胞周期中断和细胞凋亡。

（四）临床表现

化疗性口腔黏膜炎主要表现为口腔黏膜充血、红斑、水肿、糜烂以及不同程度的溃疡等，患者往往表现为局部疼痛、进食困难、口干以及味觉障碍等。

（五）诊断

化疗性口腔黏膜炎的诊断通常基于病史和临床检查，在治疗期间即可进行化疗性口腔黏膜炎的诊断和分级。有些分子靶向药物相关性化疗性口腔黏膜炎可能会延迟发生（暴露数周或数月后）。另外，还应该注意鉴别诊断，比如要排除药物过敏性口腔黏膜炎、病毒性口腔炎等。

临床上也可以进行实验室相关检查，比如血常规，咽拭子细菌、真菌以及病毒培养，尽早发现其他口腔并发症。

（六）治疗

化疗性口腔黏膜炎的临床处理原则和目的主要有控制口腔疼痛、覆盖溃疡面，使其尽早愈合；保持口腔清洁，减少多重感染；阻止口腔黏膜炎进展；多学科协作治疗口腔黏膜炎引起的溃疡出血、口腔多重感染、营养不良、脱水以及电解质紊乱等并发症。对于症状严重的化疗性口腔黏膜炎患者，主治医生经过全面评估，决定是否需要暂时中断相关抗肿瘤治疗药物或调整用法及剂量。

1. 非药物治疗

1）避免食用辛辣刺激性食物，进餐后清洁口腔，增加盐水漱口次数。

2）发生口腔损伤时应教育和支持患者持续进行口腔护理，加强对口腔的监测，并考虑停用或降低化疗/分子靶向药物剂量。

3）低能量激光照射口腔溃疡处。

2. 药物治疗

积极控制症状，以局部对症支持治疗为主、系统全身治疗为辅。

1）黏膜保护剂：主要有口腔凝胶、口腔溃疡防护剂、自由基清除剂、必需氨基酸及过饱和钙磷酸盐等。

2）镇痛剂：进食前可使用2%利多卡因溶液、0.5%~1.0%普鲁卡因溶液、利多卡因凝胶或苯佐卡因糊剂，喷涂于溃疡处。症状严重者可考虑使用全身镇痛药和抗焦虑药，如吗啡、芬太尼及多虑平等。

3）糖皮质激素：局部使用糖皮质激素可减轻症状，但不宜长期使用。

4）抗感染治疗：如有口腔感染，给予局部或全身抗感染治疗，可使用抗真菌漱口水、新唑漱口液、制霉菌素片联合碳酸氢钠溶液等。

5）唾液替代品：如有口腔黏膜干燥、不适，可使用人工唾液或者口腔湿润凝胶。

6）口腔护理液：合适的口腔护理液可减少化疗性口腔黏膜炎引起的疼痛，如苄达明口腔漱液。

7）中药制剂：化疗配合补中益气汤加减、康复新液、双花百合片、口炎清颗粒等，均可在一定程度上降低化疗性口腔黏膜炎的严重程度，缓解疼痛。

蜂蜜用作化疗性口腔黏膜炎的辅助治疗，可以缓解相关疼痛。

二、康复新液治疗化疗性口腔黏膜炎的临床应用

（一）康复新液单用

对晚期食管癌同步放化疗后发生口腔溃疡和食管黏膜溃疡的患者，使用康复新液治疗，每次10mL，含漱5~10分钟后吞服，每天4~5次，连续治疗7天。（谷宁等，2019）

（二）康复新液联合用药

1. 联用蒙脱石散

化疗后出现口腔黏膜炎时立即开始治疗，蒙脱石散 3g 混于康复新液 10mL 中调制成糊状，予生理盐水充分漱口后涂于口腔病变及其周围区域，每天 4 次。用药至口腔溃疡愈合，充血、疼痛消失。（凌华晃等，2005）

2. 联用复合维生素 B

对 5-氟尿嘧啶化疗所致口腔黏膜炎的防治：化疗第 1 天配合使用康复新液 10mL，含漱 2~3 分钟后缓慢咽下，每天 3 次（三餐后），同时联用复合维生素 B，每次 2 片，每天 3 次。连续使用 2 周。（陈延群等，2012）

对儿童急性淋巴细胞白血病化疗所致口腔炎的治疗：在口服维生素 B_2 的基础上使用康复新液，3 岁以下每次 5mL，3 岁及以上每次 10mL，含漱 5 分钟后吞下，每天 4次，直至痊愈。（敖苗等，2013）

3. 联用口腔溃疡涂剂（西瓜霜）

康复新液 10mL，含漱 5 分钟，含漱后也可咽下，含漱后用棉签蘸口腔溃疡涂剂涂于溃疡面，每天 4 次，连用 7 天。涂药后 30 分钟内不漱口，1~2 小时内禁食禁水。（高莉萍等，2012）

4. 联用锡类散局部用药

化疗开始后行常规口腔护理，每次饭后用软牙刷刷牙，去除口腔内食物残渣，保持口腔卫生，防止细菌生长。观察患者口腔变化，如发现口腔有轻度炎症停止使用牙刷，以免进一步损伤黏膜。使用复方硼砂漱口液于餐后及睡前漱口，勿用硬物刺激以免受损出血。在此基础上用康复新液 15mL 含服，每次不少于 3 分钟，每天 4 次，于三餐后及睡前漱口后含服，含服后 30 分钟内禁食禁水。（李娟等，2013）

5. 联用硒酵母

对鼻咽癌同步放化疗所致口腔黏膜炎，从同步放化疗第 1 天开始，含服康复新液，每天 3 次（三餐后）。先用清水漱口清洁口腔，再用鼓颊和吮吸交替方式含漱康复新液10mL，3 分钟后缓慢吞服；同时口服硒酵母片，每次 200μg，每天 1 次，直到同步放化疗结束。

（三）冰冻康复新液含服预防

对大剂量甲氨蝶呤导致的口腔黏膜炎，将 100mL 康复新液倒入 $1cm^3$ 无菌冰格，放入 -20℃已灭菌冰箱冷冻室制成冰粒，在大剂量甲氨蝶呤静滴开始，患者含服冰粒，每次 1~2 块，每隔 4 小时含服 1 次，至甲氨蝶呤浓度降为常用量后改为每天 2 次。（温文姬等，2015）

三、康复新液治疗化疗性口腔黏膜炎的典型病例

患者，男，14 岁。因白血病进行大剂量甲氨蝶呤化疗，造成口腔黏膜及嘴唇皮肤溃疡。诊断为化疗性口腔黏膜炎。

治疗方法：口服康复新液，每次 10mL，每天 3 次；同时康复新液浸透无菌纱布湿敷，每天换药 2 次。

6 天后口腔内、嘴唇处溃疡均愈合。

患者治疗前后对比见图 5-2。

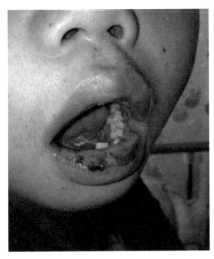 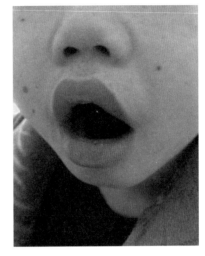

治疗前   治疗 6 天

图 5-2 患者治疗前后对比

参考文献

[1] 中国临床肿瘤学会抗肿瘤药物安全管理专家委员会，中国临床肿瘤学会肿瘤支持与康复治疗专家委员会. 抗肿瘤治疗引起急性口腔黏膜炎的诊断和防治专家共识[J]. 临床肿瘤学杂志，2021，26（5）：449-459.

[2] 刘明珠，韩非. 肿瘤治疗相关口腔黏膜炎的研究进展[J]. 中华放射肿瘤学杂志，2018，27（9）：869-872.

[3] 谷宁，王振祥，李志刚. 康复新液对晚期食管癌患者同步放化疗后口腔溃疡和食管黏膜溃疡的疗效[J]. 河南医学研究，2019，28（22）：4051-4053.

[4] 凌华晃，钟亮，蔡茂德，等. 蒙脱石联合康复新治疗化疗所致口腔炎疗效观察[J]. 中国煤炭工业医学杂志，2005，8（7）：682-683.

[5] 陈延群，孙建湘，彭超. 康复新液联合复合维生素 B 防治含 5-氟尿嘧啶[J]. 中南医学科学杂志，2012，40（6）：607-609.

[6] 敖苗，刘玉峰. 康复新液治疗儿童急性淋巴细胞白血病化学治疗所致口腔炎的临床观察[J]. 华西医学，2013，28（8）：1245-1246.

[7] 高莉萍，张存宝. 两种不同口腔护理方法对化疗性口腔黏膜炎的临床效果比较[J]. 中华医院感染学杂志，2012，22（5）：984-985.

[8] 鲍先握，林海升，戴杰. 康复新液治疗化疗后口腔溃疡临床研究[J]. 中成药，2014，36（4）：881-882.

[9] 李娟，顾平荣. 康复新治疗肿瘤放化疗口腔溃疡临床疗效观察[J]. 黑龙江医药，

2013，26（6）：1064－1065.

[10] 王继，周光华，龙斌，等. 硒酵母联合康复新液防治鼻咽癌同步放化疗所致口腔黏膜炎的价值分析 [J]. 实用肿瘤杂志，2020，35（6）：550－554.

[11] 温文姬，陈玉红，黄贵年，等. 冰冻康复新液对大剂量 MTX 导致口腔黏膜炎疗效的观察 [J]. 吉林医学，2015，36（6）：1199－1200.

第六章/**肛肠科**

第一节　肛裂

一、现代医学概述

（一）定义

肛裂是齿状线下肛管皮肤层裂伤后形成的小溃疡，方向与肛管纵轴平行，长约0.7cm，呈梭形或椭圆形，常引起肛周剧痛。

（二）流行病学

多见于青、中年人，绝大多数肛裂位于肛管的后正中线上，也可在前正中线上，侧方出现肛裂者极少。

（三）病因和发病机制

肛裂的病因尚不清楚，可能与多种因素有关。长期便秘、粪便干结引起的排便时机械性创伤是大多数肛裂形成的直接原因。肛门外括约肌浅部在肛管后方形成的肛尾韧带伸缩性差、较坚硬，此区域血供亦差。肛管与直肠成角相延续，排便时，肛管后壁承受压力最大，故后正中线处易受损伤。

慢性裂口上端的肛门瓣和肛乳头水肿，形成肥大乳头；下端皮肤因炎症、水肿及静脉、淋巴回流受阻，形成袋状皮垂向下突出于肛门外，称为前哨痔。因肛裂、前哨痔、肥大乳头常同时存在，称为肛裂"三联征"。

（四）临床表现

肛裂患者有典型的临床表现，即疼痛、便秘和出血。疼痛多剧烈，有典型的周期性，排便时由于肛裂内神经末梢受刺激，患者可立刻感到肛管烧灼样或刀割样疼痛，称为排便时疼痛。便后数分钟可缓解，称为间歇期。随后因肛门括约肌收缩痉挛，再次剧痛，此期可持续半小时到数小时，临床称为括约肌挛缩痛，直至括约肌疲劳、松弛后疼痛缓解，但再次排便时又发生疼痛。因害怕疼痛不愿排便，久而久之可引起便秘，粪便更为干硬，便秘又加重肛裂，形成恶性循环。排便时常在粪便表面或便纸上见到少量血迹，或数滴鲜血，大量出血少见。

（五）诊断

急性肛裂可见裂口边缘整齐，底浅，呈红色并有弹性，无瘢痕形成。慢性肛裂因反复发作，底深不整齐，质硬，边缘增厚、纤维化、肉芽灰白。若发现肛裂"三联征"，更不难进行诊断。应注意与其他疾病引起的肛管溃疡，如克罗恩病、溃疡性结肠炎、结核、肛周肿瘤、梅毒、软下疳等引起的肛周溃疡相鉴别，可以取活组织做病理学检查以明确诊断。肛裂患者行肛门检查时，常会引起剧烈疼痛，有时需在局部麻醉下进行。

（六）治疗

急性或初发的肛裂可用坐浴和润便的方法治疗；慢性肛裂可用坐浴、润便加扩肛的方法治疗；经久不愈、非手术治疗无效，且症状较重时可采用手术治疗。

1. 非手术治疗

原则是解除括约肌痉挛、镇痛、帮助排便、中断恶性循环、促进裂口愈合。

具体措施如下：①排便后用1：5000高锰酸钾温水坐浴，保持局部清洁。②口服缓泻剂或液体石蜡，使大便松软、润滑，保持大便通畅。③肛裂局部麻醉后，取侧卧位，先用示指扩肛后，逐渐伸入中指，维持扩张5分钟。扩张后可解除括约肌痉挛、扩大创面、促进裂口愈合。但此法复发率高，可并发出血、肛周脓肿、大便失禁等。

用于坐浴的药物很多，但高质量的研究较少。金玄痔科熏洗散能够缓解肛裂疼痛，用药1周的有效率为91.6%。两项RCT结果显示，温水坐浴后采用康复新湿敷创面5分钟，其有效率为91.67%~96.00%。一项研究比较了康复新与高锰酸钾治疗肛裂的效果，结果显示二者有效率分别为93.94%和79.39%。有研究将花椒50g加入500mL水中煮沸20分钟后熏洗，也有一定疗效。

2. 手术疗法

1）肛裂切除术：切除全部增生变硬的裂缘、前哨痔、肥大乳头、发炎的隐窝和深部不健康的组织，直至暴露肛管括约肌，可同时切断部分外括约肌皮下部或内括约肌，创面敞开引流。缺点为愈合较慢。

2）肛管内括约肌切断术：肛管内括约肌为环形的不随意肌，它的痉挛收缩是引起肛裂疼痛的主要原因。手术方法是在肛管一侧距肛缘1.0~1.5cm做一小切口达内括约肌下缘，确定括约肌间沟后分离内括约肌至齿状线，剪断内括约肌，然后扩张至4指，电灼或压迫止血后缝合切口，可一并切除肥大乳头、前哨痔，肛裂在数周后自行愈合。该方法治愈率高，但手术不当可导致肛门失禁。

二、康复新液治疗肛裂的临床应用

（一）康复新液单药治疗

方法1：针对Ⅰ期肛裂患者，便后以温水坐浴，水温40℃左右，坐浴时做用力排便动作，使肛裂面充分暴露，达到清洁及温热刺激的作用；同时用手轻轻按摩4~5分钟，以达到松弛肛门括约肌的目的，利于药物涂抹。待肛门括约肌松弛，即疼痛稍缓解后，使用一次性无菌脱脂棉球蘸取康复新液涂抹于肛裂溃疡面。（范茹英等，2015）

方法2：针对肛裂术后患者，于术后第2天开始，便后对切口予常规换药，并用康复新液无菌纱布敷于切口至切口愈合。操作方法：将无菌纱布剪成长于手术切口的纱条，浸满康复新液制成药物纱条备用。用碘伏对切口及肛周皮肤消毒后，将药物纱条均匀覆盖切口上，使其超过切口边缘 0.5cm，并以无菌纱布包扎。治疗期间禁食辛辣油腻之品，并避免剧烈运动。（郭佳等，2013 年）

方法 3：针对肛裂术后患者，每天排便后换药。换药前用花子叶汤（艾叶 30g、蒲公英 30g、槐花 30g、川椒 15g）熏洗、坐浴 15 分钟，然后用康复新液棉球清洁肛内及创面，并用康复新液纱布贴敷创面。（谷超等，2009）

（二）康复新液联用其他药物

1. 康复新液联用紫草油纱条外敷

针对肛裂术后患者，术后第 2 天排便后予温盐水坐浴 10～15 分钟，用碘伏棉球消毒肛周、手术切口，将紫草油纱条浸泡康复新液后覆盖创面，并用无菌纱布包扎固定。每天换药 1 次。（龙庆等，2018）

2. 康复新液联用重组人表皮生长因子

采用康复新液纱条填塞创面，联用重组人表皮生长因子喷洒创面。（林峰等，2018）

参考文献

[1] 陈孝平，汪建平. 外科学［M］. 8 版. 北京：人民卫生出版社，2013.

[2] 孙松朋，任东林，张书信，等. 疫情期间常见肛肠疾病处理专家建议［J］. 中国全科医学，2020，23（30）：3767−3774.

[3] 荣文舟. 现代中医肛肠病学［M］. 北京：科学文献技术出版社，2000.

[4] 马民，张桂娟. 中医外科学［M］. 广州：暨南大学出版社，2016.

[5] 范茹英，张高高，康瑞，等. 康复新液用于早期肛裂保守治疗的临床观察［J］. 山西医药杂志，2015（6）：665−667.

[6] 郭佳，王剑平，王京文. 康复新液纱条外敷与坐浴对肛裂术后切口愈合影响对比观察［J］. 中国医刊，2013，48（10）：91−92.

[7] 谷超，王玉. 康复新液对肛裂术后换药的疗效观察［J］. 河南中医，2009，29（5）：484−485.

[8] 龙庆，李俊，闻永，等. 康复新液联合紫草油纱条在肛裂术后换药中的应用研究［J］. 世界中西医结合杂志，2018，13（5）：703−705，709.

[9] 林峰. 康复新液联合重组人表皮生长因子促进阴虚肠燥型肛裂术后创面愈合的临床观察［J］. 蛇志，2018，30（1）：98−99，134.

第二节　直肠肛管周围脓肿

一、现代医学概述

（一）定义

直肠肛管周围脓肿指直肠肛管周围软组织或其周围间隙发生的急性化脓性感染，并形成脓肿。脓肿破溃或切开引流后常形成肛瘘。脓肿是直肠肛管周围炎症的急性期表现，而肛瘘则为其慢性期表现。

（二）流行病学

可发生于任何年龄、任何职业，男性发病率高于女性。从年龄来看，有两个发病高峰期———婴幼儿期和青少年期。有研究认为，这两个年龄段人群内分泌腺体均处于分泌旺盛时期，肛腺属于内分泌腺，加之某些因素使分泌液排泄不畅、淤积感染，即引起肛腺发炎，导致发病。

（三）病因和发病机制

绝大部分直肠肛管周围脓肿由肛腺感染引起。肛腺开口于肛窦，位于内外括约肌之间。因肛窦开口向上，呈口袋状，存留粪便易引发肛窦炎，感染蔓延至肛腺后导致括约肌肌间感染，也可蔓延至直肠肛管周围间隙的疏松脂肪结缔组织。感染向上可达直肠周围形成高位肌间脓肿或骨盆直肠间隙脓肿；向下达肛周皮下，形成肛周脓肿；向外穿过外括约肌，形成坐骨肛管间隙脓肿；向后可形成肛管后间隙脓肿或直肠后间隙脓肿。

以肛提肌为界直肠肛管周围脓肿可分为肛提肌下部脓肿和肛提肌上部脓肿，前者包括肛周脓肿，后者包括骨盆直肠间隙脓肿、直肠后间隙脓肿、高位肌间脓肿等。

直肠肛管周围脓肿也可继发于肛周皮肤感染、损伤、肛裂、内痔、药物注射、骶尾骨骨髓炎等。克罗恩病、溃疡性结肠炎及血液病患者易并发直肠肛管周围脓肿。

（四）临床表现与诊断

1. 肛周脓肿

肛周脓肿较常见，常位于肛门后方或侧方皮下部，一般不大。主要症状为肛周持续性跳动性疼痛，全身感染性症状不明显。病变处明显红肿，有硬结和压痛，脓肿形成可有波动感，穿刺抽出脓液。

2. 坐骨肛管间隙脓肿

坐骨肛管间隙脓肿又称坐骨肛门窝脓肿，也比较常见，多由肛腺感染经外括约肌向外扩散到坐骨直肠间隙引起，也可由肛周脓肿扩散而成。由于坐骨直肠间隙较大，形成的脓肿亦较大且深，容量为 60~90mL。发病时患侧出现持续性胀痛，逐渐加重，继而为持续性跳痛，排便或行走时疼痛加剧，可有排尿困难和里急后重。全身感染症状明显，如头痛、乏力、发热、食欲减退、恶心、寒战等。早期局部体征不明显，以后可出现肛门患侧红肿、双侧臀不对称。局部触诊或直肠指检时患侧有深压痛，甚至波动感。如不及时切开，脓肿多向下穿入肛管周围间隙，再由皮肤穿出，形成肛瘘。

3. 骨盆直肠间隙脓肿

骨盆直肠间隙脓肿又称骨盆直肠窝脓肿，较为少见，但很严重，多由肛腺脓肿或坐骨直肠间隙脓肿向上穿破肛提肌进入骨盆直肠间隙引起，也可由直肠炎、直肠溃疡、直肠外伤引起。由于此间隙位置较深，空间较大，引起的全身症状较重而局部症状不明显。早期就有全身中毒症状，如发热、寒战、全身疲倦不适。局部表现为直肠坠胀感、便意不尽，排便时尤感不适，常伴排尿困难。会阴部检查多无异常，直肠指诊可在直肠壁上触及肿块隆起，有压痛和波动感。诊断主要靠穿刺抽脓，经直肠以手指定位，从肛门周围皮肤进针。必要时做肛管超声检查或 CT 检查证实。

4. 其他

其他包括肛管括约肌间隙脓肿、直肠后间隙脓肿、高位肌间脓肿、直肠壁内脓肿（黏膜下脓肿）。由于位置较深，局部症状大多不明显，主要表现为会阴、直肠部坠胀感，排便时疼痛加重，患者同时有不同程度的全身感染症状，直肠指诊可触及痛性肿块。

（五）治疗

1. 非手术治疗

1）抗生素治疗，选用对革兰阴性杆菌有效的抗生素。

2）温水坐浴。

3）局部理疗。

4）口服缓泻剂或液体石蜡以减轻排便时疼痛。

2. 手术治疗

脓肿切开引流是治疗直肠肛管周围脓肿的主要方法，一旦诊断明确，即应切开引流。手术方式因脓肿的部位不同而异。

1）肛门周围脓肿：在局部麻醉下就可进行，在波动最明显处做放射状切口，不需要填塞以保证引流通畅。

2）坐骨肛管间隙脓肿：在腰麻或骶管麻醉下进行，在压痛明显处用粗针头先做穿刺，抽出脓液后，在该处做一平行于肛缘的弧形切口，切口要够长，可用手指探查脓腔。切口应距离肛缘 3~5cm，以免损伤括约肌。应置管或放置油纱条引流。

3）骨盆直肠间隙脓肿：在腰麻或全麻下进行，切开部位因脓肿来源不同而不同，脓肿向肠腔突出，手指在直肠内可触及波动，应在肛镜下行相应部位直肠壁切开引流，切缘电灼止血，若经坐骨直肠间隙引流，日后易出现肛门括约肌外瘘。病因为括约肌肛瘘感染者，引流方式与坐骨肛管间隙脓肿者相同，只是手术切口稍偏肛门后外侧，示指在直肠内做引导，穿刺抽出脓液后，切开皮肤、皮下组织，改用止血钳分离，当止血钳触及肛提肌时，可遇到阻力，在示指引导下，稍用力即可穿破肛提肌达脓腔。若经直肠壁切开引流，易导致难以治疗的肛管括约肌上瘘。

4）其他部位的脓肿，若位置较低，在肛周皮肤上直接切开引流；若位置较高，则应在肛镜下切开直肠壁引流。

肛周脓肿切开引流后，绝大多数形成肛瘘。近些年来，有文献报道采用脓肿切开引流＋一期挂线术，可避免肛瘘的形成。方法如下：脓肿切开找到内口，切开皮肤后挂线，使脓肿完全敞开，引流更通畅，且避免二次的肛瘘手术治疗。以 MRI 确定脓肿部位及内口位置，挂线引流治疗直肠肛管周围脓肿多能取得较好的临床效果。

二、康复新液治疗直肠肛管周围脓肿的临床应用

康复新液在肛肠疾病术后换药中的应用越来越广，可促进患者创面快速愈合，减轻患者痛苦，具有重要意义。

（一）单用康复新液

1. 康复新液配合挂线术

挂线术后用生理盐水冲洗脓腔，初步清除分泌物及坏死组织，然后用碘伏棉球消毒，康复新液纱条敷于创面，并取一层无菌纱布覆盖，以胶布固定。每天换药 1 次，直至痊愈。（朱建富等，2019）

2. 康复新液配合置管引流术

针对高位肛周脓肿置管引流术后的患者，术后第 2 天起，每天换药前中药坐浴，换药时先予生理盐水冲洗脓腔，初步清除分泌物及坏死组织。取康复新液，用 20mL 注射器和医用冲洗针头反复在引流管内外缓慢冲洗，以冲洗液清澈为度，一般用量 50mL。冲洗后嘱患者卧床休息，以利于药液吸收，1～2 小时后方可直立缓行，以避免积液残留，形成新的感染源。于术后第 3 天起每 2～3 天换药前行超声检查 1 次，观察脓腔基底部的恢复情况，至脓腔明显缩小且冲洗液清晰时，即可拔除引流管。拔除引流管后每天使用生理盐水棉球清洁伤口，藻酸钙敷料蘸取康复新液湿敷残余创腔。（张宸等，2018）

（二）康复新液雾化治疗联用解毒生肌膏和臭氧水冲洗

将康复新液放入医用超声雾化机中，熏洗 30 分钟，然后使用臭氧治疗仪生成的臭氧水（浓度≥4.3mg/L）对创面持续冲洗 5 分钟，涂敷解毒生肌膏，每天 2 次。（郝世君等，2022）

（三）康复新液联用马应龙麝香痔疮膏

手术切开肛周脓肿，清除脓液。术后清洗肛周并擦干，根据脓肿创面大小用无菌纱布蘸取马应龙麝香痔疮膏，均匀涂抹脓腔创面。在此基础上用无菌纱布浸泡康复新液，填塞脓腔内，维持时间＞24 小时。治疗周期为 4 周。（温江龙等，2024）

三、康复新液治疗直肠肛管周围脓肿的典型病例

患者，女，58 岁。因肛门旁肿痛 8 天，诊断为直肠肛管周围脓肿入院。行脓肿切开引流、蜂窝织炎清创术。术后抗感染，每天换药，对症支持治疗。术后 26 天，切口愈合不佳。

加用康复新液进行治疗，治疗两个半月后出院。

患者不同治疗时期疗效对比见图 6-1。

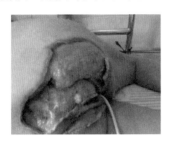

加用康复新液治疗前

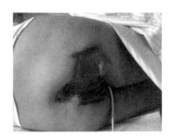

康复新液治疗 20 天

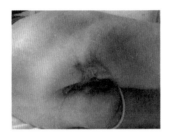

康复新液治疗 1 个月 25 天

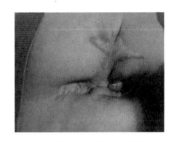

康复新液治疗 2 个半月

图 6-1　患者不同治疗时期疗效对比

参考文献

[1] 陈孝平，汪建平. 外科学 [M]. 8 版. 北京：人民卫生出版社，2013.

[2] 荣文舟. 现代中医肛肠病学 [M]. 北京：科学文献技术出版社，2000.

[3] 马民，张桂娟. 中医外科学 [M]. 广州：暨南大学出版社，2016.

[4] 朱建富，刘荣，黄媛莉. 康复新液纱条联合挂线术对肛周脓肿切口愈合及感染创面愈合的影响 [J]. 中医杂志，2019，60（5）：405-409.

[5] 张宸，林晖，孙健，等. 康复新液促进高位肛周脓肿置管引流术后创面愈合的临床研究 [J/OL]. 中华结直肠疾病电子杂志，2018，7（6）：567-571.

[6] 郝世君，李琳琳，王宏斌，等. 解毒生肌膏联合康复新液雾化和臭氧水冲洗治疗肛周脓肿的临床研究 [J]. 现代药物与临床，2022，37（10）：2306-2310.

[7] 温江龙，王芳增，裴瑞娟. 康复新液联合马应龙麝香痔疮膏治疗肛周脓肿患者的效果 [J]. 中国民康医学，2024，36（6）：113-116.

第三节 肛瘘

一、现代医学概述

（一）定义

肛瘘是指肛管周围的肉芽肿性管道，由内口、瘘管、外口三部分组成。

（二）流行病学

内口常位于肛窦，多为一个；外口在肛周皮肤上，可为一个或多个，经久不愈或间歇性反复发作，任何年龄都可发病，多见于青壮年男性。

（三）病因和发病机制

大部分肛瘘由直肠肛管周围脓肿引起，脓肿自行破溃或切开引流处形成外口，位于肛周皮肤。由于外口生长较快，脓肿常假性愈合，导致脓肿反复发作、破溃或切开，形成多个瘘管和外口，使单纯性肛瘘成为复杂性肛瘘。瘘管由反应性的致密纤维组织包绕，近管腔处为炎性肉芽组织，后期腔内可上皮化。

结核、溃疡性结肠炎、克罗恩病、恶性肿瘤、肛管外伤感染也可引起肛瘘，但较为少见。

（四）分类

肛瘘的分类方法很多，简单介绍下面两种。

1. 按瘘管位置高低分类

1）低位肛瘘：瘘管位于外括约肌深部以下，可分为低位单纯性肛瘘（只有一个瘘管）和低位复杂性肛瘘（有多个瘘口和瘘管）。

2）高位肛瘘：瘘管位于外括约肌深部以上，可分为高位单纯性肛瘘（只有一个瘘管）和高位复杂性肛瘘（有多个瘘口和瘘管）。

此种分类方法临床上较为常用。

2. 按瘘管与括约肌的关系分类

1）肛管括约肌间型：约占肛瘘的70%，多由直肠肛管周围脓肿引起。瘘管位于内外括约肌之间，内口在齿状线附近，外口大多在肛缘附近，为低位肛瘘。

2）经肛管括约肌型：约占肛瘘的25%，多由坐骨肛管间隙脓肿引起，可为低位或高位肛瘘。瘘管穿过外括约肌、坐骨直肠间隙，开口于肛周皮肤上。

3）肛管括约肌上型：为高位肛瘘，较为少见，约占肛瘘的4%，瘘管在括约肌间向上延伸，越过耻骨直肠肌，向下经坐骨直肠间隙穿透肛周皮肤。

4）肛管括约肌外型：最少见，仅约占肛瘘的 0.5%。多为骨盆直肠间隙脓肿合并坐骨肛管间隙脓肿的结果。瘘管自会阴部皮肤向上经坐骨直肠间隙和肛提肌，然后穿入盆腔或直肠。内口可在齿状线附近，也可在直肠。这类肛瘘常由外伤、肠道恶性肿瘤、克罗恩病引起，治疗较为困难。

（五）临床表现

外口流出少量脓性、血性、黏液性分泌物是其主要症状。较大的高位肛瘘，因瘘管位于括约肌外，不受括约肌控制，常有粪便及气体排出。分泌物的刺激使肛门部潮湿、瘙痒，有时形成湿疹。当外口愈合，瘘管中有脓肿形成时，患者可感到明显疼痛，同时可伴有发热、寒战、乏力等全身感染症状，脓肿穿破或切开引流后，症状缓解。

（六）诊断

检查时在肛周皮肤上可见到单个或多个外口，挤压时有脓性或脓血性分泌物排出。外口的数目及与肛门的位置关系对诊断肛瘘很有帮助：外口数目越多，距离肛缘越远，肛瘘越复杂。根据 Goodsall 规律，在肛门中间画一横线，若外口在线后方，瘘管常是弯型，内口常在肛管后正中处；若外口在线前方，瘘管常是直型，内口常在附近的肛窦上。外口在肛缘附近，一般为括约肌间瘘；距离肛缘较远，则为经括约肌瘘。若瘘管位置较低，自外口向肛门方向可触及条索样瘘管。

确定内口位置对明确肛瘘诊断非常重要。肛门指诊时在内口处有轻度压痛，有时可扪到硬结样内口及条索样瘘管。肛镜下有时可发现内口，自外口探查肛瘘时有造成假性通道的可能，宜用软质探针。以上方法都不能肯定内口时，还可自外口注入亚甲蓝溶液 1~2mL，观察填入肛管及直肠下端的无菌纱条的染色部位，以判断内口位置。碘油瘘管造影是临床常规检查方法。

MRI 检查多能清晰显示瘘管位置及其与括约肌的关系，部分患者可显示内口位置。建议在肛瘘术前行 MRI 检查，以确定瘘管内口位置及数目。

对于病因复杂、多次手术、病因不明的肛瘘患者，应做钡灌肠或结肠镜检查，以排除克罗恩病、溃疡性结肠炎等疾病的存在。

（七）治疗

肛瘘极少自愈，治疗方法主要有两种。

1. 堵塞法

使用 0.5%甲硝唑液、生理盐水冲洗瘘管后，用生物蛋白胶自外口注入。该方法治愈率较低，约为 25%。该方法无创伤、无痛苦，对单纯性肛瘘可采用。最近亦有研究采用动物源生物条带填充瘘管，疗效尚待观察。

另外，可根据病情选用具有清热祛湿、理气镇痛等功效的中成药，如马应龙痔疮栓、马应龙麝香痔疮膏、普济痔疮栓、金玄熏洗剂、康复新液等。

2. 手术治疗

原则是将瘘管切开或切除，形成敞开的创面，促使愈合。手术的关键是尽量减少肛门括约肌的损伤，防止肛门失禁，同时避免瘘的复发。

1）瘘管切开术：将瘘管全部切开开放，靠肉芽组织生长使伤口愈合。适用于低位肛瘘，因瘘管在外括约肌深部以下，切开后只损伤外括约肌皮下部和浅部，不会出现术后肛门失禁。

手术在骶管麻醉或局部麻醉下进行，患者取俯卧位或截石位，首先由外口注入亚甲蓝溶液，确定内口位置，再用探针从外口插入瘘管，了解瘘管的走行情况及与括约肌的关系。在探针的引导下，切开探针上的表层组织，直到内口。刮去瘘管内的肉芽组织及坏死组织，修剪皮缘，以保证创面由底向外生长。

2）挂线疗法：利用橡皮筋或有腐蚀作用的药线的机械性压迫作用，缓慢切开肛瘘。适用于距肛门3~5cm、有内外口的低位或高位单纯性肛瘘，或作为复杂性肛瘘切开、切除的辅助治疗。它的最大优点是不会造成肛门失禁。被结扎的肌组织发生血运障碍，逐渐坏死、断开，但炎症反应引起的纤维化可使切断的肌组织与周围组织粘连，肌组织不会收缩过多且逐渐愈合，从而可防止被切断的肛管直肠环回缩引起的肛门失禁。挂线亦能引流瘘管，排出瘘管内的渗液。此法具有操作简单、出血少、不用换药、在橡皮筋脱落前不会发生皮肤切口愈合等优点。

手术在骶管麻醉或局部麻醉下进行，将探针自外口插入，循瘘管走向由内口穿出，在内口处探针上绑一消毒的橡皮筋或粗丝线，引导穿过整个瘘管，将内外口之间的皮肤及皮下组织切开后扎紧挂线。术后每天坐浴及便后坐浴使局部清洁。若结扎组织较多，在3~5天后再次扎紧挂线。一般术后10~14天结扎组织自行断裂。

3）肛瘘切除术：切开瘘管并将瘘管壁全部切除至健康组织，创面不予缝合。若创面较大，可部分缝合、部分敞开。适用于低位单纯性肛瘘。

复杂性肛瘘的手术治疗要充分、慎重预评估手术后的肛门功能及肛瘘复发的概率。若难以达到预期效果，瘘管挂线引流、带瘘生存也是一种安全的选择。

二、康复新液治疗肛瘘的临床应用

肛瘘临床治疗以手术为主，手术会破坏肛门正常结构，造成开放性创伤，引发术后疼痛、渗出等并发症，因此提升术后创面愈合质量非常重要。康复新液外用具有理气化瘀、解毒祛腐生肌之效，在肛肠科术后应用广泛。

（一）康复新液外敷

1. 康复新液纱条促进克罗恩病肛瘘挂线引流术后创面愈合

术后第2天开始换药（每天2次）。

制备康复新液纱条：将凡士林纱条浸泡在康复新液中。

换药步骤：揭开创面覆盖的无菌纱布后，取出上次换药填塞的纱条，用注射器抽取康复新液并冲洗瘘管及创腔多次，每个瘘管、创面均需冲洗至无分泌物或排泄物残留。冲洗完毕后使用康复新液纱条对瘘管及创面进行瘘管填塞、引流、覆盖，最后外敷无菌纱布。（刘回，2023）

2. 康复新液纱条促进低位单纯性肛瘘术后创面愈合

自术后第 1 天起换药，先用康复新液冲洗创面，后依据创面大小选合适的康复新液纱条，由创面外向肛管内口填塞，深度以距肛门皮肤 2cm 左右为宜，长度以超出肛瘘创面为宜，松紧合适。无菌纱布覆于创面，胶布固定。每天换药 1 次，直至痊愈。（全德凤，2022）

3. 康复新液促进肛瘘术后创面愈合

肛瘘切开术后嘱患者每天早晨排便 1 次，便后对感染创口进行清理，再用康复新液冲洗，最后用康复新液纱条敷盖或者填塞。（纪煜航等，2022）

4. 康复新液治疗肛瘘术后切口愈合缓慢

患者取左侧卧位，对肛周皮肤及创面进行消毒。康复新液倒入换药碗中，浸泡凡士林纱布，敷贴于创面，同时覆盖医用敷料。疗程为 4 周。（王大军，2017）

（二）康复新液联用重组人酸性成纤维细胞生长因子

观察康复新液联合重组人酸性成纤维细胞生长因子对湿热下注型肛瘘术后创面愈合的影响。所有患者行肛瘘术，术后均进行常规抗感染治疗，术后每天便后进行换药。使用重组人酸性成纤维细胞生长因子 4mL 溶于 15～40mL 氯化钠溶液中冲洗创面，然后向创面喷洒壳聚糖长效抗菌材料，在此基础上用浸透康复新液的棉球擦拭创面，清除创面分泌物以及坏死组织，将康复新液纱条塞入切口内，并沿切口的基底部由内向外填塞，最后使用无菌纱布覆盖，胶带固定。疗程为 21 天。（陈红梅等，2017）

（三）康复新液外敷联用马应龙痔疮栓

患者取左侧卧位，对肛周创面及皮肤消毒后，先将马应龙痔疮栓置于肛门 2～3cm 处，待药物完全被机体吸收后，取康复新液纱条敷于创面，再用医用敷料覆盖后给予无菌纱布包扎，根据患处渗液情况换药，每天 1～2 次，疗程为 21 天。（彭明沙等，2024）

（四）康复新液外敷配合射频电疗

术后给予常规护理，用康复新液纱条湿敷患处，每天 2 次，每次约 30 分钟。湿敷康复新液的同时，以射频电疗仪进行照射：患者取侧卧位，暴露治疗部位，射频探头与创面距离 3～5cm，每次照射治疗 20 分钟，每天 2 次。疗程为 7 天。（方晓，2021）

三、康复新液治疗肛瘘的典型病例

患者，男，46 岁。因复杂性肛瘘入院。行常规手术切开暴露及挂线术治疗。术后以过氧化氢冲洗，填塞创面 9 天，静滴抗生素，疗效不佳，创面愈合不良。

换用康复新液冲洗、填塞创面，每天 1 次，每次 100mL。同时口服康复新液，每天 3 次，每次 10mL。5 天后，继续以康复新液冲洗、填塞，每天 1 次，每次 50mL。治疗 21 天后出院。

患者治疗前后对比见图 6-2。

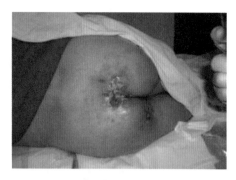

使用康复新液治疗前

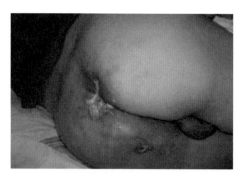

康复新液治疗 5 天

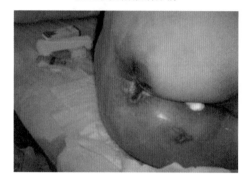

康复新液治疗 13 天

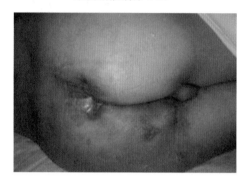

康复新液治疗 21 天

图 6-2　患者治疗前后对比

参考文献

［1］陈孝平，汪建平. 外科学［M］. 8 版. 北京：人民卫生出版社，2013.

［2］国家中医药管理局医政司. 22 个专业 95 个病种中医诊疗方案［M］. 北京：中国中医药出版社，2011.

［3］荣文舟. 现代中医肛肠病学［M］. 北京：科学文献技术出版社，2000.

［4］马民，张桂娟. 中医外科学［M］. 广州：暨南大学出版社，2016.

［5］刘回. 康复新液促进克罗恩病肛瘘挂线引流术后创面愈合的临床研究［D］. 合肥：安徽中医药大学，2023.

［6］全德凤. 康复新液对低位单纯性肛瘘术后创面愈合的临床疗效观察［D］. 南充：川北医学院，2022.

［7］纪煜航，常宗纹. 康复新液在促进肛瘘术后创面恢复中的效果观察［J］. 中国实用医药，2022，17（4）：11-14.

［8］王大军. 康复新液治疗肛瘘术后切口愈合缓慢的临床疗效观察［J］. 中国医药指南，2017，15（30）：209-210.

［9］陈红梅，赵海波. 康复新液联合重组人酸性成纤维细胞生长因子对湿热下注型肛瘘术后创面愈合的影响［J］. 现代中西医结合杂志，2017，26（13）：1420-1422.

［10］彭明沙，黎爽，冯雪雅，等. 康复新液联合马应龙痔疮栓对肛瘘患者术后创面及生长因子的影响［J］. 陕西中医，2024，45（7）：934-937.

［11］方晓. 康复新液联合射频电疗仪治疗对肛瘘术后创面愈合的影响［J］. 新中医，2021，53（12）：177－180.

第四节　痔

一、现代医学概述

（一）定义

痔是常见的肛肠疾病，任何年龄都可发病，但随着年龄增长，痔的发病率增高。

（二）分类

痔根据其所在部位不同分为三类。

1）内痔：肛垫的支持结构、静脉丛及动静脉吻合支发生病理性改变或移位。

2）外痔：齿状线远侧皮下静脉丛的病理性扩张或血栓形成。

3）混合痔：内痔通过丰富的静脉丛吻合支和相应部位的外痔相互融合。

（三）病因和发病机制

痔的病因尚未完全明确，可能与多种因素有关，目前主要有肛垫下移学说和静脉曲张学说。另外，长期饮酒和进食大量刺激性食物可使局部充血；肛周感染可引起静脉周围炎，使静脉失去弹性而扩张；营养不良可使局部组织萎缩无力。以上因素都可诱发痔。

（四）临床表现

1. 内痔

内痔的主要临床表现是出血和脱出。间歇性便后出鲜血是内痔的常见症状。

内痔的分度：Ⅰ度，便时带血、滴血或喷射状出血，便后出血可自行停止，无痔脱出。Ⅱ度，常有便血，排便时有痔脱出，便后可自行还纳。Ⅲ度，偶有便血，排便或久站、咳嗽、劳累、负重时痔脱出，需用手还纳。Ⅳ度，偶有便血，痔脱出不能还纳或还纳后又脱出。

2. 外痔

主要临床表现是肛门不适、潮湿不洁，有时有瘙痒。结缔组织外痔（皮垂）及炎性外痔常见。发生血栓形成及皮下血肿时有剧痛，称为血栓性外痔，是血栓性静脉炎的一种表现，48 小时后疼痛才会开始逐渐缓解。

3. 混合痔

内痔和外痔的表现可同时存在。

（五）诊断

主要靠肛门直肠检查。首先做肛门视诊，内痔除Ⅰ度外，其他三度都可在肛门视诊下见到。对有脱垂者，最好在蹲位排便后立即观察，可清晰见到痔的大小、数目及部位。直肠指诊虽对痔的诊断意义不大，但可了解直肠内有无其他病变，如直肠癌、直肠息肉等。其次可做肛门镜检查，不仅可见到痔的情况，还可观察到直肠黏膜有无充血、水肿、溃疡、肿块等。血栓性外痔表现为肛周暗紫色长条圆形肿物，表面皮肤水肿、质硬、压痛明显。

痔的诊断不难，但应与下列疾病鉴别。

1）直肠癌：临床上常有将直肠癌误诊为痔而延误治疗的病例，主要原因是仅凭症状及大便化验而诊断，未进行肛门指诊和直肠镜检查。直肠癌在直肠指检时可扪到高低不平的硬块，而痔为暗红色圆形柔软的血管团。

2）直肠息肉：低位带蒂息肉脱出肛门易误诊为痔脱出。但息肉为圆形、实质性、有蒂、可活动，多见于儿童。

3）直肠脱垂：易误诊为环状痔，但直肠脱垂黏膜呈环形，表面平滑，括约肌松弛；而环状痔黏膜呈梅花瓣状，括约肌不松弛。

（六）治疗

治疗应遵循三个原则：①无症状的痔无需治疗；②有症状的痔重在减轻或消除症状，而非根治；③以非手术治疗为主。

1. 一般治疗

对于痔的初期和无症状的痔，只需增加摄入纤维性食物，改变不良的大便习惯，保持大便通畅，防治便秘和腹泻。热水坐浴可改善局部血液循环。血栓性外痔有时经局部热敷、外敷消炎镇痛药物后，疼痛可缓解而不需手术。嵌顿性痔初期也可采用一般治疗，用手轻轻将脱出的痔推回肛门，阻止再脱出。

2. 注射疗法

对于Ⅰ、Ⅱ度出血性内痔的效果较好。注射硬化剂的作用是使痔和周围产生无菌性炎症反应、黏膜下组织纤维化，致使痔萎缩。用于注射的硬化剂很多，常用的硬化剂有5%苯酚植物油、5%鱼肝油酸钠液、5%盐酸奎宁尿素水溶液、4%明矾水溶液等，忌用腐蚀性药物。

3. 胶圈套扎疗法

可用于治疗Ⅰ、Ⅱ、Ⅲ度内痔。原理是将特制的胶圈套入内痔的根部，利用胶圈的弹性阻断痔的血运，使痔缺血、坏死、脱落而愈合。胶圈套扎器种类很多，可分为牵拉套扎器和吸引套扎器两大类。

4. 多普勒超声引导下痔动脉结扎术

适用于Ⅱ～Ⅳ度内痔的治疗。采用一种特制的带有多普勒超声探头的直肠镜，于齿状线上方2~3cm探测到痔上方的动脉后直接进行结扎，通过阻断痔的血运以达到缓解症状的目的。

5. 手术疗法

1) 痔单纯切除术：主要用于Ⅱ、Ⅲ度内痔和混合痔的治疗。

2) 吻合器痔上黏膜环切钉合术：也称吻合器痔上黏膜环切术，主要适用于Ⅲ、Ⅳ度内痔及非手术疗法治疗失败的Ⅱ度内痔和环状痔，直肠脱垂也可采用。

3) 血栓外痔剥离术：用于治疗血栓性外痔。

二、康复新液治疗痔的临床应用

手术是目前临床治疗混合痔的首选疗法，但因解剖位置的特殊性，手术创口愈合缓慢，术后易出现疼痛、肛周水肿、尿潴留等并发症，给患者带来极大的痛苦。康复新液外用具有理气化瘀、解毒祛腐生肌之效，在肛肠科术后广泛应用。

（一）康复新液熏洗和坐浴

1. 康复新液熏洗、坐浴

混合痔术后 24 小时给予康复新液 50mL＋45℃温水 500mL 熏洗坐浴，每次 20 分钟，每天 2 次。7 天为 1 个疗程，连续治疗 2 个疗程。（权隆芳等，2020）

2. 康复新液超声雾化坐浴

患者术后每天早晨大便后行超声雾化坐浴，浴液成分：康复新液 20mL、纯净水 100mL。超声熏洗操作过程如下：打开超声熏洗仪电源开关，按临床需要设定水温（38℃）、坐温（38℃）、风温（38℃）及治疗模式，患者舒适地坐于其上，按启/停键，超声熏洗仪按照设置模式开始工作。常规行水疗 4 分钟，冲洗肛门，雾疗 10 分钟，热疗 4 分钟，每次治疗时间为 18 分钟。（李雪芹等，2017）

3. 康复新液超声雾化熏洗联用普济痔疮栓

超声熏洗仪药杯中加入清水 3000mL 和康复新液 60mL，设置为"水疗－雾疗－热疗"模式，便后或睡前水疗 4 分钟、超声雾疗 10 分钟、热疗 4 分钟。超声雾化熏洗治疗结束后，将普济痔疮栓 1 枚塞入肛门，每天 1 次，治疗 2 周。（李敏等，2022）

4. 康复新液熏洗联用复方角菜酸酯栓

行自动痔疮套扎术（RPH）术后，给予康复新液熏洗治疗：向沸水 3000mL 中加入康复新液 50mL，趁热对患处进行熏蒸，水温降至 36～37℃时进行坐浴，每次 20 分钟，早晚各 1 次。此外，将复方角菜酸酯栓 1 枚塞入肛门，每天 1 次，治疗 10 天。（汪建等，2019）

5. 康复新熏蒸、淋洗联用马应龙麝香痔疮膏

混合痔术后行常规护理和治疗，包括预防出血、抗炎和切口消毒换药等。于术后第 2 天开始，先清洗切口，后使用康复新液对切口进行熏蒸、淋洗；若其间切口不适，可不进行淋洗。熏蒸、淋洗完成后，用无菌纱布擦干，涂抹马应龙麝香痔疮膏于患处，加敷无菌纱布。熏蒸、淋洗每天 2 次，每次 20 分钟，治疗 2 周。（万先彬等，2019）

（二）康复新液湿敷

用康复新液浸湿无菌纱布，湿敷于创面 20 分钟，坐浴（将肛肠熏洗剂 110g 用沸水

1500mL 浸泡约 30 分钟，待水温冷却至 38~40℃ 开始坐浴，时间 2 分钟）。每次排便后彻底清洗伤口后再坐浴 3 分钟。（王艳芝等，2018）

术后口服抗生素 3 天，创面用康复新液换药，每天 1 次。创面渗出较多、水肿明显时每天换药 2 次，并适当给予热敷及早期扩肛治疗。换药 2~3 天见创面无活动性出血及其他异常后，指导患者自行用稀释康复新液药棉或纱布局部湿敷。（金建媚等，2003）

（三）康复新液灌肠

行外剥内扎术后，采用康复新液加水坐浴，在坐浴的基础上用康复新液 20mL＋生理盐水 20mL 保留灌肠，每天 2 次。（刘利华等，2018）

参考文献

[1] 陈孝平，汪建平. 外科学［M］. 8 版. 北京：人民卫生出版社，2013.

[2] 荣文舟. 现代中医肛肠病学［M］. 北京：科学文献技术出版社，2000.

[3] 马民，张桂娟. 中医外科学［M］. 广州：暨南大学出版社，2016.

[4] 权隆芳，程芳，贾小强，等. 康复新液对混合痔术后患者创面愈合的临床疗效［J］. 中成药，2020，42（2）：539-540.

[5] 李雪芹，李景慧，孟庆慧，等. 康复新液超声雾化坐浴对痔术后创面疗效的影响［J］. 徐州医学院学报，2017，37（2）：128-130.

[6] 李敏，杨会举，李忠信. 康复新液联合普济痔疮栓治疗混合痔术后患者临床疗效分析［J］. 吉林中医药，2022，42（3）：320-323.

[7] 汪建，牟奇蓉，刘光普，等. 康复新熏洗对行 RPH 混合痔患者的疗效分析［J］. 西南国防医药，2019，29（1）：52-54.

[8] 万先彬，许璟，郑福保. 康复新熏洗联合马应龙麝香痔疮膏用于 MH 术后的效果观察［J］. 西南国防医药，2019，29（7）：775-777.

[9] 王艳芝，涂玲，李辉. 不同中药坐浴方法联合康复新液湿敷对痔术后创面疼痛和愈合的影响［J］. 结直肠肛门外科，2018，24（1）：34-38.

[10] 穆丽萍，肖明. 康复新液联合微创手术治疗老年混合痔临床观察［J］. 辽宁中医药大学学报，2016，18（3）：141-143.

[11] 金建媚，丁云龙. 痔疮术后康复新液创面换药疗效观察［J］. 现代中西医结合杂志，2003，12（18）：1984-1984.

[12] 刘利华，史仁杰，彭澎. 康复新液防治混合痔术后疼痛临床观察［J］. 现代中西医结合杂志，2018，27（22）：2471-2473.

第七章

儿 科

第一节 手足口病

一、现代医学概述

(一) 定义

手足口病 (hand, foot and mouth disease, HFMD) 是由肠道病毒 (enterovirus, EV) 感染引起的一种急性发热出疹性疾病。

(二) 流行病学

《手足口病诊疗指南 (2018 年版)》指出，HFMD 是全球性疾病，也是我国法定报告管理的丙类传染病。我国发病率为 37.01/10 万至 205.06/10 万，报告死亡率为 6.46/10 万至 51.00/10 万，5 岁以下儿童多发，一年四季均可发病，夏秋季节多见。

(三) 分类

根据病情轻重程度 HFMD 分为普通病例和重症病例，普通病例常见。

(四) 病因和发病机制

致病病毒以肠道病毒 71 型 (EV-A71) 和柯萨奇病毒 A16 型 (CV-A16) 常见，属于 RNA 病毒科肠道病毒属。患儿和隐性感染者为主要传染源，主要通过粪-口途径传播，也可通过咽喉分泌物、唾液和疱疹液等传播。

病毒由消化道或呼吸道侵入机体，在局部黏膜或淋巴组织中繁殖，进入血液循环导致病毒血症，随血流播散至脑膜、脑、脊髓、心脏、皮肤、黏膜等器官组织继续复制，引发炎性病变并出现相应临床表现。

(五) 临床表现

1. 普通病例

急性起病，发热或不伴发热，多有咳嗽、流涕、食欲减退等症状。手、足、口、臀部可见皮疹和疱疹，躯干偶有。口腔疱疹多见舌、颊黏膜、硬腭等处，常发生溃疡。皮疹不留瘢痕和色素沉着。预后良好，多 7 天痊愈。

2. 重症病例

重症病例病情进展迅速，可出现以下任一系统并发症表现，可致死亡。

1) 神经系统：头痛、呕吐、精神差、嗜睡、易激惹、谵妄、昏迷，肢体抖动、抽搐、中枢性瘫痪或急性弛缓性瘫痪。常出现在皮疹后 2~4 天。

2) 呼吸系统：呼吸浅促、呼吸困难或节律改变，口唇发绀，咳嗽，咳白色、粉红色或血性泡沫样痰液，肺部湿啰音或痰鸣音。

3）循环系统：心率增快或减慢，脉搏减弱甚至消失，血压升高或下降，面色苍灰、皮肤花纹、四肢发凉、指（趾）发绀、出冷汗。

（六）诊断

根据流行病学资料，急性起病，发热（部分病例可无发热），伴手、足、口、臀部皮疹即可以做出临床诊断。少数重症病例皮疹不典型，临床诊断困难，需结合病原学或血清学检查做出诊断。

（七）治疗

1. 一般治疗

家中隔离，清淡饮食，做好皮肤、口腔护理。

2. 对症支持治疗

1）多饮水，发热 38.5℃以上可使用解热镇痛药，高热者给予物理降温。

2）咳嗽、咯痰者：使用镇咳、祛痰药。

3）呕吐、腹泻者：补液，纠正水、电解质酸碱平衡紊乱。

4）保护重要器官功能。

3. 病因治疗

目前无特效抗肠道病毒药，可采用利巴韦林、干扰素等治疗。

4. 重症病例治疗

1）神经系统受累者：应用甘露醇，静脉注射免疫球蛋白，使用糖皮质激素，行其他对症支持治疗。

2）呼吸、循环系统受累者：畅通呼吸道、吸氧、气管插管正压通气，维持血压稳定，应用血管活性药物，高血糖者可用胰岛素，抑制胃酸分泌，防治肺部细菌感染。

二、康复新液治疗手足口病的临床应用

手足口病患儿的主要临床表现为手、足、口腔、臀部等部位出现皮疹、溃疡、疱疹等，部分患儿可伴有发热。临床显示使用康复新液可显著缩短患儿恢复时间，降低炎症指标水平，且无明显不良反应。

1. 康复新液口服和外用

方法 1：静脉给予炎琥宁注射液 4～8mg/（kg·d）及常规退热对症治疗。在此基础上予口服康复新液，3 岁以下每次 3mL，3 岁以上每次 5mL，每天 3 次，含服 1 分钟以上为佳。皮疹处外擦康复新液，每天 3 次，直至痊愈。（汪希珂等，2009）

方法 2：在抗病毒治疗的基础上，口服康复新液。6～12 月龄 3mL，每天 3 次；1～5 岁 5mL，每天 3 次，连用 3～5 天。同时，用康复新液外擦皮疹及口腔破溃处，每天 3 次。（谢扬学等，2012）

2. 康复新液口腔雾化和外用

予利巴韦林、痰热清注射液、维生素 C 等药物静滴，对合并细菌感染者酌情加用抗生素及对症支持治疗，在此基础上加用康复新液口腔雾化（根据年龄分别用 1～5mL）或外擦手、足部皮疹，每天 1～3 次，疗程 3～5 天。（杜颖，2011）

3. 康复新液口腔含漱和喷涂

方法 1：用 1% 过氧化氢溶液清洗口腔患处，再用生理盐水洗净，最后用康复新液含漱或涂抹。嘱咐禁食、禁饮半小时。（何晓芳，2019）

方法 2：此对症支持治疗基础上，给予干扰素 α-1b 雾化吸入治疗，每次 2～4μg/kg，每天 2 次；同时加用康复新液涂抹口腔，每 2 小时 1 次，疗程 3～5 天。（龙涛等，2020）

方法 3：康复新液置于 20mL 喷壶中，向口腔各溃疡面以气雾形式均匀喷洒，每天 10 次，5 天为 1 个疗程。（郑伟，2009）

4. 康复新液联用清热解毒口服液

将康复新液外擦皮疹及口腔黏膜破溃处，每天 3 次；口服清热解毒口服液（1 岁以下每次 5mL，1 岁及以上每次 10mL），每天 3 次。5 天为 1 个疗程。（邓颖，2004）

5. 康复新液联用蓝芩口服液

给予蓝芩口服液口服，每次 20mL，每天 3 次；同时给予康复新液口服，每次 10mL，每天 3 次。（沈世富，2013）

6. 康复新液外敷

在常规治疗基础上，外敷康复新液联合蒙脱石散。其方法：将 1 袋蒙脱石散（3g）用 10mL 康复新液调成糊状，在三餐后及睡前涂在患儿的手、足、臀部的皮疹及皮肤溃疡上。连续治疗 1 周。（蓝永乐，2020）

三、康复新液治疗手足口病的典型病例

患儿，男，1 岁 2 个月。因手、足、臀和口腔痛性水疱伴咽痛 3 天入院。

查体：体温正常；牙龈及口唇黏膜水疱、浅溃疡，周边有红晕；手掌丘疱疹、水疱，米粒至绿豆大，周边有红晕；臀部散在丘疱疹，周边有红晕。

化验检查：淋巴细胞略高于正常。诊断为手足口病。

治疗方法：抗病毒；康复新液口腔含漱，每天 3 次；手足臀皮损以康复新液湿敷，每天 3 次。

治疗 4 天后痊愈。

患儿治疗前后效果对比见图 7-1。

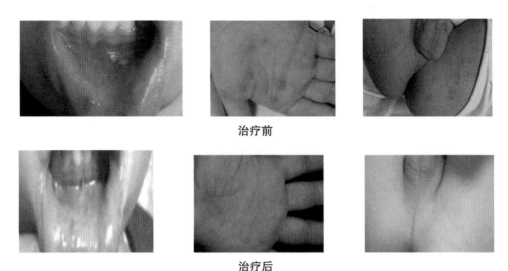

治疗前

治疗后

图7-1 患儿治疗前后效果对比

参考文献

[1] 王卫平，孙锟，常立文. 儿科学 [M]. 9版. 北京：人民卫生出版社，2018.

[2] 李兰娟，任红. 传染病学 [M]. 8版. 北京：人民卫生出版社，2013.

[3] 中华人民共和国国家卫生健康委员会. 手足口病诊疗指南（2018年版）[J]. 中华临床感染病杂志，2018，11（3）：161-166.

[4] 汪希珂，刘征. 康复新液佐治小儿手足口病疗效观察 [J]. 中国误诊学杂志，2009，9（6）：1313-1314.

[5] 杜颖. 康复新液佐治手足口病疗效观察 [J]. 中国临床研究，2011，24（4）：320-320.

[6] 谢扬学，何淑君. 康复新液治疗小儿手足口病疗效分析 [J]. 现代预防医学，2012，39（1）：52-53.

[7] 何晓芳. 1%过氧化氢与康复新液在小儿手足口病中的应用 [J]. 江西医药，2019，11（11）：1426-1427.

[8] 龙涛，邓益斌，王惠敏，等. 干扰素联合康复新液治疗EV71型手足口病的临床疗效及安全性 [J]. 华西药学杂志，2020，35（6）：698-700.

[9] 郑伟. 蒲地蓝消炎口服液联合康复新液治疗手足口病疗效分析 [J]. 现代中西医结合杂志，2009，18（35）：4368-4369.

[10] 邓颖. 康复新液与清热解毒口服液治疗小儿手足口病58例 [J]. 中国中西医结合杂志，2004，24（2）：164.

[11] 贾东新，王淑丽. 康复新液联合抗感颗粒治疗手足口病50例临床观察 [J]. 山西医药杂志，2013，42（7）：444-445.

[12] 沈世富. 蓝芩口服液联合康复新液治疗小儿手足口病的疗效分析 [J]. 河北医药，2013，35（19）：3012-3013.

[13] 蓝永乐. 康复新液联合蒙脱石散治疗手足口病所致手、足、臀部皮疹及皮肤溃疡的效果研究 [J]. 当代医药论丛，2020，18（11）：127-128.

第二节　疱疹性口腔炎

一、现代医学概述

（一）定义

疱疹性口腔炎是小儿常见的以单纯疱疹病毒Ⅰ型（HSV－Ⅰ）感染为主的口腔黏膜感染性疾病。

（二）流行病学

疱疹性口腔炎发病无明显季节性，可单独发生，也可伴发于其他疾病过程中。6岁以下儿童多见，其中6个月至2岁居多。

（三）分类

疱疹性口腔炎可分为原发性疱疹性口腔炎和复发性疱疹性口腔炎两类。

（四）病因和发病机制

疱疹性口腔炎病原体为单纯疱疹病毒Ⅰ型，患儿和病毒携带者为传染源，主要通过飞沫、唾液及疱疹液直接接触传播，可也通过食具和衣物间接传播，潜伏期4～7天。

（五）临床表现

1. 原发性疱疹性口腔炎

原发性疱疹性口腔炎发病有4个时期。

1）前驱期：发热、头痛、疲乏不适、全身疼痛及头痛、咽喉肿痛，下颌下和颈上淋巴结肿大、触痛，流涎、拒食、烦躁不安。1～2天后口腔黏膜、附着龈和龈缘充血水肿。

2）水疱期：口腔黏膜形成成簇小水疱，针头大小，疱壁薄、透明、易破溃，形成浅表溃疡。

3）糜烂期：小水疱破溃形成大面积糜烂，可继发感染，上覆黄色假膜，唇和口周可有类似病损。

4）愈合期：糜烂面逐渐缩小、愈合，整个病程7～10天。

2. 复发性疱疹性口腔炎

原发性疱疹性口腔炎愈合后复发感染称为复发性疱疹性口腔炎，一般在口唇附近。特点：以多个成簇小水疱开始，在原先发作过的位置或附近，前驱阶段可感觉轻微疲乏与不适，将要发生损害部位出现痒、张力增加、灼痛、刺痛等，数小时内出现水疱，一般可持续 24 小时，随后破裂、糜烂、结痂，无继发感染时一般病程约 10 天。

（六）诊断

多数时候根据临床表现就可做出疱疹性口腔炎的诊断。原发性感染多见于婴幼儿，急性发作，全身反应重，口腔黏膜及口唇周围形成成簇小水疱，破溃形成溃疡，口周形成痂壳。复发感染多见于成人，好发于唇红部黏膜及皮肤或口角，表现为成簇小水疱，痒、痛，破溃后结痂，有自限性，全身反应轻。

（七）治疗

1. 全身抗病毒治疗
口服阿昔洛韦、利巴韦林。

2. 局部治疗
1）漱口液：0.1%～0.2%葡萄糖酸氯己定溶液、复方硼酸溶液等漱口。
2）软膏：3%阿昔洛韦软膏、酞丁安软膏，局部涂抹。
3）散剂：锡类散、西瓜霜粉剂局部使用。
4）含片：葡萄糖酸氯己定片、溶菌酶片、华素片等含化。
5）其他：抗生素糊剂涂抹、温生理盐水等湿敷。

3. 物理疗法
氦氖激光。

4. 对症支持治疗
补充营养、使用维生素、镇痛治疗等。

5. 中医药治疗
使用康复新液等。

二、康复新液治疗疱疹性口腔炎的临床应用

（一）康复新液外用

1. 单用康复新液
方法 1：患儿保持口腔清洁，多饮水，禁用刺激性药物，给予阿昔洛韦抗病毒治疗，有继发细菌感染者加用抗生素，有发热、周身不适者给予对症支持治疗。在上述治疗基础上加用康复新液涂口腔溃疡面，每天 4 次，疗程 5 天。（梁丽，2010）
方法 2：患儿给予利巴韦林颗粒抗病毒，有继发感染者及时予以抗生素治疗，同时予退热、补充维生素等对症支持治疗。在上述治疗基础上，加用康复新液含漱，每天 3 次，每次 5～10mL。（吴婧暐等，2011）
方法 3：患儿给予补充水分营养、降温、维持口腔清洁与抗病毒等常规治疗，高热者可使用药物降温。在此基础上使用无菌棉签蘸取康复新液涂于溃疡面上，每天 3 次，用药后 1 小时内禁食禁饮。连续治疗 5 天。（赵燕，2021）

2. 康复新液联用利巴韦林喷涂

使用利巴韦林气雾剂每隔 2 小时喷涂咽喉及牙龈处（每天总剂量 15～20mg），口腔及牙龈黏膜破溃处外擦康复新液，每天 3 次。（胡淑英等，2006）

3. 康复新液联用阿昔洛韦湿敷

在常规治疗基础上，用阿昔洛韦加用康复新液 2～3mL 进行湿敷，每次 3～5 分钟，每天 3～4 次。（贾翠玲等，2015）

4. 康复新液联用开喉剑喷雾剂

患儿使用开喉剑喷雾，同时联用康复新液每次 10mL，每天 3 次，连续治疗 1 周。（李欣等，2021；林芬等，2019）

5. 康复新液含漱联用口腔炎喷雾剂

康复新液 5mL，每天三餐后含漱，随后给予口腔炎喷雾剂对准口腔病灶处喷雾，每天 3 次。（秦爱丽等，2021）

（二）康复新液口服

1. 康复新液口服联用单磷酸阿糖腺苷＋溶菌酶肠溶片

方法 1：在常规对症支持治疗的基础上，给予单磷酸阿糖腺苷静滴＋溶菌酶肠溶片口服，加用康复新液口服，每次 5mL，每天 3 次。疗程 5 天。（肖雷等，2017；李香君等，2019）

方法 2：在对症支持治疗的基础上，合并细菌感染者加用抗菌药物治疗，肌内注射单磷酸阿糖腺苷，同时给予康复新液口服，每次 5mL，每天 3 次。疗程 3～5 天。（肖玲等，2013）

2. 康复新液口服联用清心解毒汤

清心解毒汤联合康复新液口服，每次 5mL，每天 3 次。疗程 5 天。（梁秋娟等，2018）

3. 口服康复新液联合抗感颗粒

在常规治疗的基础上，联合应用康复新液及抗感颗粒。在对患儿应用康复新液时，采用无菌纱布充分浸透药液，然后擦拭患儿患处，每天 3 次。（朱晓燕，2019）

参考文献

[1] 张志愿，俞光岩. 口腔科学［M］. 8 版. 北京：人民卫生出版社，2013.

[2] 姜之炎，王雪峰，张靖延，等. 中医儿科临床诊疗指南·小儿口疮（修订）［J］. 中医儿科杂志，2018，14（4）：1－5.

[3] 梁丽. 康复新液治疗小儿疱疹性口腔炎的疗效分析［J］. 实用医学杂志，2010，26（19）：3618－3819.

[4] 吴婧暐，韩燕. 康复新液治疗疱疹性龈口炎临床观察［J］. 医学综述，2011，17（11）：1750－1751.

[5] 赵燕. 康复新液辅助治疗对疱疹性口腔炎患儿临床症状及血清 hs－CRP、TNF－α 水平的影响［J］. 现代诊断与治疗，2021，32（9）：1387－1389.

［6］ 胡蓉蓉，张玲. 康复新液联合利巴韦林气雾剂治疗小儿疱疹性口腔炎疗效观察
［J］. 新中医，2016，48（9）：134－135.

［7］ 胡淑英，胡林海，俞亚娣. 利巴韦林气雾剂合用康复新液治疗疱疹性口腔炎 88 例
疗效观察［J］. 安徽医药，2006，10（12）：917.

［8］ 尹灿凤. 康复新液局部治疗婴幼儿疱疹性龈口炎的疗效观察［J］. 四川医学，
2011，32（6）：886－887.

［9］ 秦爱丽，魏莉莉，蒋海晓，等. 康复新液联合口腔炎喷雾剂对小儿疱疹性口腔炎炎
症因子的影响［J］. 深圳中西医结合杂志，2021，31（7）：12－13.

［10］ 魏群. 口疳的中医治疗体会［J］. 河南中医，2002，22（5）：54.

［11］ 贾翠玲，贾爱玲，肖菲. 康复新液与阿昔洛韦联用治疗疱疹性口炎病人的临床疗
效探讨［J］. 黑龙江医药，2015，31（1）：861－862.

［12］ 肖雷，邹学红. 康复新液联合单磷酸阿糖腺苷、溶菌酶治疗小儿疱疹性口腔炎疗
效及对血清炎症因子的影响［J］. 现代中西医结合杂志，2017，26（35）：
3951－3952.

［13］ 李香君，沈丹，李艳敏. 康复新液联合单磷酸阿糖腺苷、溶菌酶治疗小儿疱疹性
口腔炎疗效及对血清炎症因子的影响［J］. 中华中医药学刊，2019，37（5）：
1222－1224.

［14］ 肖玲，容艳，胡兰. 单磷酸阿糖腺苷联合康复新液治疗小儿疱疹性口腔炎临床疗
效分析［J］. 西部医学，2013，25（9）：1355－1356.

［15］ 梁秋娟，周花枝. 清心解毒汤联合康复新液治疗小儿癌性口腔炎的疗效及对患者
血清炎症因子水平的影响［J］. 河北中医，2018，40（9）：1321－1322.

［16］ 朱晓燕. 康复新液联合抗感颗粒治疗小儿疱疹性口腔炎的临床治疗效果［J］. 吉
林医学，2019，40（5）：1021－1022.

［17］ 李欣，李桂红. 康复新液联合开喉剑喷雾剂治疗小儿疱疹性口腔炎临床研究［J］.
中国现代药物应用，2021，15（19）：32－34.

［18］ 林芬，刘江海，姚宝峰，等. 康复新液联合开喉剑喷雾剂治疗小儿疱疹性口腔炎
临床研究［J］. 新中医，2019，51（10）：190－191.

第三节　疱疹性咽峡炎

一、现代医学概述

（一）定义

疱疹性咽峡炎是由肠道病毒（enterovirus，EV）感染引起的儿童急性上呼吸道感
染性疾病。

（二）流行病学

四季均可发病，春、夏季为主，一般呈散发流行或地区性暴发流行。疱疹性咽峡炎的流行无明显地区性差异，托幼机构、早教机构、社区等易感人群较为集中的场所易发生聚集性传播。

（三）病因和发病机制

疱疹性咽峡炎由肠道病毒引起，主要病原是柯萨奇病毒 A 型（coxsackie virus－A，CV－A）和肠道病毒 71 型（enterovirus－71，EV－71），埃可病毒也可引起。潜伏期3~5 天，患儿和隐性感染者都是重要传染源，可经粪－口途径、呼吸道或接触患者口鼻分泌物、皮肤或黏膜疱疹液及被其污染的手及物品等传播，饮用或食入被病毒污染的水和食物亦可传播。

（四）临床表现

急性起病、发热和咽痛，多为中低热，部分可达 40℃以上，热程 2~4 天，可伴咳嗽、流涕、呕吐、腹泻，有时还有头痛、腹痛或肌痛，咽痛重者可影响吞咽。发热期间年龄较大患儿可出现精神差或嗜睡、食欲减退，年幼患儿可因口腔疼痛出现流涎、哭闹、厌食。个别患儿症状重，多发生在 3 岁以下患儿，表现为持续发热且不易退，易惊、肢体抖动，呼吸、心率增快等类似重症手足口病的临床表现。

1. 局部表现

咽部充血，散在灰白色疱疹，周围有红晕，直径 2~4mm，数目多少不等，1~2 天后破溃形成小溃疡，此种黏膜疹多见于腭咽弓、软腭、悬雍垂及扁桃体，也可见于口腔的其他部位。

2. 全身和咽部表现

一般在 7 天左右自愈，预后良好，个别重症患儿（多由 EV－A71 感染引起）可出现脑干脑炎、无菌性脑膜炎、急性迟缓性麻痹、肺水肿和（或）肺出血、心肌炎等并发症，甚至导致死亡。

（五）诊断

结合年龄（婴幼儿）、流行病学史（流行季节、托幼机构或周围人群有流行、接触史）、典型症状（急性起病、发热和咽痛）、特征性咽峡部损害（腭咽弓、软腭、悬雍垂及扁桃体上灰白色疱疹或溃疡）和病原学检查即可做出疱疹性咽峡炎的诊断。

（六）治疗

1. 一般治疗

居家隔离 2 周，保持空气清洁、流通，清淡饮食，饭后生理盐水漱口或擦拭，保持皮肤清洁，密切观察患儿精神状况和饮食状态，注意并发症的发生。

2. 对症支持治疗

1）控制高热，发热 38.5℃ 以上应给予物理降温，或给予退热药物（布洛芬、对乙酰氨基酚）。

2）高热惊厥者及时进行止惊治疗（咪达唑仑、地西泮缓慢静脉注射，水合氯醛灌肠）。

3. 病因治疗

目前尚无特效抗肠道病毒药物，可采用利巴韦林、干扰素等治疗。

4. 重症治疗

1）普通病例门诊治疗，有以下并发症者为重症病例，需住院治疗：脑干脑炎、急性迟缓性麻痹、无菌性脑膜炎、心肌炎。

2）并发症（即重症病例）治疗参考手足口病。

二、康复新液治疗疱疹性咽峡炎的临床应用

（一）康复新液单用

1. 康复新液涂抹或喷洒

在对症支持治疗的基础上，加用康复新液涂抹或喷洒口腔黏膜的疱疹及溃疡处，每天 4～5 次。用药前需漱口，不配合的患儿需饮用白开水清洁口腔，用药后 1 小时内禁食禁饮，以保证药物的浓度，充分发挥药效。（王华等，2019）

2. 康复新液涂抹及口服

在对症支持治疗的基础上，加用康复新液均匀地涂抹于疱疹及溃疡处，每天 3 次，同时口服康复新液，3 岁以下每次 5mL，3 岁以上每次 10mL。连续治疗 3～7 天。（李捷等，2013；周文艳，2018）

（二）康复新液联用其他喷剂

1. 康复新液联用开喉剑喷雾剂

康复新液 5mL 与开喉剑喷雾剂（儿童型）交替喷入，每次 5～6 喷，每天 3～5 次，疗程 3～5 天。（查倩等，2019）

2. 康复新液联用利巴韦林喷剂

应用利巴韦林喷剂加蒲地蓝消炎口服液，在此基础上加用康复新液喷于咽峡部，每次 2 喷，每天 3 次。喷药前先将康复新液摇匀，用后避免立即饮水或进食，以延长药物在咽峡部的停留时间，使其最大限度地发挥治疗作用，连用 3 天为 1 个疗程，治疗 1～2 个疗程。（周耀玲等，2015）

参考文献

［1］中华医学会儿科学分会感染学组，国家感染性疾病医疗质量控制中心. 疱疹性咽峡炎诊断及治疗专家共识（2019 年版） ［J］. 中华儿科杂志，2019，57（3）：177－180.

［2］姜之炎，王雪峰，张靖延，等. 中医儿科临床诊疗指南·小儿口疮（修订）［J］. 中医儿科杂志，2018，14（4）：1-5.

［3］孙桂连. 小儿疱疹性咽峡炎因机证治探讨［J］. 中国中医基础医学杂志，2015，21（8）：1048-1049.

［4］王华. 康复新液治疗儿童疱疹性咽峡炎的疗效观察［J］. 全科口腔医学电子杂志，2019，6（1）：149-152.

［5］李捷，王雪芹，康复新液治疗小儿疱疹性咽峡炎疗效观察［J］. 临床医学，2013，33（11）：89-90.

［6］周文艳. 康复新液治疗疱疹性咽峡炎的临床观察［J］. 山西医药杂志，2018，47（19）：2357-2359.

［7］查倩，何东平，吴至久，等. 康复新液联合开喉剑喷雾剂治疗小儿疱疹性咽峡炎50 例疗效观察［J］. 临床医药文献电子杂志，2019，6（71）：25+38.

［8］周耀玲，李静，王俊霞，等. 康复新液佐治小儿疱疹性咽峡炎疗效观察［J］. 儿科药学杂志，2015，21（2）：15-17.

［9］鲍先握，戴杰，林海升，等. 利巴韦林联合康复新液雾化吸入治疗疱疹性咽峡炎疗效观察［J］. 中成药，2015，37（7）：1622-1623.

第四节　尿布皮炎

一、现代医学概述

（一）定义

尿布皮炎指新生儿的肛门附近、臀部、会阴部等处皮肤发红，有散在斑丘疹或疱疹，又称新生儿红臀。

（二）流行病学

统计发现，新生儿尿布皮炎发生率可达 16%～35%。（毛桂龙等，2017）

（三）病因和发病机制

尿布皮炎发生的直接原因是尿布更换不勤，尿液中尿素被粪便中的细菌分解产生氨，在尿布潮湿的环境下，直接刺激新生儿局部皮肤，导致尿布皮炎。

尿布皮炎的发生还与多种诱因有关，如喂养方面，混合喂养的新生儿较单纯配方奶喂养的新生儿大便次数多且较稀，混合喂养的新生儿粪便及尿液 pH 值较纯母乳喂养的新生儿低，故尿布皮炎发生率高。因黄疸而接受蓝光照射治疗的新生儿常见的不良反应之一即为腹泻，也会导致尿布皮炎发生率升高。尿布质地和染料及一些可能导致患儿腹泻或慢性腹泻的原因也是致病因素，真菌感染与尿布皮炎可能也存在相关性。

（四）临床表现

尿布接触部位出现边缘清楚的鲜红色红斑，较重者可伴丘疹、水疱及糜烂渗液，如果并发感染可产生小脓点，可伴有全身症状，如哭闹、发热、食欲减退，严重者可引起皮下坏疽，甚至败血症。

（五）诊断

根据皮炎的部位及特征性的临床表现可诊断。需与其他小儿常见皮炎鉴别，如痱子、脓疱病、皮下脂溢型皮炎等。

（六）治疗

1. 加强护理

环境通风，保持皮肤清洁干燥，大小便后洗净臀部，多暴露于空气、阳光下，勤换尿布，选择吸收力强的纸尿布。

2. 局部治疗

臀部潮红时，可外涂硼酸、氧化锌、滑石粉混合组成的三合粉或痱子粉。有糜烂时，先用3％硼酸溶液湿敷，待渗出停止后外涂氧化锌油或含抗菌药物的炉甘石洗剂。可用于涂抹的药物有：

1）活力碘/锌、纳米银制剂。

2）抗生素软膏，如硝酸咪唑软膏、制霉菌素、复方曲安奈德乳膏、莫匹罗星软膏等。

3）外用中药，如康复新液、京万红软膏、马应龙麝香痔疮膏、炉甘石洗剂、紫草油等。茶叶（尤其是绿茶）、珍珠粉、蜂蜜等局部外用均对尿布皮炎有一定的疗效。

3. 物理疗法

包括温水擦洗、电吹风疗法、红外线理疗、局部氧疗等。

二、康复新液治疗尿布皮炎的临床应用

（一）康复新液单用

方法1：臀部冲洗后用柔布拭干，根据皮肤病变面积用康复新液滴剂3~5mL均匀涂擦，每天3~4次，疗程7~10天。（李林阁等，2005）

方法2：每次大小便后冲洗臀部或使用湿纸巾擦净臀部，置于暖箱或远红外线辐射台，充分暴露臀部、会阴部使其保持干燥。单纯皮肤潮红伴水肿和（或）皮疹者，用无菌棉签蘸康复新液轻轻涂抹患处，每天3~5次；伴有局部真菌和（或）细菌感染者，加用抗真菌或抗生素软膏。勤换尿布，保持局部皮肤清洁。（许天兰等，2011）

（二）康复新液联用其他药物

1. 康复新液联用蒙脱石散

在常规对症支持治疗的基础上，给予康复新液治疗，用无菌棉签浸透药液，轻涂皮损患处，每天 5 次；再取蒙脱石散 1 袋（3g），轻柔均匀地涂抹皮损处，形成一薄薄的覆盖层，每天 5 次。连续治疗 7 天。（金泉等，2020）

2. 康复新液联用重组牛碱性成纤维细胞生长因子

在常规对症支持治疗的基础上，使用无菌生理盐水清洗患处，再喷重组牛碱性成纤维细胞生长因子，后用喷药的无菌纱布覆盖于创面，纱布湿度以药液不溢出为标准，自然晾干，约 10 分钟后用康复新液涂患处，每天 2~3 次。（王卓等，2015）

3. 康复新液联合复方角菜酸酯乳膏

使用湿纸巾蘸温水清洁会阴及臀部后，吸干水分，用康复新液涂擦患处，10~15 分钟后再擦涂复方角菜酸酯乳膏。每 3~4 小时 1 次或每次便后随洗随涂。（邓莲芳等，2017）

（三）康复新液配合局部吹氧

患儿每次排便清洁后给予康复新液均匀喷洒在臀部破损处，而后给予局部吹氧，每次吹氧 15~20 分钟，每天 3 次。（赵秀花，2011）

三、康复新液治疗尿布皮炎的典型病例

患儿，男，10 天。因臀部皮肤溃烂 1 天来诊。诊断为尿布皮炎。

治疗方法：温水清洗后康复新液冲洗、涂抹，每天 5~6 次。

3 天后皮损消失。

患儿治疗前后效果对比见图 7-2。

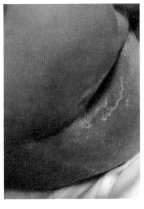 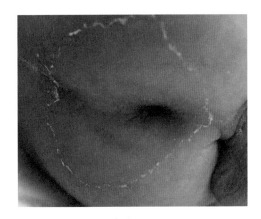

治疗前　　　　　　　　　　　　治疗 3 天

图 7-2　患儿治疗前后效果对比

参考文献

[1] 毛桂龙，周卓巍，郭利敏. 尿布皮炎 [J]. 中国实用乡村医生杂志，2017，24 (6)：27-34.

[2] 欧阳恒，杨志波. 新编中医皮肤病学 [M]. 北京：人民军医出版社，2000.

[3] 李林阁. 康复新滴剂治疗新生儿尿布皮炎疗效观察 [J]. 河南中医学院学报，2005，20 (3)：68-69.

[4] 许天兰，陈蓉. 康复新液治疗新生儿尿布皮炎的疗效观察 [J]. 护士进修杂志，2011，26 (3)：287.

[5] 金泉，边俊梅，袁小叶. 康复新液联合蒙脱石散治疗小儿尿布皮炎的疗效评价及抗炎作用分析 [J]. 临床和实验医学杂志，2020，19 (18)：1998-2000.

[6] 王卓，胡楠. 重组牛碱性成纤维细胞生长因子联合康复新液治疗新生儿尿布皮炎的效果观察 [J]. 现代临床护理，2015，14 (12)：33-35.

[7] 邓莲芳，胡小强，吕建平，等. 康复新液联合复方角菜酸酯乳膏治疗新生儿尿布皮炎的临床观察 [J]. 中国现代药物应用，2017，11 (20)：141-142.

[8] 赵秀花. 局部吹氧加康复新治疗新生儿重度红臀的观察与护理 [J]. 现代中西医结合杂志，2011，20 (2)：230-231.

第八章

妇产科

第一节　宫颈炎

一、现代医学概述

（一）定义

宫颈炎（cervicitis）指宫颈发生的炎症，包括宫颈阴道部（即子宫下端通向阴道的部分）炎症及宫颈管黏膜炎症。

（二）流行病学

宫颈炎是常见的妇科疾病，多发生于育龄期妇女，老年女性也可发生。

（三）分类

宫颈炎是妇科常见疾病之一，临床上多见的宫颈炎是急性宫颈管黏膜炎。若急性宫颈炎未经及时诊治或病原体持续存在，可导致慢性宫颈炎。

急性宫颈炎（acute cervicitis）指宫颈发生的急性炎症，包括局部充血、水肿，上皮变性、坏死，黏膜、黏膜下组织、腺体周围见大量中性粒细胞浸润，腺腔中可有脓性分泌物。

慢性宫颈炎（chronic cervicitis）指宫颈间质内有大量淋巴细胞、浆细胞等慢性炎症细胞浸润，可伴有宫颈腺上皮及间质的增生和鳞状上皮化生。

（四）病因和发病机制

宫颈炎可由多种病原体引起，也可由物理因素、化学因素刺激引起，或机械性宫颈损伤、宫颈异物伴发感染引起。

1. 病原体感染

1）性传播疾病病原体：淋病奈瑟菌、沙眼衣原体、单纯疱疹病毒、巨细胞病毒、生殖支原体、滴虫。

2）内源性病原体：需氧菌、厌氧菌。

2. 其他原因

1）对杀精剂、冲洗剂中化学物质或避孕套中的乳胶过敏。

2）卫生棉条、子宫托或避孕装置如横膈膜、宫内节育器造成的刺激或损伤。

3）阴道菌群紊乱：阴道内正常、健康的细菌被不健康或有害的细菌替代，也称为细菌性阴道病。

4）激素失调：较低的雌激素水平或较高水平的孕酮干扰机体。

（五）临床表现

大部分患者没有明显的临床症状，有症状者表现为：
1）白带分泌增多，呈灰色或淡黄色、脓性，或伴有异味。
2）异常阴道出血，如月经间期出血。
3）阴道分泌物刺激外阴，出现瘙痒感、灼热或其他不适。
4）性交时疼痛。
5）腰腹部酸痛。

（六）诊断

1）两个特征性体征，具备一个或两个同时具备：
（1）于宫颈管或宫颈管棉拭子标本上，肉眼见到脓性或黏液脓性分泌物。
（2）用棉拭子擦拭宫颈管时，容易诱发宫颈管内出血。
2）显微镜检查宫颈或阴道分泌物白细胞增多：
（1）宫颈管脓性分泌物涂片做革兰染色，中性粒细胞数>30个/高倍视野。
（2）阴道分泌物湿片检查白细胞数>10个/高倍视野。
3）病原体检测：应做沙眼衣原体和淋病奈瑟菌的检测，以及检测有无细菌性阴道病及滴虫阴道炎。

（七）治疗

主要是抗生素治疗。
1）未获得病原体检测结果，经验性治疗评估推荐方案：阿奇霉素1g，单次顿服；或多西环素100mg，口服，每天2次，连服7天。
2）已获得病原体检测结果，针对病原体选择抗生素：
（1）单纯急性淋病奈瑟菌：常用第三代头孢菌素。
（2）沙眼衣原体感染：常用四环素类、红霉素类、喹诺酮类抗生素。
3）合并细菌性阴道病时，需同时治疗细菌性阴道病。
4）定期随访。

二、康复新液治疗宫颈炎的临床应用

（一）康复新液单用

1. 宫颈填塞康复新液纱布
方法1：暴露宫颈后，用生理盐水棉球清洁宫颈表面分泌物，填塞康复新液浸泡的带线无菌纱布1块，与宫颈紧密接触，保留4小时后由患者自行取出。每天换药1次，6天为1个疗程。（郭君萍，2005）
方法2：用阴道窥器暴露宫颈，生理盐水清洗宫颈及阴道分泌物，无菌纱布浸透康复新液，局部填塞宫颈，每24小时换药1次，连用2周。（沈宇清等，2005）

2. 康复新液阴道用药

于月经结束后第 3 天开始用药，每晚睡前使用妇科专用一次性推进器将康复新液轻轻送入阴道深处至穹隆部，每次 10mL。隔天用药 1 次，用药 10 次为 1 个疗程，共 12 个疗程。用药当天禁止性生活及盆浴。（高亚克等，2015）

3. 宫颈喷洒＋湿敷＋口服

LEEP 刀术后，对宫颈创面局部喷洒康复新液，并将浸有康复新液的带尾绵栓塞置于创面，24 小时后取出。同时给予康复新液口服，每次 10mL，每天 3 次。术后，常规给予抗感染、止血等对症支持治疗，禁止盆浴和性生活，直至宫颈修复。（唐晓容，2015）

（二）康复新液与其他药物联用

1. 联用保妇康栓

方法 1：日间，在阴道窥器辅助下，将浸透康复新液的带尾绵栓（3.0cm×2.5cm）湿敷在宫颈外口局部，棉栓尾线留在阴道口外，嘱患者留置 12 小时后自行拉出棉栓，1 小时后再塞入保妇康栓，隔天 1 次。每月用药 10 次为 1 个疗程，共使用 3 个疗程。用药 3 个月及 6 个月后分别进行妇科检查、LCT 及 HPV 检测。用药期间限制性生活、盆浴、游泳等。（王转红等，2018）

方法 2：LEEP 刀术后，采用康复新液纱布湿敷创面，4～6 小时后取出，每周 1 次，共 3 次；保妇康栓 1 枚置于阴道内，每晚 1 次，共 3 周。术后 2 个月禁房事和盆浴。（淑田等，2010）

2. 联用重组人干扰素 α-2b 栓

于月经结束 3 天后开始治疗，借助阴道窥器将浸透康复新液的带尾棉栓湿敷于宫颈外口，棉栓尾线置于阴道口外，留置 12 小时后将棉栓拉出；1 小时后，行阴道深部给药重组人干扰素 α-2b 栓，每次 1 粒。治疗期间禁止性生活及坐浴。隔天 1 次，整个疗程为 30 天。（王丽娜等，2020）

3. 联用黄腐酸

于月经结束 3 天后，使用宫颈药棉推进器，将浸透康复新液的带尾绵栓塞入阴道，保留 30 分钟，每晚 1 次。同时配合口服含黄腐酸成分的乌金液，每次 20mL，每天 2 次。疗程为 3 个月。（高亚克等，2021）

4. 联用抗生素

LEEP 刀术后即用康复新液纱布湿敷宫颈创面，6 小时后取出，每周 1 次，共 6 次。联用盐酸左氧氟沙星 0.2g，口服，每天 3 次，共 5～7 天。术后 2 个月禁房事和盆浴。（袁渊，2009）

5. 联用聚甲酚磺醛栓

LEEP 刀术后用康复新液纱布湿敷创面 6 小时后取出。术后第 2 天阴道置聚甲酚磺醛栓 1 枚，隔天 1 次，连用 6 枚。术后 15 天、第 1 个月、第 2 个月复查。（守娥等，2011）

（三）康复新液联用物理治疗

1. 联合微波凝固术

方法1：常规微波凝固术及Leep刀术后，用康复新液将无菌纱布浸湿后敷在宫颈创面上，保留4小时，由患者自行取出。每周1次，共需3~4次。（淑芝等，2001）

方法2：月经结束后2~5天实施微波凝固术，术后于阴道内填塞康复新液10mL浸泡的带尾绵栓一枚，与宫颈接触，保留3~4小时后由患者自行取出。术后第1、2、3、4周重复上药（李玛建等，2004）

方法3：微波凝固术后，将康复新液浸泡的药棉紧贴治疗面，24小时后取出。每周上药1次，疗程为1个半月。期间需保持外阴清洁，禁房事及盆浴2个月。（李曙光，2005）

方法4：月经结束后3~8天实施微波凝固术，术后即时阴道填塞用康复新液浸泡的带尾棉栓1枚，尾线置于阴道口，6小时后由患者自行取出。分别于术后1、2、3、4周重复用药，疗程4周。治疗期间禁房事、盆浴及阴道冲洗，经期禁止阴道用药。（范湘玲等，2006；范湘玲等，2011；崔秀红等，2013）

2. 联合波姆光照射凝固术

方法1：常规波姆光照射凝固术治疗后即时阴道填塞康复新液浸泡的带尾棉栓1枚，保留6小时取出。分别于术后1、2、3、4周重复用药。（汉凤等，2004）

方法2：月经结束后3~7天实施波姆光照射凝固术，术后于阴道内填塞康复新液10mL浸泡的带尾棉栓，紧贴宫颈，保留4小时后由患者自行取出。分别于术后第1、2、3、4周重复上药。（李乾琼等，2006）

3. 联合激光治疗

激光治疗后即刻，以及术后第3、5、7天于宫颈创面涂敷康复新液。（仁芬等，2009）

4. 联合射频治疗

射频治疗术后，用康复新液带尾棉栓填塞阴道，紧贴宫颈，保留3~4小时后由患者自行取出。每周更换1次，共4次。术后2个月禁房事、盆浴。（吕志莲等，2013）

三、康复新液治疗慢性宫颈炎伴糜烂的典型病例

患者，女，31岁。因胚胎停育清宫术后14天阴道仍有流血就诊，妇科检查发现宫颈Ⅱ度糜烂，临床诊断为慢性宫颈炎伴糜烂。治疗方法：予康复新液10mL，口服，每天3次；另予康复新液10mL，将药液倒至卫生棉球塞阴，每晚睡前用药一次，经期停用，疗程8周，

8周后复查宫颈，患者宫颈光滑，宫颈黏膜糜烂部位完全愈合。

患者治疗前后对比见图8-1。

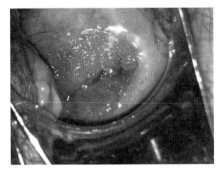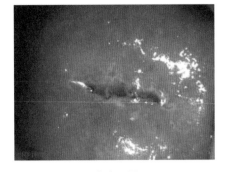

治疗前　　　　　　　　　　　　　　治疗 8 周

图 8-1　患者治疗前后对比

参考文献

[1] 谢幸，孔北华，段涛. 妇产科学 [M]. 9 版. 北京：人民卫生出版社，2018.

[2] 沈铿，马丁. 妇产科学 [M]. 3 版. 北京：人民卫生出版社，2020.

[3] 丰有吉，沈铿. 妇产科学 [M]. 2 版. 北京：人民卫生出版社，2012.

[4] Workowski K A, Bolan G A. Centers for Disease Control and Prevention. Sexually Transmitted Diseases Treatment Guidelines，2015 [J]. MMWR Recomm Rep，2015，64（RR-03）：1-137.

[5] 夏玉洁，王宝晨，薛凤霞.《2015 年美国疾病控制和预防中心关于宫颈炎症的诊治规范》解读 [J]. 国际生殖健康/计划生育杂志，2015，34（6）：501-502.

[6] 谈勇. 中医妇科学 [M]. 4 版. 北京：中国中医药出版社，2016.

[7] 李淑芝，李克敏，刘淑敏. 康复新液的临床观察 [J]. 华西药学杂志，2001，16（2）：146.

[8] 李玛建，高爱平，王玉雯，等. 康复新液对宫颈糜烂微波凝固术后康复的疗效观察 [J]. 中国医药学报，2004，19（11）：685-686.

[9] 张汉凤，尹望云. 康复新液配合波姆光治疗宫颈糜烂 98 例的临床疗效 [J]. 华西药学杂志，2004，19（5）：396-397.

[10] 郭君萍. 康复新液治疗宫颈糜烂 60 例疗效观察 [J]. 温州医学院学报，2005，35（5）：429.

[11] 李曙光. 微波配合康复新治疗慢性宫颈炎 193 例临床观察 [J]. 临床和实验医学杂志，2005，4（3）：168-169.

[12] 沈宇清，郑亮玉，吴玉仪. 康复新液与微波治疗宫颈糜烂的比较 [J]. 华西药学杂志，2005，20（3）：273.

[13] 李乾琼，陈小平. 康复新液辅助宫颈糜烂凝固术后的疗效观察 [J]. 医药产业资讯，2006，3（6）：66.

[14] 范湘玲，王文英，张兵. 康复新液配合微波治疗宫颈糜烂临床观察 [J]. 中国中医药信息杂志，2006，13（1）：65-66.

[15] 徐仁芬，黄元慧，于延桃. 激光加康复新液治疗宫颈炎的临床观察 [J]. 山西医

药杂志（下半月版），2009，38（16）：731.

［16］袁渊. LEEP 刀联合康复新液治疗宫颈糜烂 224 例疗效分析［J］. 四川医学，2009，30（4）：529－530.

［17］马淑田，李爱青，张翠荣，等. 康复新液联合保妇康栓辅助 LEEP 刀治疗慢性宫颈炎 90 例分析［J］. 浙江临床医学，2010，12（2）：171－172.

［18］张守娥，赵康，熊艳英. 宫颈环形电切术联合药物及通宫颈管治疗重度宫颈糜烂1500 例［J］. 解放军医药杂志，2011，23（6）：20－22.

［19］范湘玲，郭金利，刘燕. 康复新液联合妇洁栓辅助微波治疗子宫颈良性异常的疗效观察［J］. 北京医学，2011，33（3）：213－215.

［20］崔秀红，张慧鹏. 微波联合康复新液治疗重度宫颈糜烂疗效分析［J］. 药学与临床研究，2013，21（3）：286－288.

［21］吕志莲，康宏春. 康复新液联合射频治疗宫颈糜烂临床疗效观察［J］. 世界中西医结合杂志，2013，8（4）：381－382.

［22］高亚克，赵海军，王淑芬，等. 康复新液对 HPV 阳性宫颈糜烂患者转阴的临床效果研究［J］. 四川医学，2015（7）：1035－1037，1038.

［23］唐晓容. LEEP 刀联合康复新液在治疗慢性宫颈炎的临床应用［J］. 川北医学院学报，2015，30（4）：506－508.

［24］王转红，王峥，刘欢，等. 康复新液联合保妇康栓治疗慢性宫颈炎伴 HPV 感染疗效观察［J］. 中医学报，2018，33（8）：1576－1579.

［25］王丽娜，张莹，刘荣霞，等. 康复新液联合重组人干扰素 α－2b 治疗宫颈炎疗效及对 IL－6、TNF－α 和 VEGF 水平影响［J］. 中华中医药学刊，2020，38（6）：186－189.

［26］高亚克，乔媚，王娜，等. 康复新液联合黄腐酸治疗重度宫颈糜烂经上皮组织特殊染色法评估 HPV 阳性转阴的研究［J］. 世界中西医结合杂志，2021，16（6）：1132－1136.

第二节　宫颈上皮内瘤变

一、现代医学概述

（一）定义

宫颈上皮内瘤变（cervical intraepithelial neoplasia，CIN）指宫颈上皮被不同程度异型性的细胞取代，CIN 是与宫颈浸润癌密切相关的一组癌前病变，反映了宫颈癌发生、发展的连续过程。

（二）流行病学

据 2014 年世界卫生组织统计，全世界每年有 1%～2% 的女性患 Ⅱ～Ⅲ 级 CIN，其中人类免疫缺陷病毒（HIV）阳性的妇女比例更高，约为 10%。《妇产科学（第 9 版）》指出，CIN 在我国城乡居民中均较常见，好发年龄为 25～35 岁妇女。CIN 发病与婚姻状况、生育和性观念有一定关系。

（三）疾病类型

病理学将 CIN 分为三级：

1）CIN Ⅰ：异型细胞局限于上皮的下 1/3。

2）CIN Ⅱ：异型细胞累及上皮层的下 1/3 至 2/3。

3）CIN Ⅲ：增生的异型细胞超过全层的 2/3，包含宫颈原位癌。

世界卫生组织女性生殖系统肿瘤分类（2014）建议采用与细胞学分类相同的二级分类法［即低级别鳞状上皮内瘤变（LSIL）及高级别鳞状上皮内瘤变（HSIL）］，LSIL相当于 CIN Ⅰ，HSIL 包括 CIN Ⅲ 及大部分 CIN Ⅱ，二级分类简单实用，能更好地指导临床及判断预后。

1）LSIL：细胞核极性轻度紊乱，有轻度异型性，核分裂象少，局限于上皮的下1/3，P16 阴性或散在点状阳性。

2）HSIL：细胞核极性紊乱，核浆比例增加，核分裂象增多，异型细胞累计上皮层的下 2/3 至全层，P16 呈弥漫连续阳性。

（四）病因和发病机制

HPV 感染、性生活紊乱、性生活过早（＜16 岁）、性传播疾病、口服避孕药、免疫抑制等都是导致 CIN 的危险因素。

1）HPV 感染：90% 以上 CIN 患者有 HPV 感染。高危型 HPV 亚型会产生两种癌蛋白——E6 和 E7。

2）宫颈组织学的特殊性：宫颈上皮由宫颈阴道部鳞状上皮和宫颈管柱状上皮组成。宫颈移行带未成熟的化生鳞状上皮代谢活跃，在 HPV、精子及精液组蛋白等的刺激下，可发生细胞分化不良、排列紊乱、细胞核异常、有丝分裂增加，进而形成宫颈上皮内瘤样变。

（五）临床表现

CIN 无特殊症状。偶有阴道排液增多，伴或不伴臭味。也可有接触性出血，发生在性生活或妇科检查（双合诊或三合诊）后。

（六）诊断

CIN 诊断遵循"三阶梯式"诊断程序———宫颈细胞学、阴道镜及宫颈组织病理学检查。

1）宫颈细胞学检查：可发现早期病变，若发现异常细胞应做阴道镜检查，以进一步明确诊断。

2）HPV 检测：筛查高危型 HPV-DNA。

3）阴道镜检查：了解病变区血管情况。

4）宫颈组织病理学检查：任何肉眼可见病灶均应做单点或多点活检。无明显病灶，选择宫颈移行带 3、6、9、12 点处活检，或在阴道镜指引下在碘试验不染色区取材，提高确诊率。

（七）治疗

1．一般治疗

高危型 HPV 感染，但宫颈细胞学检查宫颈阴性，定期复查宫颈细胞学。

2．药物治疗

1）免疫调节剂，常用重组人干扰素等，增强免疫力。

2）化学预防，使用维生素类药物（如维 A 酸），具有抗肿瘤效应。

3）抗炎药物，消除生殖道霉菌、滴虫、微生物等。

4）HPV 疫苗，首次性交前注射，提前预防。

3．物理治疗

1）冷冻治疗，适用于 CIN Ⅰ～Ⅱ，病变覆盖不超过宫颈外表面的 75％。

2）微波治疗，适用于 CIN Ⅰ～Ⅱ患者。

4．手术治疗

1）宫颈锥切术，适用于 CIN Ⅱ～Ⅲ患者，常用锥切方法包括冷刀锥切、激光锥切、电刀法、环形电切术。

2）子宫切除术，适用于无生育要求的 CIN Ⅲ患者。

5．放疗

对于有手术禁忌或是拒绝手术的原位癌患者，可考虑单纯腔内放疗。

二、康复新液治疗宫颈上皮内瘤变的临床方法

（一）康复新液联合微波治疗

月经结束后 3～7 天，除外内外生殖器官急性炎症，常规消毒下行宫颈微波治疗。术毕置入康复新液浸泡的带尾纱球 1 枚，与宫颈密切接触，保留 3 小时后由患者自行取出。此后每周上药 1 次（月经期停用）。术后禁房事、盆浴直至创面愈合。（杨维，2005）

（二）康复新液联合宫颈冷刀锥切术

于月经结束后 3～7 天内进行宫颈冷刀锥切术（CKC）（绝经后妇女不受月经期限制），术后予以浸润康复新液 20mL 的纱布填塞压迫止血，48 小时后取出阴道填塞纱布，同时检查宫颈创面是否存在出血及明确出血量。若出血明显则再次予以康复新液纱

布填塞压迫止血，24 小时后取出，并在外阴垫无菌纱布，患者正常下床活动，观察每天出血量及持续时间。术后应用头孢硫脒预防感染 48 小时，禁盆浴及性生活 2 个月。（卢深涛等，2017）

参考文献

［1］谢幸，孔北华，段涛. 妇产科学［M］. 9 版. 北京：人民卫生出版社，2018.

［2］沈铿，马丁. 妇产科学［M］. 3 版. 北京：人民卫生出版社，2020.

［3］中国优生科学协会阴道镜和宫颈病理学分会（CSCCP）专家委员会. 中国子宫颈癌筛查及异常管理相关问题专家共识（二）［J］. 中国妇产科临床杂志，2017，18（3）：286－288.

［4］WHO Guidelines for Treatment of Cervical Intraepithelial Neoplasia 2－3 and Adenocarcinoma in situ：Cryotherapy，Large Loop Excision of the Transformation Zone，and Cold Knife Conization［Z］. Geneva：World Health Organization，2014.

［5］张玉珍. 中医妇科学［M］. 北京：中国中医药出版社，2002.

［6］韩倩娟. 宫颈上皮内瘤变中医证候分布规律初探［D］. 北京：北京中医药大学，2011.

［7］中华中医药学会. 中医妇科常见病诊疗指南［M］. 北京：中国中医药出版社，2012.

［8］张轲. 553 例宫颈上皮内瘤变证候分布与中医体质类型的关联性研究［D］. 西安：陕西中医药大学，2013.

［9］朱丽红，杜冬青. 281 例宫颈上皮内瘤变患者中医证候分布规律探析［J］. 北京中医药大学学报，2013，36（10）：709－712.

［10］杨维. 微波结合康复新液治疗轻度宫颈上皮内瘤变 89 例［J］. 中国中医药信息杂志，2005，12（5）：60－61.

［11］卢深涛，雷丽，文亚玲，等. 康复新液在预防宫颈冷刀锥切术后感染及出血的临床研究［J］. 重庆医学，2017，46（35）：4969－4970，4973.

第三节　真菌性阴道炎

一、现代医学概述

（一）定义

真菌性阴道炎（fungous vaginitis，FV）是由假丝酵母引起的常见外阴阴道炎症。假丝酵母是真菌中常见的条件致病菌，又称念珠菌。真菌性阴道炎现在也称为外阴阴道假丝酵母菌病（vulvovagin alcandidiasis）或外阴阴道念珠菌病。

（二）流行病学

《混合性阴道炎诊治专家共识（2021版）》指出，真菌性阴道炎是一种常见的妇科疾病。国外资料显示，约75％的妇女一生中至少患该病一次，约45％妇女经历过2次或2次以上的患病。

（三）分类

根据发生频率、临床表现、真菌种类、宿主情况，真菌性阴道炎可分为单纯性及复杂性真菌性阴道炎两大类（表8-1）。

表8-1　真菌性阴道炎分类

疾病	发生频率	临床表现	真菌种类	宿主情况
单纯性真菌性阴道炎	散发或非经常性发作	轻到中度	白假丝酵母	免疫力正常
复杂性真菌性阴道炎	复发性	中度	非假丝酵母	免疫力低下或应用免疫抑制剂、糖尿病、妊娠

其中复杂性真菌性阴道炎是指一年内有症状的真菌性阴道炎发作4次或以上，发病率约5％。

（四）病因和发病机制

假丝酵母是一种机会致病菌，在健康状态下该菌多存在于人体阴道内不致病，免疫力下降后才会侵犯组织，引起炎症反应。另外，长期应用免疫抑制剂或糖尿病等也会促使该病发生。

1. 基本病因

80％～90％病原体为白假丝酵母，10％～20％为光滑假丝酵母、近平滑假丝酵母、热带假丝酵母等。

假丝酵母对热敏感，加热至60℃，1小时即可死亡；对日光、干燥、紫外线及化学制剂等抵抗力较强。10％～20％的非孕期妇女及30％孕妇阴道中有假丝酵母寄生，但菌群数量少，且没有侵袭组织的能力，不引起炎症反应。当全身或阴道局部免疫力下降时，假丝酵母会大量繁殖、侵袭组织，引起炎症反应。

2. 诱发因素

1）药物：长期使用广谱抗生素，大量应用免疫抑制剂及接受大量雌激素治疗等。

2）妊娠、怀孕女性对假丝酵母易感，假丝酵母携带率和疾病发生率、复发率增高，其中孕晚期发病率最高。

3）糖尿病、未控制血糖的糖尿病患者的患病率增高。

4）免疫系统受损，伴有HIV感染者更易患病。

5）胃肠道假丝酵母感染者粪便污染阴道。

6）经常穿紧身化纤内裤，使得外阴局部温度和湿度增加。

（五）临床表现

主要表现为外阴瘙痒、白带增多、外阴及阴道内有烧灼感，严重者会影响工作和休息。少部分患者携带致病菌但无自觉症状。典型症状如下：

1）外阴瘙痒明显，持续时间长，严重者坐立不安，夜晚更加明显，影响工作和休息。

2）部分患者有外阴烧灼感、性交痛和排尿痛。

3）阴道分泌物为白色稠厚的凝乳状豆腐渣样，也可为水样稀薄白带。少数患者出现白带异味。

4）外阴红肿，可伴有抓痕，严重者可有皮肤皲裂、脱皮。

5）阴道黏膜红肿、小阴唇内侧及阴道黏膜附有白色块状物，擦除后露出红肿黏膜面，急性期还可见糜烂及浅表溃疡。

（六）诊断

根据病史、症状和体征，进行妇科检查，观察外阴及阴道情况、分泌物的性状，可做出初步判断。再结合实验室检查结果进一步明确诊断。

1. 单纯性真菌性阴道炎

自觉症状为外阴瘙痒、疼痛，查体见外阴红肿、皲裂、表皮剥脱及浅灰黄色豆渣样阴道分泌物，阴道 pH 值通常<4.5。诊断主要依据：

1）悬滴法。10%KOH 镜检，菌丝阳性率 70%～80%。

2）涂片法。革兰染色法镜检，菌丝阳性率 70%～80%。

2. 复杂性真菌性阴道炎或有症状但多次显微镜检查阴性

通常应对其进行真菌培养以进一步明确诊断，且同时进行药敏试验。

（七）治疗

1. 治疗原则

1）积极去除真菌性阴道炎的诱因。

2）规范化应用抗真菌药物，首次发作或首次就诊是规范化治疗的关键时期。

3）复发性真菌性阴道炎患者的性伴侣应同时检查，必要时给予治疗。

4）不常规进行阴道冲洗。

5）真菌性阴道炎急性发作期间避免性生活或性交时使用安全套。

6）同时治疗其他性传播疾病。

7）强调治疗的个体化。

8）长期口服抗真菌药物者要注意监测肝、肾功能及其他有关不良反应。

2. 药物治疗

1）单纯性真菌性阴道炎。患者可在医生指导下选择阴道用药或口服用药的方式进行治疗。

（1）阴道用药：阴道用药指将克霉唑栓剂、咪康唑栓剂或制菌霉素栓剂放置于阴道深部。

（2）口服用药：未婚女性、不能耐受局部用药者及不愿采用局部用药者可选用口服药物，常使用氟康唑，顿服。

2）复杂性真菌性阴道炎。

（1）重度真菌性阴道炎：无论是局部还是口服用药，疗程均需要延长。局部用药可延长至7～14天。症状严重者，局部可应用低浓度糖皮质激素软膏或唑类霜剂。

（2）复发性真菌性阴道炎：根据真菌培养和药敏试验结果选择合适的药物，分为强化治疗及巩固治疗，强化治疗时阴道用药可选用咪康唑、克霉唑，口服用药可选用氟康唑。真菌培养阴性后进行巩固治疗，每月发作规律者，可在每次发作前预防用药1次，连续6个月。没有规律的发作者，可每周用药1次，连续6个月。长期应用抗真菌药物者，应检测肝、肾功能。

（3）妊娠期真菌性阴道炎：选择对胎儿无害的唑类阴道用药，7天疗法效果较好，禁止口服唑类药物。

二、康复新液治疗真菌性阴道炎的临床方法

康复新液联用保妇康栓：每晚将300mL开水晾凉至35℃，加入80mL康复新液，进行外阴局部清洗10分钟，然后使用冲洗器冲洗阴道深部，每天3次。每晚冲洗完毕后将1粒保妇康栓放置在阴道中。1周为1个疗程，连续治疗2个疗程。治疗期间禁止性生活。（黄润强等，2016）

参考文献

[1] 谢幸，孔北华，段涛. 妇产科学［M］. 9版. 北京：人民卫生出版社，2018.

[2] 杨亚超，苏刘艳，刘一丹，等. 康复新液抗念珠菌性阴道炎的药效研究［J］. 中国现代中药，2019，21（7）：903－908.

[3] 车玉林，卢倩，马云涛，等. 康复新栓对慢性阴道炎大鼠血清MDA、SOD及组织PGE2的影响［J］. 中国现代应用药学，2020，37（1）：9－13.

[4] 中华医学会妇产科学分会感染性疾病协作组. 混合性阴道炎诊治专家共识（2021版）［J］. 中华妇产科杂志，2021，56（1）：15－18.

[5] 中华医学会妇产科分会感染协作组，刘朝晖，廖秦平. 外阴阴道假丝酵母菌病（真菌性阴道炎）诊治规范修订稿［J］. 中国实用妇科与产科杂志，2012，28（6）：401－402.

[6] 刘维达，吕雪莲. 黏膜念珠菌病治疗指南［J］. 中国真菌学杂志，2011，6（4）：52－55.

[7] 中国中西医结合学会皮肤性病专业委员会性病学组. 复发性外阴阴道念珠菌病中西医结合治疗专家共识［J］. 中国真菌学杂志，2017，12（6）：325－327，324.

[8] 黄润强，任松森，王高法，等. 保妇康栓联合康复新液外用对真菌性阴道炎患者微生物环境的影响［J］. 医学综述，2016，22（9）：1796－1798，1801.

第四节　萎缩性阴道炎

一、现代医学概述

（一）定义

萎缩性阴道炎（atrophic vaginitis，AV）由雌激素水平降低、局部抵抗力下降引起，是以需氧菌感染为主的阴道炎症，是临床常见病及多发病，亦称老年性阴道炎。

（二）流行病学

该病好发于绝经后女性，据李艳等（2020）统计，25%～50%的绝经后女性有患病风险，总体发病率为30.0%～58.6%，随着我国老年化进程加剧，其患病率呈逐年攀升趋势。

（三）病因和发病机制

该病的发生主要是由于患者的卵巢功能衰退，进而促使其分泌雌激素的能力下降，导致阴道壁萎缩、黏膜变薄。同时，患者的上皮细胞内糖原含量下降、阴道内部酸碱环境失衡、嗜酸的乳杆菌不再为优势菌、局部抵抗力下降，为致病菌的入侵及繁殖提供了可趁之机。另外，个人未保持良好的卫生习惯或有营养缺乏（特别是维生素B的缺乏）也可能与该病的发生有关。不仅如此，接受盆腔化疗，或有长期闭经、卵巢功能早衰、长期哺乳等情况，都可能导致该病发生。

（四）临床表现

主要症状为外阴灼热不适、瘙痒，阴道分泌物稀薄，呈淡黄色。感染严重者阴道分泌物呈脓血性，可伴有性交痛。检查时见阴道皱襞消失、萎缩、菲薄，阴道黏膜充血，有散在小出血点或点状出血斑，有时见浅表溃疡。

（五）诊断

根据绝经、卵巢手术史、盆腔放疗史及临床表现，排除其他疾病后结合检查可以诊断。

1. 妇科检查

阴道黏膜呈老年性改变，如阴道皱襞消失、萎缩、菲薄，阴道黏膜呈苍白色，上皮菲薄并变平滑，阴道黏膜充血，有小出血点，可见表浅溃疡等。

2. 分泌物镜检

可见大量白细胞，而无滴虫、假丝酵母等致病菌。

3. 内分泌检查

对血清中的雌二醇（E_2）、卵泡刺激素（FSH）和黄体生成激素（LH）水平进行检测，从而分析导致雌激素缺乏的病因并指导患者用药。

4. 阴道镜检查

可见阴道皱襞消失、萎缩、菲薄，阴道黏膜充血，有散在小出血点或点状出血斑，有时可见表浅溃疡。

5. 其他检查

如阴道 pH 值检查、阴道细胞涂片、阴道微生态学检查、子宫内膜超声等。

对于有血性阴道分泌物者，应与生殖道恶性肿瘤相鉴别。对出现阴道壁肉芽组织及溃疡情况者，需行局部活组织检查，与阴道癌相鉴别。

（六）治疗

治疗原则为补充雌激素，增加阴道抵抗力，使用抗生素抑制细菌生长。

1. 补充雌激素

雌激素制剂可局部给药，也可全身给药。局部涂抹雌三醇软膏，每天 1~2 次，连用 2 周。口服替勃龙 2.5mg，每天 1 次。也可选用其他雌孕激素制剂连续用药。

2. 抑制细菌生长

选择经验性抗菌药物，可根据镜检特点，对背景菌群为革兰阴性杆菌、革兰阳性球菌或两者同时增多者予以对应的抗菌药物治疗。国内外经验用药可选用克林霉素、头孢呋辛、喹诺酮类、卡那霉素，给予阴道给药或口服给药。

二、康复新液治疗萎缩性阴道炎的临床方法

康复新液联用奥硝唑+乳酸菌阴道胶囊：将康复新液用温开水稀释后进行外阴局部清洗 10 分钟，然后使用冲洗器冲洗阴道深部 5 分钟，每天 2 次，冲洗完后每晚阴道放置乳酸菌阴道胶囊 2 粒，每天 1 次，每晚阴道放置奥硝唑栓 1 枚，每天 1 次，疗程 7 天。治疗期间禁止性行为，避免阴道使用其他药物，给药前先清洗外阴，做好内裤及洗涤用的毛巾的消毒处理。（艾婷等，2016）

参考文献

[1] 谢幸，孔北华，段涛. 妇产科学［M］. 9 版. 北京：人民卫生出版社，2018.

[2] 中华医学会妇产科学分会感染性疾病协作组. 需氧菌性阴道炎诊治专家共识（2021版）［J］. 中华妇产科杂志，2021，56（1）：11−14.

[3] 李艳，沈佳益. 萎缩性阴道炎影响因素分析［J］. 江苏医药，2020，46（10）：1034−1037.

[4] 罗颂平，谈勇. 中医妇科学［M］. 2 版. 北京：人民卫生出版社，2012.

[5] 刘敏如，谭万信. 中医妇产科学［M］. 北京：人民卫生出版社，2001.

[6] 艾婷，张莉. 乳酸菌阴道胶囊联合康复新治疗老年性阴道炎的疗效观察［J］. 中国基层医药，2016，23（10）：1542−1545.

第五节 外阴白斑

一、现代医学概述

(一) 定义

外阴白斑曾被称为外阴营养不良、外阴干枯病,随后依据疾病特征,国际外阴部研究协会将其命名为外阴硬化性苔藓(vulvar lichen sclerosus,VLS),是一组以外阴及肛周的皮肤和黏膜萎缩变薄为主要特征,呈慢性进展伴反复发作的外阴慢性炎症性非瘤样皮肤病变。

(二) 流行病学

目前没有确切的流行病学资料。根据《女性外阴硬化性苔藓临床诊治专家共识(2021年版)》,外阴白斑的患病率差异悬殊,从1/1000到1/70不等,由于部分患者无症状而未及时就诊,其实际患病率可能远被低估,主要见于绝经后妇女,其次为青春期前女童。

(三) 病因和发病机制

病因不明,可能相关的因素有:①自身免疫,约21%患者合并自身免疫性相关疾病;②感染;③遗传,有报道可有家族史,但尚未发现特异基因;④性激素缺乏,患者血清二氢睾酮及雄烯二酮水平低于正常值,临床睾酮药物治疗有效。

(四) 临床表现

约90%患者因症就医,外阴白斑常见的症状是顽固性瘙痒,一般以夜间为著,严重者可影响日常生活和睡眠。其他伴随症状可能包括外阴疼痛、排尿困难、尿痛、性功能障碍、性交及排便疼痛等。约10%的外阴白斑患者可完全无症状,通常是自己偶然发现或医生在妇科检查时发现。经典的外阴白斑皮肤纹理改变呈皱缩或玻璃纸样白色斑片,也可伴有不规则的过度角化。

(五) 诊断

根据病史、临床症状、体格检查和必要的辅助检查,即可做出外阴白斑的临床诊断。有典型外阴白斑临床表现者不需要外阴皮肤病理活检亦可确诊,如患者临床表现不典型,临床诊断存有疑虑,或体格检查不排除癌前病变、恶性肿瘤以及其他常见的外阴皮肤疾病可能时,建议进行组织病理学检查。组织病理学检查是外阴白斑诊断的"金标准"。

实验室检查包括以下几方面。

1）外阴分泌物检查：可以排除其他合并症，如单纯疱疹病毒或念珠菌感染。

2）免疫抗体筛查：有助于免疫性疾病的诊断和鉴别诊断，包括甲状腺相关抗体。

3）组织病理学检查：是确诊的主要手段，医生会在病变处（如色素减退区，或皲裂、溃疡、硬结、隆起、粗糙、皱缩处）选择不同部位多点取材。

（六）治疗

1. 一般治疗

鱼肝油软膏、维生素 E 霜等外用保湿润滑剂作为外阴白斑长期维持治疗药物，可以提高局部皮肤的屏障功能，改善外阴干涩等自觉症状。

2. 药物治疗

1）外用糖皮质激素：外用糖皮质激素是外阴白斑的一线治疗药物，分为诱导缓解和维持治疗两个阶段。诱导缓解阶段建议局部外用糖皮质激素软膏或乳膏，连续 3～4 个月；维持治疗阶段则选用局部低剂量糖皮质激素软膏或乳膏，终生维持，以控制外阴症状、降低复发率、降低外阴粘连和恶变的风险。

2）钙磷酸酶抑制剂：钙磷酸酶抑制剂可作为外阴白斑的二线治疗药物，如他莫克司和吡美莫司，治疗持续时间限制在 16～24 周。

3. 物理治疗

1）激光治疗：点阵式激光作用于外阴皮肤，使表皮细胞迅速汽化和脱落，刺激组织胶原蛋白重塑，从而改善外阴白斑患者的瘙痒症状，帮助恢复皮肤弹性，对于症状顽固、局部药物治疗无效的患者可以尝试激光治疗去除异常上皮，使真皮层内神经末梢也被破坏，可改善瘙痒的症状。

2）聚焦超声治疗：利用超声的良好穿透性和定位性，在不破坏表面组织的前提下，通过热效应破坏病变的真皮和皮下组织，促进局部的微循环和组织修复，从而缓解症状和改善皮肤质地。

3）光动力治疗：选用特定波长的光源照射外阴皮肤，诱发浓集于病变组织细胞的光敏剂产生一系列光化学反应，破坏病变组织，促进细胞再生，从而达到治疗的目的。

4）其他物理治疗：有研究报道使用红光治疗外阴白斑，外阴瘙痒和疼痛的缓解率可达到 99%。

4. 手术治疗

手术治疗适用于保守治疗失败、外阴粘连或可疑恶变的患者。手术方式包括外阴局部病灶切除术、单纯外阴切除术或外阴粘连松解术。

二、康复新液治疗外阴白斑的临床方法

康复新液单用治疗外阴白斑，效果优于其他药物治疗。

在妇科常规治疗的基础上，口服康复新液每次 10mL，每天 3 次，连续治疗 1 个月，同时局部外敷康复新液，每天 2 次，连续治疗 1 个月。（刘惠斌等，2015）

三、康复新液治疗外阴白斑的典型病例

患者，女，55 岁。因不明原因发生外阴变白伴剧烈瘙痒 1 年，多次在当地几家医院妇科门诊就诊，给予口服及外用药膏等治疗，具体用药不详。自觉无效，且外阴变白范围扩大，瘙痒加剧。

入院检查大小阴唇近 1/2、阴蒂等见边界欠清的色素减退斑，质软。诊断为外阴白斑。治疗方法：口服依巴斯汀 10mg，每天 2 次；外用康复新液兑水（1∶10）冲洗外阴后，6 层厚无菌纱布浸上康复新原液湿敷患处，每次不低于 30 分钟，每天 2 次；竹红菌乳膏外擦，每天 2 次；白炽灯照射，每次 3～5 分钟，每天 1 次；地奈德乳膏外擦，每天 2 次。疗程 4 周。

4 周后，患者肤色基本恢复，未见新发皮疹。偶微痒，能耐受。自认为已好，可以停药。

患者治疗前后对比见图 8-2。

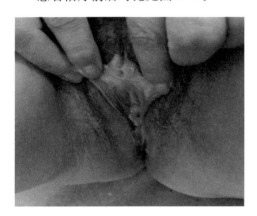 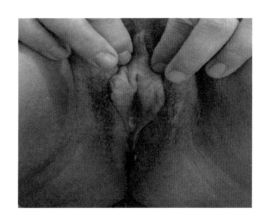

治疗前 治疗 4 周后

图 8-2 患者治疗前后对比

参考文献

［1］谢幸，孔北华，段涛. 妇产科学［M］. 9 版. 北京：人民卫生出版社，2018.

［2］中国医疗保健国际交流促进会妇儿医疗保健分会外阴阴道疾病项目专家委员会. 女性外阴硬化性苔藓临床诊治专家共识（2021 年版）［J］. 中国实用妇科与产科杂志，2021，37（1）：70-74.

［3］中国医疗保健国际交流促进会皮肤科分会. 女阴硬化性苔藓诊疗专家共识［J］. 中华皮肤科杂志，2021，54（5）：371-375.

［4］刘敏如，谭万信. 中医妇产科学［M］. 北京：人民卫生出版社，2001.

［5］刘惠斌，赵海军，李炳禄，等. 康复新液对外阴白斑患者 Ki67 影响的临床研究［J］. 四川医学，2015，36（2）：215-216.

第六节　外阴瘙痒

一、现代医学概述

（一）定义

外阴瘙痒（pruritus vulvae）是由外阴不同病变引起的一种妇科常见病症，常表现为整个外阴发痒，有的局限于外阴的一部分，长期可呈苔藓样化，给患者带来很大的痛苦。

（二）流行病学

外阴瘙痒常发生于成年妇女，容易在生育年龄或更年期后出现。

（三）病因和发病机制

外阴瘙痒的发病原因较为复杂，常见为多种致病菌感染表现的共同症状，如滴虫、霉菌、淋病双球菌、阴虱、疥螨等均可引起。精神因素引起的外阴神经性皮炎，接触洗涤液、化纤制品引起的外阴湿疹，以及某些慢性全身性疾病如糖尿病、贫血、白血病、维生素缺乏病等可引起外阴瘙痒。也可能与内分泌失调、性激素水平低下及自主神经功能紊乱等有关。

（四）临床表现

外阴瘙痒多发生于阴蒂、小阴唇，也可累及大阴唇、会阴和肛周。多为阵发性发作，一般夜间重。瘙痒重者，可见皮肤抓痕。

（五）诊断

1. 了解全面完整的病史

明确各种感染的接触史、药物过敏史、局部理化刺激史等，并应了解患者的精神心理状态。

2. 局部和全身检查

外阴皮肤可有不同程度的破损、充血、斑疹及表浅小溃疡，继发感染有脓性分泌物。慢性刺激和搔抓可引起皮肤肥厚、粗糙、苔藓硬化及色素减退变白，有的外阴皮肤可萎缩干枯。

3. 异常分泌物及其他实验室检查

阴道分泌物直接涂片及细菌培养可以明确感染的性质。应行常规的尿糖检查、性传播疾病检查。

4. 局部病变组织活检

大多数患者局部需要病变组织活检以明确诊断，排除癌前病变及癌变。

（六）治疗

1. 一般措施

保持外阴清洁，避免肥皂擦洗；严禁搔刮外阴局部；对患者进行心理疏导。

2. 病因治疗

对于念珠菌性阴道炎，予制霉菌素栓剂，每次 5 万 U，每天 2 次阴道上药，连续治疗 7~10 天。对于滴虫性阴道炎，予甲硝唑 500mg，每天 2 次口服，连续治疗 7~10 天，同时给予甲硝唑 500mg，每天 2 次口服，服药 5~7 天。消毒处理洗浴用具及内裤。对于非特异性阴道炎，予敏感抗生素；对于围绝经期、绝经后期妇女，尤其并发老年性阴道炎者用小剂量雌激素阴道放入；不明原因者予抗组胺药物。

3. 外用药物治疗

1）外用抗组胺药，如多塞平乳膏、苯海拉明乳膏。

2）外用激素：外阴皮肤薄嫩，应选择弱中效激素，如布地奈德、丙酸氟替卡松、丁酸氢化可的松或丁酸氯倍他松等乳膏，疗程控制在 2~4 周。

3）外用局部麻醉药，如 1.0% 或 2.5% 普莫卡因乳膏以及 2.5% 利多卡因和丙胺卡因混合乳膏，疗程 1~2 周，短期使用。

4. 系统药物治疗

可用抗组胺药、钙剂、维生素 C、硫代硫酸钠、镇静安眠药、三环类抗抑郁药，严重者可口服小剂量糖皮质激素或试用普鲁卡因静脉封闭。

5. 物理治疗

排除外阴上皮内瘤变及恶性肿瘤的可能，可采用外阴聚焦超声治疗、点阵式激光治疗和光动力治疗。

6. 手术治疗

对于久治不愈顽固性瘙痒、硬化苔藓的保守治疗无效者，临床上可采用外阴病灶周围皮肤切除术。

二、康复新液治疗外阴瘙痒的临床方法

康复新液单用治疗外阴瘙痒，效果确切。

外阴冲洗＋涂抹：开水 200mL 晾凉至 35~40℃，加入康复新液 20mL 混匀，局部清洗外阴 10 分钟，然后用消毒棉签蘸康复新液从内向外涂抹外阴皮肤，每天 2 次。7 天为 1 个疗程，治疗 2 个疗程。治疗期间应避开月经期，禁止性生活，每天更换清洁棉质内裤。（潘满立等，2008）

参考文献

[1] 张学军. 皮肤性病学 [M]. 8 版. 北京：人民卫生出版社，2013.
[2] 赵辨. 中国临床皮肤病学 [M]. 南京：江苏科学技术出版社，2010.

［3］中国医师协会皮肤科分会变态反应性疾病专业委员会. 慢性瘙痒管理指南（2018版）［J］. 中华皮肤科杂志，2018，51（7）：481－485.

［4］中国医疗保健国际交流促进会妇儿医疗保健分会外阴阴道疾病项目专家委员会. 女性外阴硬化性苔藓临床诊治专家共识（2021年版）［J］. 中国实用妇科与产科杂志，2021，37（1）：70－74.

［5］周春芳. 女性外阴瘙痒症临床分析［J］. 职业与健康，2003，19（8）：134－135.

［6］吴小江. 外阴瘙痒76例综合治疗分析［J］. 中国基层医药，2008，15（7）：1197.

［7］薛东领. 中西医结合治疗外阴瘙痒症120例［J］. 河北中医，2009，31（8）：1185－1185.

［8］潘满立，李清峰，任伯玮，等. 康复新液外洗治疗糖尿病外阴瘙痒160例临床疗效观察［J］. 北京中医药，2008，27（12）：959.

［9］谈勇. 中医妇科学［M］. 4版. 北京：中国中医药出版社，2016.

第七节　外阴溃疡

一、现代医学概述

（一）定义

外阴溃疡（cancrum pudendi）是发生在女性外阴的皮肤破溃、缺损，深度可达真皮及皮下组织，多见于大、小阴唇，表现为外阴部位一个或多个溃疡，伴发热、疼痛。外阴溃疡与感染、肿瘤、外伤、全身性疾病等有关。

（二）流行病学

外阴溃疡为妇科常见病、多发病，多发生于已婚妇女，也偶发于青春少女。

（三）分类

根据起病缓急、病程长短，外阴溃疡可分为急性外阴溃疡和慢性外阴溃疡。

（四）病因和发病机制

感染性和非感染性因素均可引起外阴溃疡。感染性因素常见的为性传播感染。

1. 感染性因素

1）性传播感染：疱疹病毒HSV－1和HSV－2（生殖疱疹）、梅毒螺旋体（梅毒）、杜克雷嗜血杆菌（软下疳）、肉芽肿克雷伯菌（腹股沟淋巴肉芽肿）、HIV感染（艾滋病）。

2）非性传播感染：结核分枝杆菌、阿米巴原虫或真菌等。

2. 非感染性因素

外阴恶性肿瘤如白塞综合征，与自身免疫有关；外伤继发感染、全身性疾病如克罗恩病、急性白血病等可在外阴处形成溃疡。

（五）临床表现

外阴部皮肤黏膜发炎、破溃、缺损，周围充血、水肿，溃疡底部可呈灰白色，有渗液，患者自觉局部瘙痒、疼痛以及烧灼感。严重者可伴有腹股沟淋巴结肿大、发热、乏力等全身症状或其他表现。

（六）诊断

外阴溃疡是一个体征，可分为细菌性、病毒性、霉菌性、梅毒性、结核性、原虫性及外阴恶性肿瘤溃疡，不同病因其形态也不同，症状也有差异，根据患者描述及病史等进行初步评估，结合相应的实验室检查，进行病原学检查和组织病理学检查可明确诊断。

（七）治疗

1. 病因治疗
1）梅毒患者，首选青霉素。
2）生殖器疱疹患者，选择抗病毒药物，如阿昔洛韦等。
3）外阴真菌感染者，选择抗真菌药物，如氟康唑等。
4）白塞综合征患者，选择激素类药物，如泼尼松等。
2. 局部治疗
1）保持外阴清洁、干燥，可用能清热利湿的中药液熏洗、坐浴。
2）皮损处涂药，针对不同病原体选用达克宁霜（真菌感染）、阿昔洛韦霜（病毒感染）等。
3）局部理疗：氦氖激光、远红外等有助于外阴溃疡的愈合。

二、康复新液治疗外阴溃疡的临床方法

康复新液单用治疗外阴溃疡，效果确切。

外阴湿敷：阴式手术后，取膀胱截石位，用0.02％碘伏擦洗会阴，5～10分钟，每天2次，尽量将坏死组织、脓血及分泌物清洗干净。擦洗后，予浸透康复新液的无菌纱布外敷创面，每天2次，保持创面处于湿润状态。疗程共1周。（刘焕霞，2015）

参考文献

[1] 赵辨. 中国临床皮肤病学 [M]. 南京：江苏科学技术出版社，2010.
[2] 王德智，罗焕，张丹. 中国妇产科专家经验文集 [M]. 沈阳：沈阳出版社，2001.
[3] 卢彬，郭焕，田中华. 女性外阴溃疡的临床特点分析 [J]. 中国麻风皮肤病杂志，2009，25（12）：931-932.

[4] 雷桂英，陈伟，杨静. 中西医结合治疗急性外阴溃疡 [J]. 中国中医急症，2012，21（1）：127.

[5] 张秋霞，杨茜. 双料喉风散治疗外阴溃疡的临床观察 [J]. 中国医刊，2014（7）：102－103.

[6] 孔秀丽，杨松梅. He－Ne 激光治疗外阴溃疡 84 例体会 [J]. 局解手术学杂志，2008，17（2）：143－144.

[7] 刘敏如，谭万信. 中医妇产科学 [M]. 北京：人民卫生出版社，2001.

[8] 崔静，曾三武. 浅谈经方治疗女性外阴溃疡 [J]. 亚太传统医药，2016，12（8）：84－85.

[9] 李亚俐，杨智杰，胡景琨. 中药内服外治法治疗外阴溃疡的经验 [J]. 国际中医中药杂志，2010，3（6）：508.

[10] 刘焕霞. 康复新液湿敷治疗阴式手术后外阴溃疡 62 例 [J]. 中国药业，2015（10）：100－101.

第九章 / **耳鼻喉科**

第一节 鼓膜外伤

一、现代医学概述

（一）定义

鼓膜位于外耳道深处，在传音过程中起重要作用。鼓膜外伤多由间接或直接的外力损伤导致。

（二）分类及病因

1. 器械伤

如用火柴梗、牙签等挖耳刺伤鼓膜。

2. 医源性损伤

如取耵聍、外耳道异物等，矿渣、火花等烧伤。

3. 压力伤

如掌击耳部、爆破、炮震、放鞭炮、高台跳水及潜水等。

4. 其他

颞骨纵行骨折等直接引起。

（三）临床表现

鼓膜破裂后，突感耳痛、听力立即减退伴耳鸣，外耳道少量出血和耳内闷塞感。单纯的鼓膜破裂，听力损失较轻。压力伤除引起鼓膜破裂外，还可由于镫骨剧烈运动致内耳受损，出现眩晕、恶心及混合性耳聋。

（四）检查

鼓膜多呈不规则状或裂隙状穿孔，外耳道可有血迹或血痂，穿孔边缘可见少量血迹。若出血量多或有水样液体流出，提示有颞骨骨折或颅底骨折致脑脊液耳漏可能。听力检查为传导性听力损失或混合性听力损失。

（五）治疗

1）清除外耳道内存留的异物、血凝块和脓液等。

2）避免感冒，切勿用力擤鼻涕，以防来自鼻咽的感染。如无感染征象，不必应用抗生素。

3）如无继发感染，禁用外耳道冲洗或滴药。穿孔愈合前，禁液体入耳。绝大多数外伤性穿孔可于3~4周自愈。较大外伤性穿孔可在显微镜下采用无菌操作将翻入鼓室的鼓膜残缘复位，表面贴无菌纸片可促进鼓膜愈合。穿孔不愈合者可择期行鼓膜修补术。

二、康复新液治疗鼓膜外伤的临床应用

（一）外用康复新液棉片鼓膜贴补治疗

用75％酒精消毒耳甲腔及外耳道。对鼓膜穿孔边缘上皮化者，刮除上皮化组织。准备适当大小康复新液棉片，在耳内镜下用镊子将其小心平铺于鼓膜上。每隔2天在耳内镜下观察鼓膜修复情况，更换棉片，直至穿孔愈合。（宁金梅等，2019）

（二）氦氖激光局部照射配合外用康复新液棉片贴补治疗

JH30型氦氖激光治疗仪，输出功率40mV，波长632.8nm，每天先照射患侧外耳道30分钟，之后患者取仰卧位，75％酒精棉球消毒外耳道，用1％丁卡因行鼓膜表面麻醉10分钟，将薄的无菌棉片用康复新液浸透，修剪压实，剪成略大于穿孔的类椭圆形。在耳内镜直视下，将康复新液棉片紧贴穿孔缘覆盖，使其平整，与穿孔边缘紧密贴合，外耳道口放置干棉球。嘱患者避免外耳道进水，勿用力擤鼻，预防感冒等。治疗期间每天更换1次康复新液棉片。（张彦娜等，2016）

（三）外用康复新液滴耳

使用耳内镜进行鼓膜贴补法，手术常规处理鼓膜后，用剪刀将可渗透性滤纸片（已消毒）剪成小圆形，大小为超过鼓膜穿孔直径、小于鼓膜紧张部。将滤纸片放置在穿孔外侧，贴紧，边缘无外露，向外耳道内滴入康复新液2滴，使贴补后的鼓膜表面形成液状药膜，外耳道口放置无菌棉球。之后每天2次滴入康复新液2滴，注意清理外耳道，使其保持洁净，嘱患者外耳道勿进脏水及勿擤鼻。1周后复诊，复诊时取出滤纸片，观察鼓膜穿孔情况，若穿孔不愈合，重复上述治疗方法，每周复诊1次。（孙贺等，2012）

参考文献

[1] 王武庆，王正敏，田洁. 鼓膜外伤性穿孔自然修复的实验研究 [J]. 中华耳鼻咽喉科杂志，2004，39（10）：602−605.

[2] 宁金梅，钮燕，赵树波，等. 外伤性鼓膜穿孔贴补治疗的对比 [J]. 昆明医科大学学报，2019，40（1）：74−77.

[3] 张彦娜，李谊，赵颜颜，等. 氦氖激光加康复新液治疗外伤性鼓膜穿孔的疗效观察 [J]. 山东医药，2016，56（1）：108.

[4] 孙贺，朱旭. 应用康复新液耳内镜下治疗鼓膜穿孔45例 [J]. 中国耳鼻咽喉颅底外科杂志，2012，18（3）：235−236.

第二节 萎缩性鼻炎

一、现代医学概述

（一）定义

萎缩性鼻炎是以鼻黏膜萎缩或退行性变为其组织病理学特征的一类特殊鼻炎。

（二）流行病学

萎缩性鼻炎发展缓慢，病程长。女性多见，体质瘦弱者较健壮者多见。本病特征为鼻黏膜萎缩、嗅觉减退或消失、鼻腔大量结痂形成，严重者鼻甲骨膜和骨质亦发生萎缩。黏膜萎缩性改变可向下发展延伸到鼻咽、口咽、喉咽等黏膜。在我国，发病率呈逐年下降趋势。

（三）分类及病因

萎缩性鼻炎分原发性和继发性两种。前者病因目前仍不十分清楚，后者病因则比较明确。

1. 原发性萎缩性鼻炎

传统的观点认为本病是某些全身性慢性疾病的鼻部表现，如内分泌紊乱、自主神经功能失调、维生素（如维生素 A、维生素 B、维生素 D、维生素 E）缺乏、遗传因素、血中胆固醇含量偏低等。细菌如臭鼻杆菌、类白喉杆菌等虽不是致病菌，但却是引起继发感染的病原菌。近年研究发现本病与微量元素缺乏或不平衡有关，免疫学研究则发现本病患者大多有免疫功能紊乱，组织化学研究发现鼻黏膜乳酸脱氢酶含量降低，故有学者提出本病可能是一种自身免疫性疾病。

2. 继发性萎缩性鼻炎

目前已明确本病可继发于以下疾病和情况：①慢性鼻炎、慢性鼻窦炎的脓性分泌物长期刺激鼻黏膜；②高浓度有害粉尘、气体对鼻腔的持续刺激；③多次或不适当鼻腔手术致鼻腔黏膜广泛损伤（如下鼻甲过度切除）；④特殊传染病，如结核、梅毒和麻风对鼻腔黏膜的损害。

（四）临床表现

1. 鼻塞

鼻腔内脓痂阻塞导致。或因鼻黏膜感觉神经萎缩、感觉迟钝，鼻腔虽然通气，患者自我感到"鼻塞"。

2. 鼻、咽干燥感

鼻黏膜腺体萎缩、分泌减少或长期张口呼吸导致。

3. 鼻出血

鼻黏膜萎缩变薄、干燥或挖鼻和用力擤鼻涕致毛细血管破裂。

4. 嗅觉减退或丧失

嗅区黏膜萎缩导致。

5. 恶臭

严重者呼气多可闻及特殊腐烂臭味，由脓痂的蛋白质腐败分解产生，又称"臭鼻症"。

6. 头痛、头晕

鼻黏膜萎缩后，调温保湿功能减退或缺失，吸入冷空气或脓痂压迫引起头痛、头晕，多表现为前额、颞侧或枕部头痛。

（五）检查

1. 外鼻

严重者鼻外形可有变化，表现为鼻梁宽平呈鞍鼻。若自幼发病，可影响外鼻发育。

2. 鼻腔检查

鼻黏膜干燥，鼻腔宽大，鼻甲缩小（尤以下鼻甲为甚），鼻腔内大量脓痂充塞，黄色或黄绿色并有恶臭。若病变发展至鼻咽、口咽和喉咽部，亦可见同样表现。

严重者症状和体征典型，不难诊断，但应注意与鼻部特殊传染病，如结核、梅毒、鼻硬结、鼻白喉、鼻麻风等鉴别。轻型者主要表现为鼻黏膜色淡、薄而缺乏弹性（鼻甲"骨感"）、鼻腔较宽敞、脓痂和嗅觉减退不明显。

（六）治疗

无特效疗法，目前多采用局部洗鼻和全身综合治疗。

1. 局部治疗

1) 鼻腔冲洗：可选用温热生理盐水冲洗，每天 2 次，旨在清洁鼻腔、除去脓痂和臭味。

2) 鼻内用药：①复方薄荷油、液状石蜡、鱼肝油等滴鼻剂，可润滑黏膜、促进黏膜血液循环和软化脓痂以便于擤出；②1％链霉素滴鼻，以抑制细菌生长、减少炎性糜烂和利于上皮生长；③1％新斯的明涂抹黏膜，可促进鼻黏膜血管扩张；④0.5％雌二醇或己烯雌酚油剂滴鼻，可减少痂皮、减轻臭味；⑤50％葡萄糖滴鼻，可能具有刺激黏膜腺体分泌的作用。

3) 手术治疗：主要目的是缩小鼻腔，以减少鼻腔通气量、抑制鼻黏膜水分蒸发、减轻黏膜干燥及减少结痂形成。

2. 全身治疗

加强营养，改善环境及个人卫生。补充维生素，特别是维生素 B_2、维生素 C、维生素 E，以保护黏膜上皮、增加结缔组织抗感染能力、促进组织细胞代谢、扩张血管和改善鼻黏膜血液循环。此外，补充铁、锌等制剂可能对本病有一定治疗作用。

二、康复新液治疗萎缩性鼻炎的临床应用

（一）外用康复新液滴鼻

先以湿热生理盐水清洗鼻腔，再将康复新液注入预制的 10mL 滴鼻瓶，每次滴鼻 3 滴，并交替用复方薄荷油滴鼻，每次 2 滴。使用 1 年后总有效率为 86.36％。（熊世珍等，2006）

（二）增液汤合血府逐瘀汤加减配合外用康复新液湿敷

内服中药处方：玄参 20g，生地黄、麦冬各 15g，桃仁 12g，桔梗、柴胡、赤芍、枳壳、当归、川芎、红花、川牛膝各 9g，甘草片 6g。腰膝酸软者，加杜仲 10g；鼻涕腥臭、痂皮较多者，加鱼腥草 10g、土茯苓 15g。每次 1 剂，每天 2 次。取 10mL 康复新液浸透无菌纱布后湿敷鼻腔黏膜，每次 15 分钟，每天 2 次。治疗 3 周。（黄欣等，2023）

参考文献

[1] 田勇泉. 耳鼻咽喉头颈外科学 [M]. 8 版. 北京：人民卫生出版社，2013.
[2] 田道法. 中西医结合耳鼻喉科学 [M]. 北京：中国中医药出版社，2003.
[3] 熊世珍，彭易坤，赵睿. 康复新液治疗萎缩性鼻炎的疗效观察 [J]. 华西药学杂志，2006，21（5）：502.
[4] 黄欣，戴建兴. 增液汤合血府逐瘀汤加减内服配合康复新液湿敷治疗原发性萎缩性鼻炎的临床观察 [J]. 中国民间疗法，2023，31（19）：40-44.

第三节　鼻中隔穿孔

一、现代医学概述

（一）定义

鼻中隔穿孔指各种原因导致的鼻中隔贯穿两侧鼻腔的永久性穿孔。穿孔形态、部位及大小各异。

（二）病因

下述情况和疾病可能引起鼻中隔穿孔。

1. 外伤

鼻中隔外伤所致的鼻中隔脓肿、腐蚀性和刺激性物质（如铬酸、矽尘、砷、汞、水泥、石灰等）长期刺激鼻中隔黏膜引起的溃疡。长期挖鼻，有时可导致鼻中隔穿孔。

2. 医源性损伤

鼻中隔手术或其他治疗（如用化学腐蚀剂、射频等治疗鼻中隔黏膜出血时）引起鼻中隔两侧黏膜对称性损伤。

3. 感染

①急性传染病：白喉、伤寒和猩红热等；②鼻特殊性感染：结核、红斑狼疮、麻风等可致鼻中隔软骨坏死而中隔穿孔，梅毒可导致鼻中隔骨部坏死而使中隔穿孔，出现鞍鼻。

4. 肿瘤及恶性肉芽肿

原发于鼻中隔的肿瘤或鼻腔肿瘤压迫鼻中隔。

5. 其他

鼻腔异物或结石长期压迫鼻中隔可引起继发感染、坏死而致穿孔。

（三）临床表现

鼻中隔穿孔病因的多样性决定了它既可表现为一种独立疾病，也可作为某一疾病的局部表现。仅就鼻中隔穿孔而言，其主要表现为鼻腔干燥和脓痂形成，常伴有头痛和鼻出血。小穿孔者若在鼻中隔前段，呼吸时常有吹哨声；若位于鼻中隔后段，则无吹哨声。结核和梅毒引起者脓痂有臭味。检查可见鼻中隔穿孔，穿孔处结痂，穿孔边缘糜烂、易出血。

（四）检查和诊断

根据症状和检查不难诊断。诊断时应明确穿孔的部位和大小，并应同时鉴别病因。有时较小穿孔常被结痂覆盖而忽略，应除去结痂仔细检查。

（五）治疗

有明确病因的非独立性鼻中隔穿孔者，首先治疗原发疾病。单纯鼻中隔穿孔者，可选择行穿孔修补术。根据穿孔的位置和大小选择修补方式和修补材料。主要方法有鼻中隔黏骨膜减张缝合术、带蒂黏骨膜瓣或黏膜瓣（中鼻甲黏骨膜瓣或下鼻甲黏膜瓣）转移缝合术、游离组织片移植术、硅橡胶片置入术等。

二、康复新液治疗创伤性鼻中隔穿孔的临床应用

（一）外用康复新液明胶海绵贴敷治疗鼻中隔穿孔

康复新液浸润明胶海绵表面后贴敷于创面，用1~2根油纱条衬垫加压治疗。每3~5天换药1次，连续换药2~5次。（蔡艳等，2016）

（二）外用康复新液明胶海绵贴敷治疗慢性鼻中隔溃疡

以 0.5％碘伏消毒鼻前庭，3％过氧化氢溶液涂擦溃疡面，清除创面血痂及坏死组织，0.9％生理盐水彻底清洁创面。创面拭干后，用康复新液浸润医用明胶海绵贴敷创面，每天换药 1 次，根据创面情况，之后可隔天换药 1 次，或 2～3 天换药 1 次，直至溃疡愈合。（郑金山等，2016）

参考文献

［1］田勇泉. 耳鼻咽喉头颈外科学［M］. 8 版. 北京：人民卫生出版社，2013.

［2］蔡艳，王杰. 康复新液及外用溃疡散在鼻中隔新鲜穿孔中的应用疗效总结［J］. 华西医学，2016，31（2）：316-317.

［3］郑金山. 康复新液对慢性鼻中隔溃疡创面愈合的影响［J］. 中医药临床杂志，2016，28（12）：1731-1733.

第四节　慢性咽炎

一、现代医学概述

（一）定义

慢性咽炎为咽部黏膜、黏膜下及淋巴组织的弥漫性慢性炎症，常为上呼吸道慢性炎症的一部分，多见于成年人。病程长，症状顽固，较难彻底治愈。

（二）分类

慢性咽炎可分为慢性单纯性咽炎、慢性肥厚性咽炎、萎缩性咽炎与干燥性咽炎。

（三）病因

1. 局部因素

1）急性咽炎反复发作所致。

2）各种鼻病及呼吸道慢性炎症，长期张口呼吸及炎性分泌物反复刺激咽部，或受慢性扁桃体炎、牙周炎的影响。

3）烟酒过量、粉尘、辛辣食物、有害气体或过敏原的刺激等都可引起本病。

2. 全身因素

贫血、消化不良、咽喉反流、下呼吸道慢性炎症、心血管疾病、内分泌功能紊乱、维生素缺乏及免疫功能低下等亦可引起本病。

（四）临床表现

一般无明显全身症状。咽部可有异物感、痒感、灼热感、干燥感或微痛感。常有黏稠分泌物附着于咽后壁，使患者晨起时出现频繁的刺激性咳嗽，伴恶心。无痰或仅有颗粒状藕粉样分泌物咳出，萎缩性咽炎患者有时可咳出带臭味的痂皮。

（五）检查

1. 慢性单纯性咽炎

黏膜充血，血管扩张，咽后壁有散在的淋巴滤泡，常有少量黏稠分泌物附着在黏膜表面。

2. 慢性肥厚性咽炎

黏膜充血增厚，咽后壁淋巴滤泡显著增生，多个散在突起或融合成块，咽侧索亦充血肥厚。

3. 萎缩性咽炎与干燥性咽炎

黏膜干燥，萎缩变薄，苍白发亮，常附有黏稠分泌物或带臭味的黄褐色痂皮。

本病诊断不难。但应注意，许多全身性疾病早期症状酷似慢性咽炎。因此必须详细询问病史，全面仔细检查鼻、咽、喉、气管、食管、颈部乃至全身的隐匿病变，特别要警惕早期恶性肿瘤。在排除这些病变之前，不应轻易诊断为慢性咽炎。

（六）治疗

1. 病因治疗

坚持户外活动，戒除烟酒等不良嗜好，保持室内空气清新，积极治疗鼻炎、气管支气管炎等呼吸道慢性炎症及其他全身性疾病。

2. 局部治疗

1）慢性单纯性咽炎：常用复方硼砂溶液、呋喃西林溶液、复方氯己定含漱液等含漱。含漱时头后仰、张口发"啊"声，使含漱液能清洁咽后壁。亦可含服碘喉片、薄荷喉片等。

2）慢性肥厚性咽炎：除上述治疗外，可用激光、低温等离子等治疗，若淋巴滤泡增生广泛，治疗宜分次进行。亦可用药物（硝酸银）、冷冻或电凝固法治疗，但治疗范围不宜过广。

3）萎缩性咽炎与干燥性咽炎：用 2% 碘甘油涂抹咽部，可改善局部血液循环，促进腺体分泌。服用维生素 A、维生素 B_2、维生素 E，可促进黏膜上皮生长。

二、康复新液治疗慢性咽炎的临床应用

（一）中医灼烙法联合康复新液含服

在中医灼烙治疗后，采用康复新液含漱。每次清洁口腔后含漱康复新液，每次10mL，含漱时间不少于 2 分钟，含漱后慢慢服下，使其与咽部黏膜表面充分接触，含

漱后 1 小时内禁食禁水。每天 3 次，每次 10mL，连续 4 周。每次中医灼烙法治疗后含服康复新液的疗程为 3 天。（罗仕超，2023）

（二）微波烧灼疗法联合康复新液含服

在微波烧灼治疗后，每天服用康复新液 3 次，每次 10mL，连续用药 1 个月。（李志刚，2016）

（三）康复新液联合地塞米松雾化吸入治疗

在 30～50mL 生理盐水中加入康复新液 10mL、氯苯那敏（扑尔敏）10mg、地塞米松注射液 5mg 配置成混合药液。混合药液超声雾化吸入，每天 2 次，每次 15～30 分钟。5 天为 1 个疗程，治疗 1～3 个疗程。（王家顺等，2010）

（四）康复新液联合银黄含化片口服

含服 10mL 康复新液，每天 3 次。同时口服银黄含化片，每次 1 片，每天 4 次。1 个月为 1 个疗程。（吴欣华，2008）

参考文献

［1］田勇泉. 耳鼻咽喉头颈外科学［M］. 8 版. 北京：人民卫生出版社，2013.

［2］田道法. 中西医结合耳鼻喉科学［M］. 北京：中国中医药出版社，2003.

［3］罗仕超. 中医灼烙法联合康复新液含漱治疗慢性肥厚性咽炎临床研究［D］. 南宁：广西中医药大学，2023.

［4］李志刚. 用微波烧灼疗法和康复新液治疗慢性咽炎的效果探析［J］. 当代医药论丛，2016，14（19）：47－48.

［5］王家顺，韩艺辉. 雾化吸入治疗慢性咽炎临床观察［J］. 河北医药，2010，32（24）：3491－3492.

［6］吴欣华. 康复新液治疗慢性咽炎的临床观察［J］. 华西药学杂志，2008，23（3）：378.

第五节　咽瘘

一、现代医学概述

（一）定义

全喉切除术后，多种原因致使手术切口不能愈合，咽腔与颈部皮肤相通，形成的瘘管叫咽瘘。

（二）病因

1. 全身

术后患者血红蛋白水平低，或患者甲状腺功能减退。

2. 肿瘤位置及分期

声门上型喉癌术后发生率高于声门型喉癌；病变范围大、手术切除范围广、手术时间长，发生率可能更高。

3. 医源性处理

1）术前处理：术前气管切开，可增加全喉切除术时的感染机会；术前放疗，可造成术区血供不良、局部抵抗力下降、创伤愈合时间延长，放疗间隔时间小于3个月、放射剂量超过5000cGy是危险因素。

2）术中处理：黏膜切除过多、修复下咽时缝线过密、皮瓣与缝合后的咽壁之间留有死腔、术中止血不彻底、引流管放置位置不当、局部加压包扎不到位、同期行颈淋巴结清扫可增加咽瘘发生机会。

3）术后处理：术后进食不当、术后引流管拔除过早、抗生素应用不合理、同步放化疗可增加咽瘘发生机会。

未发现吸烟，饮酒，性别，年龄，系统性疾病如糖尿病、心脏疾病、肝脏疾病，营养不良，术前白蛋白水平，术中有无输血，肿瘤分化程度、有无淋巴结转移，术中有无使用肌皮瓣，颈部淋巴结清扫及术前是否气管切开对咽瘘有明确影响。

（三）临床表现

下咽吻合口未能正常愈合，唾液和分泌物蓄积于皮下组织，由于感染或其他原因与皮外相通，形成咽瘘。患者进食时，唾液、水和食物可以通过咽瘘流出皮肤。

（四）治疗与预防

咽瘘一旦发生，立即清创瘘口，同时收集分泌物做细菌培养及药敏试验，加压包扎，每清洁换药1～2次。同时增加患者全身营养，静滴白蛋白或输血。使用有效抗生素，待药敏试验结果出来后改用敏感抗生素，并联合中医药辨证施治，以扶正祛邪、益气养血、清热解毒、收敛生肌。

咽瘘的预防有以下几方面。

1）手术前：全面的病史询问、详细的体检、必要的辅助检查，以掌握患者体质状况、明确病变范围、拟订手术方案。

2）手术中：气管切开口的黏膜与皮肤要缝合，颈清扫的术腔要保护好后再打开咽腔或喉腔。在缝合咽喉黏膜时缝线的疏密和打结的松紧要适度，注意维持血运和减少张力，咽壁外的缝合不留死腔，放置负压引流。

3）手术后：注意头位及时吸出鼻腔咽腔的分泌物，防止刀口裂开，注意体温和局部疼痛，换药时细致观察刀口变化，及时发现异常并处理。

咽瘘形成后，一般4周内可自行愈合，较大咽瘘超过4周不愈合者，可以手术修补。

二、康复新液治疗咽瘘的临床应用

（一）口服康复新液

在常规抗感染治疗、通畅引流和营养支持的基础上加用康复新液口服可以显著缩短吻合口瘘的愈合时间，并缩短术后住院时间。

患者接受保守治疗，包括抗感染治疗、通畅引流、营养支持，在此基础上加用康复新液口服，每次 10mL，每天 3 次。因存在吻合口瘘，一部分口服康复新液进入消化道，另一部分经瘘口漏出，起到内冲洗作用。（李硕等，2020）

（二）外用康复新液

1. 康复新液联合碘仿纱条填塞治疗

治疗咽瘘前，均取咽瘘瘘管内分泌物做细菌培养＋药敏试验，根据药敏试验结果选择敏感的抗生素进行全身应用和局部冲洗。首先用 3％过氧化氢溶液及生理盐水冲洗瘘管，将瘘管内的脓性分泌物清洗干净，再用抗生素溶液冲洗瘘管，如应用头孢菌素类抗生素（头孢唑啉 1.0g 溶于 250mL 生理盐水）或氨基糖苷类抗生素（卡那霉素 0.2g 溶于 250mL 生理盐水）冲洗。冲洗完毕即将浸有康复新液的碘仿纱条填塞瘘管（如有炎性肉芽肿则用刮匙清除），注意不可过紧，表面用干无菌纱布覆盖包扎。每天视瘘管情况冲洗和换药 1～2 次，直至愈合。（马鲲鹏等，2013）

2. 康复新液纱条填塞治疗

首先小范围打开切口，每天或择日以过氧化氢溶液、生理盐水冲洗术腔，用康复新液适量涂布于干无菌纱条上，自创口填塞引流，松紧合适，创口稍密封，局部仍留置负压引流。换药后以 TDP 理疗仪局部热疗 30 分钟，每天 2 次。对Ⅲ期咽瘘患者用注射器将适量康复新液注入创腔内，仍留置负压引流，换药后以 TDP 理疗仪局部热疗 30 分钟，每天 2 次，直至瘘管愈合。（符晓等，2012）

参考文献

[1] 医学名词审定委员会. 医学名词 1997［M］. 北京：科学出版社，2018.

[2] 田道法. 中西医结合耳鼻喉科［M］. 北京：中国中医药出版社，2003.

[3] 李硕，韩娥娥，贾卓奇，等. 康复新液治疗食管癌术后吻合口瘘的疗效及对相关因子的影响［J］. 西北药学杂志，2020，35（6）：899－902.

[4] 马鲲鹏，马丽敏. 康复新液联合碘仿纱条治疗咽瘘的疗效观察［J］. 华西医学，2013，28（7）：1077－1078.

[5] 符晓，李赞，王大海，等. 综合治疗 9 例喉癌术后咽瘘的疗效分析［J］. 中国耳鼻咽喉颅底外科杂志，2012，18（4）：305－306.

第十章

结核病

一、现代医学概述

（一）定义

结核病是由结核分枝杆菌引起的一种慢性感染性疾病，以肺结核最常见，还可侵袭浆膜腔、淋巴结、泌尿生殖系统、肠道、骨关节和皮肤等多种器官和组织。

（二）流行病学

《内科学（第9版）》指出，本病是全球流行病，2015年全球新发结核病数量约为1040万例，约140万人死于结核病，是2015年全世界十大死因之一。

（三）分类

根据发病过程和临床特点，结核病可以分为5型：原发型肺结核（Ⅰ型）、血行播散型肺结核（Ⅱ型）、继发型肺结核（Ⅲ型）、结核性胸膜炎（Ⅳ型）、肺外结核（Ⅴ型）。

（四）病因和发病机制

吸入肺泡的结核分枝杆菌可被吞噬细胞吞噬和杀灭。当结核分枝杆菌数量多或毒力强时，因其大量繁殖导致肺泡吞噬细胞溶解、破裂，释放出的结核分枝杆菌可再次感染其他吞噬细胞和局部组织。经吞噬细胞处理的结核分枝杆菌特异性抗原传递给T淋巴细胞而使之致敏，机体产生免疫反应而发病。

（五）临床表现

结核病临床表现多样，与病灶的类型、性质、范围及机体反应性有关。

1. 全身症状

长期低热，多见于午后或傍晚，可伴有疲倦、盗汗、食欲减退、体重减轻，进展时可出现高热、咳嗽、胸痛或全身衰竭等。可有多关节肿痛、四肢结节性红斑及环形红斑等结核性风湿病表现。

2. 呼吸系统症状

主要表现为咳嗽、咯痰、咯血、胸痛等。

3. 其他系统表现

淋巴结结核常出现无痛性淋巴结肿大，可坏死、液化、破溃、形成瘘管等。结核性心包炎表现为心前区疼痛、呼吸困难、颈静脉怒张等。结核性脑膜炎多有头痛、呕吐、意识障碍等表现。结核性腹膜炎常有腹水或腹膜粘连，表现为发热、腹痛、腹胀、腹壁揉面感。肠结核表现为消瘦、腹泻与便秘交替、腹部肿块。泌尿系统结核有膀胱刺激征、血尿、脓尿等。

（六）诊断

结合流行病学资料、临床表现与实验室检查、影像学辅助检查综合诊断，主要的诊断依据为胸部 X 线、CT 检查以及痰菌检查。肺外结核的诊断应综合分析临床表现、治疗结果和辅助检查，必要时可活检，经病理学证实。

（七）治疗

结核病治疗主要包括化学药物治疗、对症支持治疗和手术治疗。化学药物治疗是主要治疗手段。

1. 化学药物治疗

原则为早期、规律、全程、适量、联合。治疗方案分强化和巩固两个阶段。常用药物为异烟肼（H）、利福平（R）、吡嗪酰胺（Z）、乙胺丁醇（E）、链霉素（S）。标准方案为：①初治活动性肺结核，2HRZE/4HR 或 2H3R3Z3E3/4H3R3；②复治涂阳肺结核，2HRZSE/6-10HRE 或 2H3R3Z3S3E3/4H3R3E3。耐药结核根据药敏试验和用药史选择治疗药物。

2. 对症支持治疗

1）中毒症状重者卧床休息，进食营养丰富的食物。

2）对高热、咯血、胸痛、失眠、盗汗者给予相应处理，对结核毒性症状严重者可使用糖皮质激素。

3. 手术治疗

手术指征：正规治疗 9～12 个月，痰菌仍阳性的干酪病灶、后壁空洞；单侧肺毁损、支气管结核管腔狭窄伴远端肺不张或肺化脓症状；慢性结核性脓胸、支气管胸膜瘘内科治疗无效；反复多量咯血不能控制等。

二、康复新液治疗结核病的临床应用

中医认为肺结核为"肺痨"，患者的正气亏耗，肺阴受损，导致肺结核发病。肺气虚则导致脾气损耗，长时间可导致脾肺两虚。康复新液具有养阴生肌及通利血脉的作用，临床上常用于肺结核的辅助治疗。

临床上通常在结核病常规治疗方案的基础上，加用康复新液口服，每次 10mL，每天 3 次，疗程 1 个月到 20 个月不等，可治疗空洞型肺结核（程卫清等，2013；韩文革等，2013；王怀冲等，2014；王姬等，2018）、老年结核性胸膜炎（骆红霞等，2015）、颈淋巴结核（陈华昕，2014；崔英，2015）、溃疡型肠结核（张敏等，2018）、耐多药肺结核（高华等，2020；康冠楠等，2020）。此治疗方案可控制咯血（王有木，2012），促进病灶吸收及空洞闭合，促进痰菌转阴，改善患者免疫功能，还能够减少抗结核药物引起的胃肠道不良反应。此外，对于肺结核合并糖尿病的患者，加用康复新液还可明显降低血糖水平（王红等，2017）。

另外，在常规治疗基础上，还可加用其他药物与康复新液联用，如局部注射异烟肼、链霉素联合口服康复新液治疗，可提高症状缓解率和淋巴结吸收率（牛建明等，2016）；口服胸腺五肽和康复新液（每次 5mg，每天 3 次），可显著降低患者的炎症反应，提高患者的免疫功能，且安全性高（周亚飞，2020；赵兴忠等，2020）。

除了口服，还可用康复新液灌洗空洞治疗复治涂阳空洞型肺结核。李文博等

（2017）在常规治疗基础上于气管镜下用 5 倍生理盐水稀释后的康复新液灌洗空洞所在叶段、亚段支气管，每次 5 分钟，前 2 个月支气管镜下注射药物灌洗，每周 2 次，3~6 个月每周 1 次。赵新国等（2018）在常规治疗基础上使用康复新液联合支气管镜下的药物注射，先用生理盐水冲洗支气管至吸出液体无浑浊物质，将 0.2g 丁胺卡那注射液混合 0.1g 左氧氟沙星后注入病灶，患侧位静卧 20 分钟；康复新液以 5 倍生理盐水稀释康复新液，同样通过支气管镜冲洗空洞所在叶段及亚段支气管，每次 5 分钟，前 2 个月每周 1 次，3~8 个月每 2 周 1 次。结果显示此方法可显著提高临床疗效，改善肺功能及免疫功能。

三、康复新液治疗肺结核的典型病例

患者，女，43 岁。因无明显诱因出现咳嗽，咳白色泡沫样痰，痰多，不易咯出，后变成黄色黏稠痰，伴双侧胸背部疼痛不适 1 个月，近几天患者自觉症状较前加重而入院。

CT 检查显示：继发性肺结核伴双肺播散。诊断为继发性肺结核。治疗方法：常规抗结核治疗。治疗后出现恶心呕吐、腹痛不适，将方案调整为 HRELfx，并加强保肝，加入康复新液和美洲大蠊结合辅助治疗后，患者精神、食欲、睡眠可，未诉咳嗽、咳痰、潮热、盗汗、恶心、呕吐、乏力、腹痛等不适。出院后，常规用药加美洲大蠊和康复新液继续治疗。

4+ 个月后复查，病灶基本吸收。患者治疗时间较未用康复新液者缩短 2~4 个月，生活质量也相对提高很多。

治疗前后 CT 比较见图 10−1。

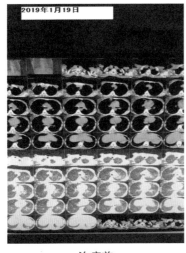 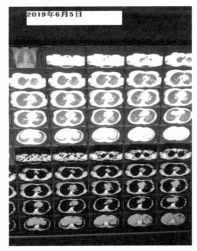

治疗前　　　　　　　　　　　　治疗 4+ 个月

图 10−1　治疗前后 CT 比较

参考文献

［1］李兰娟，任红. 传染病学［M］. 8 版. 北京：人民卫生出版社，2013.

［2］葛均波，徐永健，王辰. 内科学［M］. 9 版. 北京：人民卫生出版社，2018.

［3］王有木. 康复新液治疗肺结核咯血 30 例临床观察［J］. 吉林医学，2012，33
（31）：6812.

［4］程卫清，王建良. 康复新液辅助治疗空洞型肺结核 60 例临床观察［J］. 浙江中医
杂志，2013，48（7）：544.

［5］韩文革，尹相玉，王晶，等. 联用康复新液治疗复治菌阳肺结核的临床研究［J］.
华西医学，2013，28（11）：1689−1691.

［6］陈华昕. 康复新液辅助治疗颈淋巴结核的临床效果［J］. 中国医药导报，2014，11
（25）：78−80，90.

［7］王怀冲，徐颖颖，张相彩，等. 中药与免疫调节剂辅助治疗复治肺结核临床研究
［J］. 中国全科医学，2014，12（5）：815−817.

［8］骆红霞，李月翠，胡伟跃，等. 康复新液早期治疗老年结核性胸膜炎 40 例［J］.
中国中医药科技，2015，22（3）：346−347.

［9］崔英. 利用康复新液辅助治疗颈淋巴结核的临床研究［J］. 中国伤残医学，2015，
23（11）：127−128.

［10］牛建明，谭艳辉，张丹，等. 局部注药联合口服康复新液辅助治疗颈淋巴结结核
疗效观察［J］. 现代生物医学进展，2016，22（36）：4339−4341，4362.

［11］王红，郑金萍. 康复新液辅助治疗肺结核合并糖尿病的疗效及对糖化血红蛋白与
T 淋巴细胞亚群的影响［J］. 现代中西医结合杂志，2017，26（24）：
2643−2645.

［12］李文博，刘超，孙扬，等. 康复新液联合支气管镜下注射药物治疗复治涂阳空洞
型肺结核疗效及对免疫功能和呼吸功能的影响［J］. 现代中西医结合杂志，2017，
26（27）：2972−2975，2988.

［13］张敏，高金昙，马静，等. 康复新液对溃疡型肠结核患者疗效及血清 EGF、
IL−1、TNF−α 水平的影响［J］. 解放军医药杂志，2018，30（11）：74−77.

［14］王姬，谢固雅，冯马龙. 康复新液联合标准化疗方案治疗空洞型肺结核并发咯血
93 例［J］. 医药导报，2018，37（4）：429−433.

［15］赵新国，陈慧芬，曹维宁，等. 支气管镜下药物注射对复治涂阳空洞型肺结核的
疗效［J］. 实用医学杂志，2018，34（8）：1351−1354.

［16］周亚飞. 康复新辅助胸腺五肽治疗复治菌阳肺结核的效果［J］. 国际流行病学传
染病学杂志，2020，47（2）：107−110.

［17］高华，石海萍，张权武，等. 康复新液辅助纤维支气管镜灌注联合化疗对耐多药
肺结核患者肺功能、炎症因子和 T 淋巴细胞亚群的影响［J］. 现代生物医学进
展，2020，21（20）：4147−4151.

［18］康冠楠，侯莉莉，马清艳，等. 康复新液联合二线药物对老年耐多药结核病患者
影响的临床研究［J］. 新疆医科大学学报，2020，43（6）：754−757，762.

［19］赵兴忠，赵新国，朱峰. 康复新液联合胸腺五肽治疗肺结核患者的效果及对免疫
功能的影响［J］. 徐州医科大学学报，2020，40（7）：505−508.